中医名家名师讲稿丛书

第三辑

李培生伤寒论讲稿

李培生 著

李家庚 整理

人民卫生出版社

图书在版编目（CIP）数据

李培生伤寒论讲稿/李培生著．—北京：人民卫生出版社，2010.5

ISBN 978-7-117-12728-8

Ⅰ．①李…　Ⅱ．①李…　Ⅲ．①伤寒论—研究
Ⅳ．①R222.29

中国版本图书馆 CIP 数据核字（2010）第 037595 号

门户网：www.pmph.com	出版物查询、网上书店
卫人网：www.ipmph.com	护士、医师、药师、中医师、卫生资格考试培训

中医名家名师讲稿丛书·第三辑

李培生伤寒论讲稿

著　　者：李培生
出版发行：人民卫生出版社（中继线 010-59780011）
地　　址：北京市朝阳区潘家园南里 19 号
邮　　编：100021
E - mail：pmph @ pmph.com
购书热线：010-59787592　010-59787584　010-65264830
印　　刷：北京汇林印务有限公司
经　　销：新华书店
开　　本：710×1000　1/16　**印张：**17.25　**插页：**2
字　　数：244 千字
版　　次：2010 年 5 月第 1 版　2023 年 4 月第 1 版第 6 次印刷
标准书号：ISBN 978-7-117-12728-8/R·12729
定　　价：36.00 元
打击盗版举报电话：010-59787491　E-mail：WQ @ pmph.com
（凡属印装质量问题请与本社销售中心联系退换）

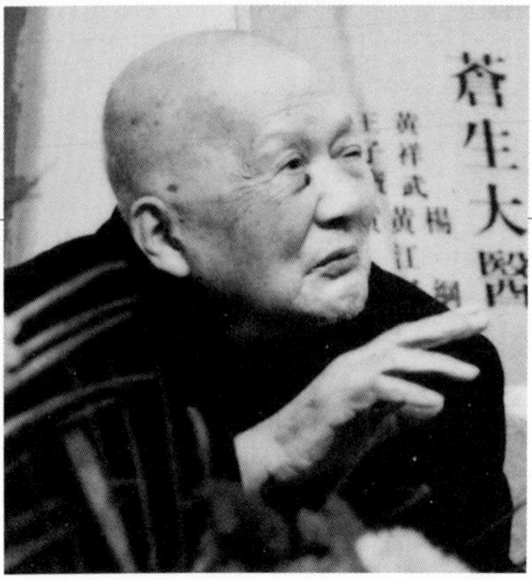

作者简介

李培生(1914—2009),字佐辅,湖北汉阳人。全国著名中医学家、伤寒学家,《伤寒论》现代教育的奠基人,中医学教授,主任医师。曾任湖北中医学院伤寒教研室主任。李老自幼随父读书习医,弱冠之年又拜近代名医上海恽铁樵先生为师。熟识中医经典,精通伤寒之学。撰有《伤寒论注疏正》、《伤寒论翼笺正》、《伤寒附翼笺正》、《温病证治括要》(合称《李培生医书四种》),以及《李培生医学文集》等,主编教材有全国高等中医药院校三、四、五版教材及函授教材《伤寒论选读》、《伤寒论讲义》与教参《伤寒论》等。发表中医论文80余篇。行医80余年,擅用经方辨治疑难杂病,具有丰富的教学与临床经验,为中医伤寒学界之一代宗师。

出版者的话

自20世纪50年代始，我国高等中医药院校相继成立，与之相适应的高等中医教育事业蓬勃发展，中医发展史也掀开了崭新的一页，一批造诣精湛、颇孚众望的中医药学专家满怀振兴中医事业的豪情登上讲坛，承担起传道、授业、解惑的历史重任。他们钻研学术，治学严谨；提携后学，不遗余力，围绕中医药各学科的建设和发展，充分展示自己的专业所长，又能结合学生的认识水平和理解能力，深入研究中医教学规律和教学手段，在数十年的教学生涯中，逐渐形成了自己独特的风格，同时，在不断的教学相长的过程中，他们学养日深，影响日广，声誉日隆，成为中医各学科的学术带头人，中医教育能有今日之盛，他们居功甚伟，而能够得到各位著名专家的教诲，也成为莘莘学子的渴望，他们当年讲课的课堂笔记，也被后学者视为圭臬，受用无穷。

随着中医事业日新月异地发展，中医教育上升到新台阶。当今的中医院校中，又涌现出一大批优秀教师。他们继承了老一辈中医学家的丰富经验，又具有现代的中医知识，成为当今中医教学的领军人物。他们的讲稿有着时代的气息和鲜明的特点，沉淀了他们多年的学术思想和研究成果。

由于地域等原因的限制，能够亲耳聆听名家、名师授课的学生毕竟是少数。为了惠及更多的中医人，我们策划了“中医名家名师讲稿丛书”，分辑陆续出版，旨在使后人学有所宗。

第一辑(共13种)：

《任应秋中医各家学说讲稿》
《任应秋内经研习拓导讲稿》
《刘渡舟伤寒论讲稿》
《李今庸金匮要略讲稿》
《凌耀星内经讲稿》
《印会河中医学基础讲稿》
《程士德中医学基础讲稿》
《王绵之方剂学讲稿》
《王洪图内经讲稿》
《李德新中医基础理论讲稿》
《刘景源温病学讲稿》
《郝万山伤寒论讲稿》
《连建伟金匮要略方论讲稿》

第二辑(共8种)：

《孟澍江温病学讲稿》
《颜正华中药学讲稿》

《周仲瑛内科学讲稿》　　《李鼎针灸文献讲稿》

《张家礼金匮要略讲稿》　　《费兆馥中医诊断学讲稿》

《邓中甲方剂学讲稿》　　《张之文温病学讲稿》

第三辑(共12种)：

《张伯讷中医学基础讲稿》　　《李培生伤寒论讲稿》

《陈亦人伤寒论讲稿》　　《罗元恺妇科学讲稿》

《李飞方剂学讲稿》　　《孟景春内经讲稿》

《王灿晖温病学讲稿》　　《杨长森针灸学讲稿》

《刘燕池中医基础理论讲稿》　　《张廷模临床中药学讲稿》

《王庆其内经讲稿》　　《王永炎中医脑病学讲稿》

丛书突出以下特点：一是权威性。入选名家均是中医各学科的创始人或重要的奠基者，在中医界享有盛誉；同时又具有多年丰富的教学经验，讲稿也是其数十载教学生涯的积淀。入选名师均是全国中医药院校知名的优秀教师，具有丰富的教学经验，是本学科的学术带头人，有较高知名度。二是完整性。课程自始至终，均由专家们一人讲授。三是思想性。讲稿围绕教材又高于教材，专家的学术理论一以贯之，在一定程度上可视为充分反映其独特思想的专著。四是实践性。各位专家都有丰富的临床经验，理论与实践的完美结合能给读者以学以致用的动力。五是可读性。讲稿是讲课实录的再提高，最大限度地体现了专家们的授课思路和语言风格，使读者有一种亲切感。同时对于课程的重点和难点阐述深透，对读者加深理解颇有裨益。

在组稿过程中，我们得到了来自各方面的大力支持，许多专家虽年事已高，但均能躬身参与，稿凡数易；相关高校领导也极为重视，提供了必要的条件。在此，对老专家们的亲临指导、对整理者所付出的艰辛努力以及各校领导的大力支持，深表钦佩，并致以诚挚的谢意。

人民卫生出版社

2008年12月

编写说明

李培生教授是中医伤寒学界的一代宗师，泰山北斗。早在20世纪60年代初，先生据教学临证心得，撰写了《柯氏伤寒论翼笺正》，深得当时中医学大家任应秋先生的推崇。嗣后先生又撰写了《柯氏伤寒附翼笺正》、《柯氏伤寒论注疏正》，由人民卫生出版社先后出版。

由于先生在国内伤寒学界的地位，故曾受中央卫生部的委托，1978年主编全国西医学习中医普及教材《伤寒论》；1979年主编全国高等中医药院校试用教材《伤寒论选读》；1985年主编全国高等中医药院校教材《伤寒论讲义》；1987年主编全国高等中医药院校教学参考丛书《伤寒论》；1986年主编全国高等中医药院校函授教材《伤寒论讲义》。以上五本教材，前二本因受"文革"的影响，虽编写简洁明快，条理清晰，但尚存在着一些瑕疵。后三本则是在卫生部"衡阳会议"后，强调"继承发展中医学"、"坚持中医特色"十三字方针后编写，充分体现了先生伤寒学术的思想。后三本书就是中医学界著名的五版教材及教参和首版函授教材，三书相辅相成，把《伤寒论》的高等教育教材质量提高到了一个崭新的高度，至今仍被伤寒学界同仁所推崇，并仍被全国中医院校广泛使用。其主要学术特点：一是基本保留了明·赵开美复刻宋版《伤寒论》的原貌；二是以六经为纲，本证、兼变证、类似证为目的编写体例，明白地勾画出了六经辨证论治的体系，极便于初学；三是每条原文下又分词解、提要、释义、治法、方药、方义、参考资料诸项，使全书结构严谨，层次分明；四是首次指出《伤寒论》是一部阐述多种外感疾病及杂病辨证论治的专书，明确了该书作为中医临床治疗学基础的地位。

现在我们整理的这部《李培生〈伤寒论〉讲稿》，是先生受卫生部委托为湖北中医学院主办的两届"全国《伤寒论》师资班"撰用的主讲稿，其中部分曾被师资班学员广为传抄。撰写时间当在20世纪70年代后期及80年代初期，后经不断修改。书分十一章398条，条文次序以明·赵开美复刻宋本为依据，断目从辨太阳病脉证并治上始，至辨阴阳易差后劳复病脉证并治止，章前缀有《李培生行医治学的漫长生涯》，以使学者了解先生其人、其事、其学、其道；书中每章自然段后，附有结语，以概括其主要内容，说明应该掌握的重点，有益于教与学；书末殿有条文索引、方剂索引，以便于后来者查阅。

书中概述，论及仲景生平、时代背景、版本流传、六经实质、伤寒涵义、学术成就、实用价值、生理病理、治则治法、伤寒读法等，明乎于此，则可领悟伤寒真谛、妙用所在。书中条文诠释，一般按提示、析义、证候、机制、辨证、治法、方药、参考等行文，但因条文内容不同，选项则又有所差异，不拘一格。就形式、内容而言，先生的这部讲稿，称得上是一部真正的讲稿，其依照课堂教学特点而设，按照教学规律而定，没有丝毫的繁文缛节，赘言费语。全稿通俗易懂，明白晓畅，由博返约，与随文顺释、人云亦云者不同。条文讲解的重心，侧重于病机分析，证候辨证，临床实用，而对方药的分析，则往往一笔带过。究其原因，总在突出辨证论治思想，因方药的解释，诸教材都有较详尽说明，是以着墨不多。

我们对先生《讲稿》的整理，完全保留了先生原稿的"原汁原味"，除了章目编排、标点符号、引用文献核查等外，其他没有做任何修饰。只是原稿中原有极少数条文阙如，如42、44、45、57、72、105、108、109、123、160、162、171、176、193、209、216、217、226、232、240、251、258、272、275、291、328、384条等，征得先生同意，并经先生讲述后做了补充，终使全稿得以完璧，实乃一件值得庆幸的事。盖在这部《讲稿》刚刚整理完成之际，先生就溘然长逝了。因此，这部《讲稿》的出版，就成了先生的遗作。也算是对先生最好的纪念！

在本书选稿、定稿、整理期间，自始至终得到人民卫生出版社领导和编辑老师们的鼎力支持和无私帮助。先生临终前也不忘嘱托一定要感谢人民卫生出版社的各位领导和老师们几十年来对他的关切和厚爱。另在本书统稿、校稿期间，湖北中医学院伤寒教研室贾彩蓉老师、陶春晖博士、蒋跃文博士，湖北省中医院李必保医师等协助做了不少工作，谨致衷心谢忱！

李家庚

2010年1月于武昌

李培生行医治学的漫长生涯

李培生先生1914年出生于湖北汉阳县一个中医世家。父为儒医，通晓诗文，系前清秀才，然因家境贫寒，仕途险恶，终生郁郁不得志。先生六岁进学，从父习文，诵读《四书》、《五经》类，兼读医学启蒙书，如《濒湖脉学》、《医学三字经》等。年岁稍长，即攻读《昭明文选》、《古文辞类纂》等文史书籍。因家学熏陶，先生有志于医，父始授以医学经典，旁及各科。15岁便随父外出应诊，待人谦和，仁慈博爱。翌年父病逝，先生遂独自悬壶于汉阳城乡，自此开始了他行医治学的漫长生涯。

1. 矢志中医，普救含灵　先生尝言：古人学医，强调道德修养，注重"精"、"诚"二字。"精"即技术精湛，"诚"乃医德高尚。要做到"精"，则首先要热爱中医，献身中医，其次要树立学好中医药知识的信心和恒心。若苟无信心，又无恒心，学医数年，以病定方，以方套证，试而有效，则沾沾自喜，试而无效，则谓中医学术不过如斯乎；有的人甚至为迎合社会不良风气，不择手段弄虚作假，达到个人升官发财之私利，转而蔑视中医不科学，凡此皆为人所不齿。作为学者，应有悲天悯人之心，立志"普救含灵之苦"（孙真人语），这就是"诚"。要为人民群众解除疾苦，摒绝私利，专心致志地研读中医学，才能取得一番成就。若意志不纯，学风不正，则难成名医，甚至误入歧途。

济世救人，反对贪图名利，这是先生用自己的医术为他人、为社会服务而不计报酬所遵循的准则。有年，汉阳县索河镇某妇女患血崩日久，气血大衰，病证凶险，急请先生诊治，拟以救脱摄血法救之，然因病家生活拮据，无力购买所需药物，先生目睹此状，不仅酬金分文不取，还解囊相助，使患者化险为夷，其感人之事一时在乡邻间传为佳话。

医生为人治病，要不畏劳苦，一心救治病人，以为此乃一个医生所应有的道德。昔日先生在乡村行医，四方以疾迎候者几无虚日，遇人邀诊，无不即往，虽雨雪载途，亦不为止。赴人之急，百里之外，无不应者。

先生告诫后学，行医治病，不要立奇方以取异，或用僻药以惑众，或用参茸热补之药以媚人，或假托仙佛之方以欺愚鲁之辈，高谈怪论，欺世盗名，造假伪说，瞒人骇俗等等，此都是为医德之所不容。医生是人民的公仆，应该实事求是，时时刻刻想着病人的利益。金代医家李东垣曾以“觅钱”还是“传道”作为选择弟子的标准，先生对此深表赞同。感叹时下某些人为了“名利”、“金钱”而不顾医德，忘记本来，故常以《内经》“非其人勿教，非其真勿授”（《素问·金匮真言论》）作为警语。

2. 博览群书，师事百家　做一名好医生，必须多闻博识，勤学苦练，精通医理。先生说：要多闻博识，“精勤”乃是其关键。青少年时代，先生的一半时间是在汉阳城区度过的，那时其家庭环境异常艰苦，正是艰苦的环境磨练了他的意志。白天他外出应诊，晚间挑灯夜读，手不释卷。寒冬酷暑，从无间断。真可谓“焚膏油以继晷，恒兀兀以穷年。”家中的书读完了，他就借书读，借的书读完了，他就过江到武昌湖北省图书馆阅读或抄写医籍。有时为得到一本重要的书籍，他就写信到上海等地求购。若行医在外，遇有珍、善本医书，他也不惜重金购买。

先生读书的方法是：基本书籍反复读，实用书籍重点读。基本书籍，如《素问》、《灵枢》、《难经》、《本草经》、《伤寒论》、《金匮要略》、《脉经》、《本草丛新》、《医宗金鉴》、《温病条辨》、《温热经纬》等。为了练好基本功，这类中医书籍，务必反复熟读，书中重点内容，要能熟练地背诵，不但初学者应如此，即使从医多年者也不可有半点松懈。实用书籍，像当时民间流传的明清八大家的临床书籍，如喻嘉言的《医门法律》、孙文垣的《赤水玄珠》、李士材的《医宗必读》、李时珍的《本草纲目》、张景岳的《景岳全书》、张石顽的《医通》、叶天士的《临证指南医案》、尤在泾的《金匮翼》等，既有理论方面的丰富知识，又有临床方面的实用价值，须重点阅读。至于薛立斋、冯兆张等人的书籍，因观点偏颇，或价值一般，故作一般阅读即可。又由于某些中医临床书籍篇幅甚繁，故学习时还可以采取重点阅读的方法。举例言之，如喻嘉言论秋燥、李士材谈泄泻、张石顽谈时疫、尤在泾论中风治法等，其立言有据，观点鲜明，切合时用，应当精读。有些书籍，如《诸病源候论》、《千金要方》、《千金翼方》、《外台秘要》，以及金元四大家等医学名著，因博大精深，则应在学好中医基础之后，再反复研读。另有中医小本书籍，如吴又可的《温疫论》、葛可久的《十药神书》、张山雷的《中风斠诠》、王洪绪的《外科证治全生集》、沈尧封的《女科辑要》、王孟英的《霍乱论》、谢朴斋的《麻科活人书》、丘在田的《福幼篇》等，其专科性质颇强，或确有独到之处，亦应研读。此外，多阅读古人医案，如江篁南的《名医类案》、魏之琇的《续名医类案》、俞东扶的《古今医案按》等，都是前人实践中得来的经验，应认真学习，汲取精髓。

读中医书，不仅要眼到、口到，而且要脑到、手到。眼到、口到：是仔细阅读，辅以背诵。脑到：是将读过的内容反复思考，充分理解，加深记忆，即司马迁所谓“好学深思，心知其意”是也。手到：是勤做笔记，略有心得，则眉批于字里行间；获一良方，辄记录于薄页，既备他日问难之资料，又为自习之章本，于临证、写作殊有妙用。

荀子《劝学篇》云：“学莫便乎近其人，学之径莫速乎好其人。”杜甫谓：“不薄今人爱古人，转益多师是汝师。”学习中医药学，先生从不囿于一家之言，而是师事百家，博采众长。20世纪30年代初期，上海名医恽铁樵招收函授弟子，先生遥从受业两年，收益很大。故恽师逝世时，他曾寄去一副挽联云：“医界几老成，造物无情，恸此日又弱一个；少年作弟子，宫墙远望，知我公自足千秋。”后载于《药盦医学丛书》第一册上。因当时名老中医张山雷、张锡纯等诸老前辈相继谢世，书此联盖纪其实尔。40年代初，中医名家冉雪峰、胡书诚等在武汉行医，名噪一方。先生虚心好学，四处收集他们的病案和处方，录存研习，以求进益。谦虚谨慎，不耻下问，更是先生成功的秘诀。忆抗战爆发后，先生避难回乡，悬壶于汉阳官桥李家集。适福兴杂货店李某老丈，体素弱，有咳喘夙疾，某年冬天大发，延先生诊治。审视前方，均为疏肺化痰之剂。其证面部浮肿，恶冷腰痛，呼吸迫促而不能平卧，少腹拘急不舒，大便尚可，小溲短少，舌淡苔白，脉沉细而弱。断为久病咳喘，势必及肾。肾为真阴真阳之本，肾虚不能温煦摄纳，故而出现上述种种症状。《内经》谓“肾者水脏，主津液，主卧与喘”（《素问·逆调论》），是其明证。故从前治肺、治脾无效，当用温肾益阳固本之法为宜。遂予八味肾气丸作汤服，数剂后，诸证稍减，惟喘促仍存。仿都气丸意，将前方去肉桂，加五味子，服五剂，药有小效。又参都气丸合观音应梦散复方之意，用六味地黄丸加五味子、盐水炒补骨脂、胡桃肉、炒杜仲、煅磁石、怀牛膝、车前子服。五剂后患者精神渐振，诸证减轻，惟稍动作仍感喘息不支。有老医李某在集上开仁育堂药店，先生持方请教。彼谓：此方温镇固摄，与证甚合，惟建议加沉香一味，以加强理气平喘作用。先生从其说，将前方煎汤后每次用沉香末数分，随汤药吞下。又五剂，喘息渐平，病即告愈。盖沉香一物，李时珍谓：“治上热下寒，气逆喘急，大肠湿闭，小便气淋，男子精冷。”用于此证，自有良效。而先生能于声誉日著之下，虚心诚恳地求教于同道，其严谨求实的科学态度，更属难能可贵。

3.潜心临床，崇尚辨证　读万卷书，行万里路。学好中医，重在实践。先生认为，一个中医学者，既是书生，又是医生。书生：必多读书，多写书，能由博返约，食能消化；医生：就要学以致用，服务于临床，替群众解除疾苦。

临床诊病，先生崇尚辨证论治。谓医生要想对疾病采取正确的治疗，就必须首先掌握正确的辨证方法。辨出疾病的表现为何“证”，然后根据辨出的“证”，确定采用何种治法，再根据所订治法的要求，选用方药，随证变化，进行治疗。辨证论治的具体体现是理法方药，在这四个方面，方药面的比重最大，方药的灵活运用在辨证论治中显得尤为重要。因为一证有一证之专方，一病又有一病之专药，如《伤寒论》太阳病中风表虚证有桂枝汤，伤寒表实证有麻黄汤，《金匮要略》阴阳毒有升麻鳖甲汤，肠痈者有大黄牡丹皮汤，而茵陈、常山、白头翁分别是治疗黄疸、疟疾、痢疾的专药等，此即所谓“有是病者用是药，有是证者用是方”。但专方专药的应用，要注意专病的本质、特征及其阶段性，根据疾病的进退缓急予以灵活变化，切不能只知套用专方专药而忽视辨证论治，而应在辨证前提下选择方药，或创制新的用方。

先生行医迄今已有80年，临床治病，善用经方，然师古不泥，化裁灵活，运用自如。如曾治程某，男，45岁，以种田兼缝纫为业，素嗜烟，并有咳喘宿疾。某年秋，因受感发热，咳嗽加剧，痰中见脓，有腥臭味。服中药清热解毒、宣肺化痰排脓之品，热势虽退，而他证未除。再延西医诊治，考虑为"肺脓疡"，注射青、链霉素等抗炎针剂，咳嗽唾脓之症时而小愈，时而增剧，困卧床第，已将一年。患者为病势折磨，意志消沉，几欲自寻短见。其家属偕来恳求一速效良方处治。细询其证，胸闷异常，右胸部并有痛感，时唾浊痰腥臭，咽干不渴，苔黄脉数，是与《金匮要略》所云之肺痈相符。又阅前服中药处方，如苇茎汤、泻白散、排脓散、犀黄丸(西黄丸代之，下同)及鱼腥草、忍冬藤、葶苈大枣泻肺汤等均已服过，而未彻底收效。细审此证，虽旷日持久，元气已损，然脉来有神，似尚未至竭绝程度。惟肺部浊痰败脓，病久似已结成窠囊，必得攻坚拔积峻药，捣其病之症结处，背城一战，以冀转危为安。遂用三物小白散方，以桔梗、川贝母各10g，巴豆(去壳，炒黑存性)3g，共研细末，以白开水调下，作数次服。初一服未见动静，约一小时后再服，服后须臾，胸痛不舒，唾出顽痰败脓半升许，急令止药勿服，以米粥调养，和其胃气。此后胸膈见快，唾出浊脓亦稀。改用扶土生金法，仿参苓白术散加化痰解毒药调理而愈。1992年初，20岁的国家划艇运动员宁某反复呕吐、胃痛3年，并伴偏头痛史，近日加剧，进食则吐，饮水呕吐更甚，胃脘疼痛如针刺，舌红苔白脉细弦。服用西药雷尼替丁、灭吐灵、胃舒平等罔效，严重影响体育训练，其教练员偕来诊治。先生断为训练过度，脾胃气伤，升降失职，气机不畅，治用和胃降浊、理气行滞之法，遂以旋覆代赭汤化裁，用旋覆花、代赭石、党参、厚朴、橘红、炒枳壳、茯苓、砂仁、苏梗、焦三仙、炙甘草等味。服药五剂，呕逆即止，未再复发。

先生用药一贯轻灵平稳，此主要受李时珍、叶天士、吴鞠通，及恽铁樵、曹颖甫等医家的影响，而较前人有新的发展。如他治湿热黄疸，在仲景治法的基础上，提出分三焦论治：湿热侵犯上焦，肺卫宣发失常，治用宣上，辛香宣透，芳化湿浊，常用藿香叶、杏仁、佩兰、枇杷叶、蔻衣之类；湿热郁滞中焦，肝胃失和，治用宽中，清热燥湿，疏肝和胃，常用枳实、枳壳、陈皮、砂仁、建神曲、谷麦芽、鸡内金、薏苡仁、藿香梗、蔻仁之类；湿热蕴于下焦，或在大肠，或在膀胱，治用导下，导滞通腑，或泄热利尿，常用大黄、枳实、槟榔、厚朴、赤茯苓、滑石、通草、白茅根、车前子之类。药量一般在6～15g之间，非大病重病不用大剂重剂，而且不轻易使用辛燥太过之品，以防燥热燃起；同时亦反对重剂使用大黄等苦寒类药，虑其有伤脾败胃之弊；至于滋阴补气之药，如黄芪、党参等亦慎用之，以免滋腻助湿生满，加重病情。有人谓先生用药以量小著称，先生谓：治方有大小，病势有缓急，药量有轻重。古人谓病大药大，病毒药毒，为人医者，岂能以滥投虎狼之剂而称道耶？他赞赏近代名医施今墨、冉雪峰等人的用药特点，以为药量不大，方不见奇，而有良效。感叹当今之士，处方用药，动辄三五十克，或以为胆大，殊不知误人之迹甚多，且造成中药材的浪费。因此他在临床时，无问大小缓急之剂，当用则用，不当用则不用，既不畏峻剂重投，亦不以轻剂为敷衍藏拙。

4. 勤栽桃李，学重伤寒　先生在湖北中医学院任教五十余年，为中医《伤寒论》教学和临床培养了大量的进修生、函授生、本专科生、研究生和西学中人才。先生常教导他的学生，在学业上要“博学之，审问之，慎思之，明辨之，笃行之”，并说：弟子不必不如师，师不必贤于弟子，学生应该超过老师，中医事业才会兴旺发展，传统医学才会后继有人。

著书立说、撰写论文是继承和发扬祖国医学遗产的一个组成部分，其能总结经验、吸取教训、开拓未来，以更好地为教学和临床服务。先生常说：读书、临证、写作这三要素缺一不可。早在20世纪30年代，先生尚处在弱冠之年，即于读书、临证之余练习写作，边写边学。当时他就撰写了《药物考正集》人参、桂枝、葶苈子等，相继在上海《光华医药杂志》、《中国医学》杂志上发表。后虽因抗战爆发，杂志停办，文章中止刊登，但他写作的激情却丝毫未有因此而泯灭。先生熟知中医经典，尤其对于《伤寒论》学，有着深刻的研究。据一位同科室老师回忆，有一次在《伤寒论》教材编写讨论会上，有学者问及麻黄连翘赤小豆汤中潦水作何解释时，先生随即答曰：《诗·大雅·泂酌》：“泂酌彼行潦，挹彼注兹，可以餴饎”。《孟子·公孙丑章句上》：“麒麟之于走兽，凤凰之于飞鸟，泰山之于土垤，河海之于行潦，类也。”《本草纲目》：“降注雨水为之潦，又淫雨为潦。”潦水即地面流动之雨水是也。娓娓道来，如数家珍，其学识之渊博，令人叹服。先生认为，汉代张仲景之《伤寒论》，是中医理法方药全俱的第一书，强调《伤寒论》的精髓是六经辨证，明辨六经辨证之理，则于外感热病及内伤杂病之辨治均有实际意义。针对《伤寒论》文字古朴，义理深奥，注家繁多，实用性强的特点，先生提出其学习方法要注意四个方面：①熟读原文，重点掌握；②注重文法，理解本义；③参考注本，择善而从；④结合临床，学以致用。对于众多《伤寒论》注本，先生较推崇清·柯韵伯的《伤寒来苏集》，谓大量伤寒注家中，“惟柯氏心思独高，手眼尤细，其议脉论证，诚多精辟处，自来脍炙人口，为后学所乐诵。然因当时条件，属文间有偏激，大醇之中不无小疵”。故于“公余之暇，见其议论明畅，说理人微，能发前人所未发者，必力为表彰之；文字晦涩，义理难明，细循其说，又确有见地，不惜多方疏通而证明之；间有不合事实，势不能辗转附会者，不揣愚蒙僭为正之”（《柯氏伤寒论翼笺正·自序》）。先后撰成《柯氏伤寒论翼笺正》、《柯氏伤寒附翼笺正》、《柯氏伤寒论注疏正》，分别于1965年、1986年、1996年由人民卫生出版社出版。三部著作，前后联袂，互为羽翼，某种程度上反映了先生研究仲景学说的成就，在学术上有较高的价值。此外先生受中央卫生部委托，先后主编了全国高等中医药院校试用教材《伤寒论选读》、全国高等中医药院校教材《伤寒论讲义》、全国高等中医药院校函授教材《伤寒论讲义》、全国高等中医药院校教学参考丛书《伤寒论》、全国西学中教材《伤寒论》等。从上可以看出，自上个世纪70年代直至21世纪的今天，中医院校使用的《伤寒论》教材或教参仍大多为先生所主编，故有学者认为先生当为《伤寒论》现代教育的奠基人。另先生尚在全国各地中医学术刊物上发表《伤寒论方可治杂病论》、《附子汤的临床运用》等学术论文80余篇。多次被邀请到广东、陕西、贵州、湖南、江西等地讲学。卫生部几次主办“全国伤寒师资班”，皆委他以主讲的重任。李培生先生的成绩，受到党和人民的赞誉，1986年被评为湖北省教育战线劳动模范，1989年被评为全国优秀教师,1992 年被批准为享受国务院政府特殊津贴的专家。

先生一生淡泊名利,与世无争,即使遇非常之事,也能处以平常之心。且温良恭勤,待人谦和,无论长幼,皆礼让敬之。先生一生清贫,生活简朴,但在 2008 年 5 月汶川大地震时,却执意在家人搀扶下前往社区,毫不犹豫地捐赠人民币 3000 元给灾区人民。

先生一生与中医命运相连,晚年更对中医事业发展关注有加,奋发余热,不遗余力。至 2008 年前,先生还坚持每周三个半天门诊,每次门诊量达四、五十人次。2008 年至 2009 年,先生指导门人整理出版了《李培生医书四种》,他非常感谢人民卫生出版社的同志,自己心中也十分的宽慰。2009 年 7 月 1 日,离先生仙逝仅一个月,先生时年 96 岁,还被评为湖北中医学院优秀中共党员,他显得非常激动,觉得自己还是一个有用的人,能感受到党和人民的关怀与重视,这也为他 80 多年来为之奋斗的中医事业所作出的贡献做了最好的诠释。

目录

第一章 概论

概论分为《伤寒论》作者生平、时代背景、著书动机、流传概况、伤寒的涵义、六经的基本概念等介绍。

一 作者生平

《伤寒论》是一部阐述多种外感疾病的专书，是我国第一部理法方药比较完善、理论联系实际的古代医学著作。《伤寒论》原著名《伤寒杂病论》，是东汉末年张仲景所著。张仲景名机，南郡涅阳(今河南省南阳县)人，约生活于公元150～219年，跟同郡张伯祖学医，经过多年的勤奋学习，刻苦钻研和临床实践，成为当时及后世著名的医学家。与当时著名的医学家华佗齐名。

二 时代背景及著书动机

当时的时代背景以及作者著书动机可用三句话来概括：即时代的必然，群众的创造，客观的需要。同时也与作者勤奋努力分不开。

汉兴，结束了秦王朝的统治，经过多年休养生息，使当时社会生产力和文化事业，都有了相当的发展。从出土马王堆的文物来看，当时农业、手工业、冶铁、医药等事业都有较大进步和发展。在医药文献方面，《汉书艺文志》记载有医经七家。《汉书・平帝纪》并有楼护日诵本草数十万言的记载。盖医药的起源，主要来自于民间，根据对疾病的不同情况，发明了各种不同的治疗方法。如“东方之域……鱼盐之地……其病皆为痈疡，其治宜砭石；故砭石者，亦从东方来；西方者，金玉之域，沙石之处……其民华食而脂肥……其病生于内，其治宜毒药，故毒药者，亦从西方来。北方者，其地高陵居，风寒冰冽。其民乐野处而乳食，脏寒生满病，其治宜灸焫，故灸焫亦从北方来。南方者……其地下，水土弱，雾露之所聚也。其民嗜酸而食胕，故其民皆致理而赤色，故其病挛痹，其治宜微针，故九针者，亦从南方来。中央者，其地平以湿……其民食杂而不劳，故其病多痿厥寒热，其治宜导引按跻；故导引按跻者，亦从中央出也。”(《素问·异法方宜论》)从这段文字可知医药的实践和起源，主要来自人民群众，经过千百年实践和经验，总结出了理论性医药书籍，如《内经》和《本草经》这些医药专著。再者，张仲景生活于东汉末年(西汉为公元前206～公元24年，东汉为公元25～220年。)东汉末年后是三国时期，当时的统治阶级为了挽救他们垂死的命运，纠合地方反动武装对农民起义军进行疯狂的镇压。由于长期战争造成疫病多次广泛流行惨重，如曹植《说疫气》“家家有僵尸之痛，室室有号泣之哀”。曹丕与吴质书信曰：“昔日疾疫，亲故多难其灾。徐(徐干)陈(陈琳)应(应玚)刘(刘桢)(加王粲、阮瑀、孔融为建安七子)，一时俱逝，痛可言焉？”证明当时人民对疾病的治疗和适用医药治疗的书籍是非常迫切需要的。张仲景对当时统治阶级不关心人民疾苦、不重视医学只迷信巫觋的现象是十分反感的，同时也抨击那些因循守旧的医家。从《伤寒论》自序看，“余宗族素多，向余二百，建安纪年(公元196年)以来，犹未十稔，其死亡者，三分有二，伤寒十居其七”。对此，促使其更加勤奋地学习和总结前人及自己的医疗成就和经验。其在自序中又说：“感往昔之沦丧，伤横夭之莫救，乃勤求古训，博采众方，撰用《素问》、《九卷》、《八十一难》、《阴阳大论》、《胎胪》、《药录》，并《平脉》《辨证》，为《伤寒杂病论》合十六卷”。可见张仲景的这部名著是继承《内经》、《难经》、《本草经》等前人的理论和经验，结合当时及自己长期积累的临床实践经验总结，和汉以前及当时人民与疾病作斗争的经验总结，是医学上的宝贵结晶。自序中的“勤求古训，博采众方”，正是这一成就很好的概括。《伤寒杂病论》是当时承先启后的一部著作，也是我国医学发展史上影响最大的著作之一。它不仅一直指导着我国医家的临证治疗，而且从唐宋以来，其影响远远超出我国而流传到不少国家，并成为这些国家人民对疾病作斗争的武器之一。

晋·皇甫谧《针灸甲乙经序》云："伊尹以元圣之才，撰用《神农本草》以为汤液，汉张仲景论广汤液为数十卷，用之多验。近世太医令王叔和撰次仲景遗论甚精，皆可施用。"可参。

《内经》云："故圣人杂合以治，各得其所宜；故治所以异而病皆愈者，得病之情，知治之大体也。"（《素问·异法方宜论篇》）《伤寒论》正是如此。

三 《伤寒论》流传历史及版本形成

张氏原著名为《伤寒杂病论》，原书共十六卷，内容包括伤寒和杂病两部分，是论述外感疾病和内科杂病的专著。仲景原序名为《伤寒卒病论集原序》，根据考证"卒"实为"杂"字之误，是传抄和简笔造成的笔误。自序中已明确地写出为"《伤寒杂病论》合十六卷"可以证明。约成书于公元3世纪初（公元200～210年，《中国医学大事年表》载公元196～204年为汉建安1～9年），此正当三国时期，由于封建割据，战争频繁，以致原著散失不全。据《古今图书集成医部全录》所载，仲景的弟子卫汎、杜度均有著作名重当时，应说张氏著作是流传下来的。不过当时无印刷工具，可能使用竹简，辗转传抄，兼之秘不外传，故流传不广，且有窜乱，也是散失不全的原因。后经西晋王叔和将原书伤寒部分进行收集整理，名为《伤寒论》才流传至今。王叔和因整理编次《伤寒论》，也受到后世医者的一些责难，其实《伤寒论》流传下来，其功是不可没的。张书至王收集整理仅80年左右，原书真貌不致有大的改变。《隋书经籍志》记有《张仲景方》十五卷，而无《伤寒论》之目。至《新唐书艺文志》，仍记载有王叔和《张仲景方》十五卷《伤寒卒病论》十卷。可见"杂"字误为"卒"字，其来已久。后世如喻昌、钱潢有《卒病论》已亡、不可复睹之误解。对《杂病论》即今《金匮要略》亦有误解，如柯琴有凡《伤寒论》条文中不贯伤寒者，皆是杂病之论。唐·孙思邈（公元581～682年）所著《千金方》云秘《仲景要方》而不传。到孙的晚年，才搜集编入他《千金翼方》三十卷之中。《隋书经籍志注》记载《梁七录》云："张仲景辨伤寒十卷亡"。考张自序称十六卷，尚缺少六卷，说明《隋书经籍志》所称"张仲景辨伤寒十卷亡，"实际上并非散失，不过说明《伤寒论》十卷，《杂病论》六卷，分别流传于当时医家的手中，然距张氏著书及王叔和整理已三百多年了。唐代王焘所著《外台秘要》四十卷(公元 752 年)亦载有《伤寒论》十卷。王焘长期管理过弘文馆图籍方书，广泛接触阅读过晋唐以来大量医学书籍，《外台秘要》所引同今所流传的《伤寒论》十卷本，基本上是符合的。这就说明《伤寒论》十卷本已经保存下来了。不过《外台》所引《伤寒论》的方剂和条文有一些出入罢了。如桂枝汤在第二卷中，葛根汤、麻黄汤、小柴胡汤、小建中汤在第三卷中……共分为十八卷，前十卷与今本《伤寒论》没有大的异同，后八卷则多为杂病部分，与今所流传的《金匮要略》大不相同，故也称为唐旧本。到了宋代，经高保衡、孙奇、林亿等通过当时封建王朝的力量，加以校正。这时已发明印刷术，得重新刻板印行，称为宋版，仍把全书分为十卷。据林亿校定的序文说："以为百病之急，无急于伤寒，今先校定张仲景《伤寒论》十卷，总二十二篇，证外合三百九十七法，除重复定有一百一十二方，今请颁行。"考宋版本完成于公元 1065 年，距仲景虽八百多年，仍属《新唐书艺文志》所记录的《伤寒卒病论》十卷、《梁七录》所记"张仲景辨伤寒十卷亡"之数，则王叔和整理编次的《伤寒论》是已经流传下来的。宋版本后已不见，仅存有明·赵开美的复刻本。高保衡等宋版治平本虽然是赵开美复刻的，但是照原书复制的，可能是治平本的真面目。全书共分十卷，第一卷：辨脉法第一，平脉法第二。第二卷：伤寒例，辨痉湿暍病脉证，辨太阳病脉证并治上。第三卷：辨太阳病脉证并治中。第四卷：辨太阳病脉证并治下。第五卷：辨阳明病脉证并治，辨少阳病脉证并治。第六卷：辨太阴病脉证并治，辨少阴病脉证并治，辨厥阴病脉证并治。第七卷：辨霍乱病脉证并治，辨阴阳易差后病脉证并治，辨不可发汗病脉证并治，辨可发汗病脉证并治。第八卷：辨发汗后病脉证并治，辨不可吐辨可吐病脉证并治。第九卷：辨不可下病脉证并治，辨可下病脉证并治。第十卷：辨发汗吐下后脉证并治。后又经一些医家的考证，《伤寒论辑义》所证

"明洪武中，芗溪黄氏作《伤寒类证辨惑》曰：仲景之书六经至劳复而已，其间具三百九十七法，一百一十二方，纤悉具备，有条而不紊者也。辨脉法、平脉法、伤寒例三篇，叔和采摭诸书，附以己意，虽间有仲景说，实三百九十七法之外者也。又痉湿暍三种一篇，出《金匮要略》，叔和虑其证与伤寒相似，故编入六经之右。又有汗吐下，可不可并汗吐下后证，叔和重集于篇末，比六经中仓卒寻检易见也。今一以仲景书为正，其非张仲景之书者，悉去之，庶使真伪必分，要理不繁，易于学者也。"所以后来方、喻、柯琴等均宗其说。现在通行版本，都已去掉了辨脉、平脉、伤寒例、辨痉湿暍病脉证等前四篇，以及辨不可发汗病脉证并治后七篇。保留了六经病霍乱阴阳易差后劳复等十篇，这就是现在的通行版本，可以说六经辨证论治的精华部分，基本上集中于此十篇之内，为历代医家所珍视。此乃《伤寒论》的流传以及宋版本形成概况。

关于《伤寒杂病论》的杂病部分，后来整理为《金匮要略》一书。据较为明显的考证，是孙奇、林亿等校《金匮要略方论》的原序说："王洙(宋仁宗时翰林学士)在馆阁日，于蠹简中得仲景《金匮玉函要略方》三卷，上则辨伤寒，中则论杂病，下则载其方并疗妇人。"孙奇等序中又说："以其伤寒文多节略，故断自杂病以下，终于饮食禁忌，凡二十五篇，除重复合二百六十二方，勒成上中下三卷，依旧名曰《金匮方论》"。因而与《伤寒论》同时刊行，即现在的《金匮要略》。因为它是一个节本，林亿等曾以《千金》、《外台》的一些方剂补入，是否杂病部分的旧观就难下定论了。

另有一种《伤寒论》别本称为《金匮玉函经》，它同《金匮要略》并非一本书，也有与《伤寒论》不同的地方，也分为十篇，并摘抄渗入《千金方》及《千金翼方》的内容，虽然已经宋高保衡、孙奇、林亿等校刻刊行，但孙思邈是隋末唐初时人(公元 581—682 年，隋开皇元年—唐永淳元年)，该书应是孙氏后才搜集成书，它既不是《伤寒杂病论》，也不是《金匮玉函要略方论》，这是必须明确的。

此外，近数十年出现一些版本即所谓的《古本伤寒论》，如湖南刘崑湘的《古本伤寒杂病论》，日本的《古本康平伤寒论》，四川廖平的《伤寒古今订补》等，经过多人的考证，并非《古本伤寒论》，有的还涉及迷信，属于伪造，并不比宋本为古，不能算为正式版本，现在已基本上没有流传了。

现在通行的版本有两种：一是上述的明·赵开美复刻宋治平本(1056年)，一是金·成无已著《注解伤寒论》本(公元1144年，南宋绍兴14年，即金皇统4年)，仍为十卷二十二篇，称为成注本。成本经明嘉靖间汪济川校刊，因经几次翻印，有一些错简错字。还有一种医统本，也是成无已的《注解伤寒论》，经明朝徐镕校刊，内容和汪刻本基本相同。

四 《伤寒论》学术发展简介

《伤寒杂病论》的成书是在公元3世纪初《中国医学大事年表》载为公元196～204年(即汉建安1～9年)，它继承了《内经》等基本理论，总结了汉代以前的医学成就和劳动人民同疾病作斗争的丰富经验，结合自己的临床实践，理论联系实际铸就而成，为后世医家所推崇，是中国医学发展史上承先启后的著作，对祖国医学发展做出了重要贡献。张是当时著名的医学家，他的两个弟子卫汎、杜度均有著作，均为当时著名医家，所以过了约80年，晋太医令王叔和还为他搜集整理以传于后世。晋·皇甫谧(公元215～282年，汉建安20年～晋太康3年)《甲乙经·序》文中说："汉有华佗、张仲景。"晋书《皇甫谧传》说："仲景垂妙于定方。"都说明张是当时著名医家，与华佗齐名。皇甫氏生于汉末晋初，如此推崇是可信的。虽然当时战乱频繁，但这一宝贵遗产，历经晋、宋、齐、梁、陈、隋，《隋书经籍志》已有《张仲景方》十五卷的记载。到唐初孙思邈的《千金方》中，曾称"江南诸师秘仲景要方而不传"，是张之著作仍然流传于民间，其推崇可以想见。不过当时无刻版印刷，故难于传播，然虽隔四百多年，仍得采入《千金翼方》、《外台秘要》(公元752年，唐天宝11年)。直至宋代(公元1057年即嘉祐2年)设立校正医书局，经林亿等校定而正式刊行，距仲景著书时已八百多年。这一时期仅在医家流传，对原文有所整理和研究，看不出很大发展，但对当时医家是有影响的。

宋代不但有宋版本的刊行，而且整理研究也有很大的深入发展。如韩祇和著《伤寒微旨》(公元1086年)，庞安时著《伤寒总病论》(公元1100年)，朱肱著《类证活人书》，尤其金·成无己《注解伤寒论》(公元1144年)，对《伤寒论》逐条加以注释，运用《内经》等理论进行阐述，有了专章的讨论和发挥，对后来学习研究《伤寒论》的医家启发很大，使《伤寒论》得到更广泛的传播和发展，是很有参考价值的著作。明清以来(公元1368～1911年)更受到重视和推崇，尊为医经之一，为医家必读之书，各著名医家都进行了钻研和临证实践，注释不下数百家，真是阐发精微，各有发挥，丰富多彩，对中医学的影响非常深远。著名注家如王宇泰(肯堂)的《伤寒证治准绳》，方有执的《伤寒论条辨》，喻嘉言的《伤寒尚论篇》，张隐庵(志聪)的《伤寒论集注》、《伤寒宗印》，程应旄(郊倩)的《伤寒论后条辨》，张锡驹(令韶)的《伤寒直解》，钱潢(天来)的《伤寒溯源集》，张路玉(石顽)的《伤寒缵论》、《伤寒绪论》，魏荔彤(念廷)的《伤寒论本义》，柯琴(韵伯)的《伤寒论注》、《伤寒论翼》、《伤寒附翼》(合称《伤寒来苏集》)，尤怡(在泾)的《伤寒贯珠集》，徐大椿(灵胎)的《伤寒类方》、《伤寒约编》，《医宗金鉴》的《订正仲景全书·伤寒论注》，陈念祖(修园)的《伤寒论浅注》、《伤寒医决串解》，唐宗海(容川)的《伤寒论浅注补正》。解放前有曹颖甫的《伤寒发微》，恽铁樵的《伤寒论辑义按》、《伤寒论研究》，陆渊雷的《伤寒论今释》，陈逊斋的《伤寒注释》，闫德润的《伤寒论评释》等专门研究发挥《伤寒论》的专著，此则不能一一列举。还有在专集和类书里面，如《景岳全书》、《瘟疫论》、《医门棒喝》、《温病条辨》、《温热经纬》和许多论著医案中，皆包含有对《伤寒论》的理论与实践探讨，举不胜举。杂志方面也有不少研究和讨论《伤寒论》的文章。说明《伤寒论》对历代中医影响之深之宽之久。日本对《伤寒论》的研究也是很细致深入的。如丹波元坚所著《伤寒论辑义》就是比较著名的。其他还有丹波元坚的《伤寒论述义》，山田正珍的《伤寒论集成》，汤本求真的《皇汉医学》，都是研究《伤寒论》的名著。朝鲜亦有《东医宝鉴》，谈到《伤寒论》的证治。所以《伤寒论》不仅国内影响深远，其发展和影响也已及于国外。

解放后，在伟大领袖和导师毛主席和党的中医政策的光辉照耀下，对继承与发扬祖国医学遗产非常重视，中央卫生部主持编写了中医各科教材，一九五九年和一九六三年都集中中医和西医学习中医的同志，两次编写了《伤寒论讲义》作为教材，供中医学院教学和西医学习中医之用，其影响更加广泛和深入。近顷中央领导同志作了“坚持走中西医结合的道路，创造我国的新医学新药学，为提高人民的健康水平而奋斗”的题词和号召，这就为我们指明了中西医结合是发展我国医学科学技术的正确道路，指明了我们的共同奋斗目标。目前各省又编写了不同版本的《伤寒论讲义》，为中西医结合从而创造我国新医学新药学打下了基础，为四个现代化服务，其发展前途是较前更为光辉灿烂的。

五 伤寒的涵义

伤寒有广义与狭义之分。广义伤寒是一切外感热病的统称。即《素问·热论》所说：“今夫热病者，皆伤寒之类也”。“凡病伤寒而成温者，先夏至为病温，后夏至为病暑……”狭义伤寒是指外感风寒之邪，如《伤寒论》第3条“名为伤寒”而言。《难经·五十八难》云：“伤寒有五，有中风，有伤寒，有湿温，有热病，有温病。”所谓“伤寒有五”，即广义伤寒；五种之一的伤寒，即指狭义伤寒而言。孙思邈《千金方》引《小品方》云：“伤寒雅士之词，云天行温疫，是田舍间号耳。”《肘后方》云：“贵胜雅言，总名伤寒，世俗因号为时行。”又云：“伤寒、时行、温疫三名同一种耳，而源本小异。”王焘《外台秘要》引许仁则论天行病云：“此病，方家呼为伤寒。”张子和《儒门事亲》云：“春之温病，夏之暑病，秋之疟及痢，冬之寒气及咳嗽，皆四时不正之气，总名之曰伤寒。”孙应奎《医案类选》云：“凡风寒暑湿热燥，天之六气，自外而中人五脏六腑，十二经络者，四时之中，皆得谓之伤寒。”王叔和《伤寒例》说：“伤寒之病，多从风寒得之。”成无己注说：“凡中风与伤寒之病，自古通谓之伤寒。”由此可知该书所说的伤寒，实为广义伤寒。不过就《伤寒论》的主要内容来看，其重点是论述人体感受风寒之邪所致的一系列的病理变化和辨证施治。有关温病的病因病理及临床表现，只是在论述狭义伤寒证时，扼要地作了鉴别比较（虽然提到温病，但略而不详）。因此，《伤寒论》虽是一部论述多种外感病的专书，但重点是论述伤寒（此就温病学的发展看，可以同意此种看法。但《伤寒论》如石膏、竹叶、芩、连、大黄等均为治疗热性病要药，仲景自序云“其死亡者三分之有二，伤寒十居其七”，其伤寒自然仅指麻桂二证而言，此义必须明确）。

至于仲景所论述之伤寒与现代医学之伤寒，涵义完全不同，不能混为一谈。

有关“论”字的涵义：《说文》“论从言，仑声，议也。”段玉裁云：“凡言语循其理，得其宜，谓之论。”刘勰云：“论也者，弥纶群言，而研精一理者也。”伤寒虽不像《内经》以岐黄问对答叫做论，但书中也有些问答的词句。据自序里面“勤求古训，博采众方”的说法，它是集结了众多人的经验编撰出来的东西，所以命名为《伤寒论》。

六 《伤寒论》中的六经概念

（一）什么是六经

《伤寒论》中的六经，就是太阳、阳明、少阳、太阴、少阴、厥阴。六经既包括足经，也包括手经，实际上即所谓十二经，也统括了十二经络所络属的各脏各腑。《伤寒论》六经，就六经所系的脏腑经络的生理功能和病理机制进行辨证论治，也就是根据人体抗病力的强弱，病势的进退缓急等各个方面的因素，将外感疾病演变过程中所表现的各种证候，进行了分析综合，归纳其证候特点，病变部位，损及何脏何腑，寒热趋向，邪正盛衰等分为六经病，以作为诊断治疗的依据。凡是病在表，或正胜邪实之三阳证，治法当以祛邪为主；凡病入于里，正虚阳衰，抗病力弱之三阴证，治法当以扶正为主。

六经即六经病，例如太阳病，阳明病等等，一般则简称六经。《伤寒论》以六经分证为纲领，概括整个人体脏腑经络营卫气血的生理功能和病理机制，并由此而进行辨证论治，形成理法方药的完整体系。

（二）六经的来源

六经来源于《内经》：①以《素问·热论》为例，说明仲景对其合理部分加以采用；不合理的部分则加以扬弃或改造。②对《内经》阴阳表里寒热虚实邪正等基础理论，生动活泼地始终贯穿于六经病内容之中，为辨证论治之重要依据，堪为后人之典范。《伤寒论》自序中说：“勤求古训，博采众方。”又说：“撰用《素问》九卷《八十一难》……为《伤寒杂病论》合十六卷。”是仲景继承了古代医经的理论以及自己的临证实践而加以创造性的发展，写出理论联系实际的六经辨证论治的名著，对中医学的发展做出了卓越的贡献。以六经为辨证论治的纲领并非凭空创造，而是来源于《内经》。我们必须明确继承和发扬的关系。六经辨证最明显的来源于《素问·热论》的六经分证。如“黄帝问曰：今夫热病者，皆伤寒之类也。或愈或死，其死皆以六七日之间，其愈者以十日以上者何也？不知其解，愿闻其故。岐伯对曰：巨阳者，诸阳之属也，其脉连于风府，故为诸阳主气也。人之伤于寒也，则为病热，热虽甚不死，其两感于寒而病者，必不免于死。帝曰：愿闻其状。岐伯曰：伤寒一日，巨阳受之，故头项痛，腰脊强；二日阳明受之，阳明主肉，其脉侠鼻络于目，故身热，目疼而鼻干，不得卧也；三日少阳受之，少阳主胆，其脉循胁络于耳，故胸胁痛而耳聋。三阳经络皆受其病，而未入于脏者，故可汗而已。四日太阴受之，太阴脉布胃中，络于嗌，故腹满而嗌干；五日少阴受之，少阴脉贯肾，络于肺，系舌本，故口燥舌干而渴；六日厥阴受之，厥阴脉循阴器而络于肝，故烦满而囊缩。三阴三阳、五脏六腑皆受病，荣卫不行，五脏不通，则死矣。其不两感于寒者，七日巨阳病衰，头痛少愈；八日阳明病衰，身热少愈；九日少阳病衰，耳聋微闻；十日太阴病衰，腹满如故，则思饮食；十一日少阴病衰，渴止不满，舌干已而嚏；十二日厥阴病衰，囊纵，少腹微下，大气皆去，病日已矣。帝曰：治之奈何？岐伯曰：治之各通其脏脉，病日衰已矣。其未满三日者，可汗而已；其满三日者，可泄而已。两感于寒者，病一日，则巨阳与少阴俱病，则头痛，口干而烦满；二日则阳明与太阴俱病，则腹满，身热，不欲食，谵言；三日则少阳与厥阴俱病，则耳聋囊缩而厥。水浆不入，不知人，六日死。”这里日数是借以说明三阴三阳的次第，并非计日生病，如厥阴篇的厥热胜复，厥五日，热五日等，不过借以说明厥热时间的比例。这里说明六经辨证来源，如三阴三阳次序的排列，与《热论》完全相同。但关于日数的次第亦大致相同。如《伤寒论》第 4 条："伤寒一日，太阳受之，脉若静者，为不传，颇欲吐，若躁烦，脉数急者，为传也。"第 5 条："伤寒二三日，阳明少阳证不见者，为不传也。"第 271 条："伤寒三日，少阳脉小者，欲已也。"第 270 条："伤寒三日，三阳为尽，三阴当受邪，其人反能食而不呕，此为三阴不受邪也。"《热论》的六经形证和《伤寒论》大致接近，列表 1 为次：

表 1 《素问·热论》、《伤寒论》六经形证对照表

六经	素问·热论	伤寒论
太阳	头项痛，腰脊强	头项强痛，身疼，恶寒发热
阳明	身热，目疼而鼻干，不卧	身热，汗出，口渴，便秘，腹满等
少阳	胸胁痛而耳聋	往来寒热，胸胁苦满，口苦，咽干，目眩，耳聋等
太阴	腹满而嗌干	腹满，吐利，食不下，时腹自痛等
少阴	口燥舌干而渴	但欲寐，恶寒，身足蜷，四肢厥逆等
厥阴	烦满而囊缩	消渴，气上撞心，心中疼热，下利，厥热胜复等

从上表看出二者主要症状比较接近，是《伤寒论》六经辨证实来源于《热论》六经分证，但仲景又发展这个理论。从病因说，《热论》侧重于热邪；《伤寒论》谈中风、伤寒、温病、湿痹等等是六气伤人比较全面。又《热论》的六经分证，只论述六经的实热证，未涉及虚证寒证，变化仅提及两感，治疗仅限于汗下两法，很不全面，很不具体。《伤寒论》六经辨证又运用了《内经》脏腑经络、营卫气血以及阴阳表里、虚实寒热、邪正等基本理论，在六经病中，概括了整个人体脏腑经络荣卫气血的生理功能和病理变化，对邪正消长所出现证候有了分析综合，对虚实的变化，寒热的趋向，表里之出入，虽然仍用三阳证三阴证概括之，但已形成理法方药比较完整的六经辨证论治体系，使诊断有依据，辨证有纲领，论治有准则。同时也奠定了八纲辨证的基础，堪为后世之典范。

（三）历代医家对六经的认识

历代医家对《伤寒论》六经实质的认识议论纷纭，见解不一。有以经络来解释，有以脏腑来解释，有以气化来解释，有以部位、阶段或证候群说来解释的。这些看法各有一定理由，为进一步探讨提供了可贵的资料，但是不论哪一种说法都是不够全面的。应该从整个人体脏腑经络、荣卫气血的生理功能和病理机制的变化影响下，综合各种说法联系起来认识。现分述于此：

1. 经络说　脏腑经络学说是中医学基本理论之一，它已影响和渗透到整个中医学当中。《伤寒论》的六经证候固不局限于经络，然从六经病证来看，又与脏腑经络有着密切的联系。从经络病理反应来看，如足太阳经起于目内眦，上额交巅，下项循脊抵腰至足，行于人体之背部，故太阳经受邪，则见头项痛腰脊强等证。足阳明经起于鼻梁凹陷处两侧，络于目，并从缺盆下行经胸腹，行于人体之前面。故阳明经受邪，则见目痛鼻干腹满疼痛等证。足少阳经起于目外眦，上抵头角，下耳后，入耳中，并从缺盆下行胸胁，行于人体侧面。故少阳经受邪，可见耳聋、目赤、胸胁苦满等证。三阴病属里证，其经络所反映的证候，虽不像三阳经显著，但其出现的某些证候，亦有反映，如太阴病的腹满痛，少阴病的咽痛、咽干，厥阴病的头顶痛等等，说明和三阴经循行部位有关。另外条文中与经络有关的也不少。如第 24 条："太阳病，初服桂枝汤，反烦不解者，先刺风池风府，却与桂枝汤则愈。"第 142 条："太阳与少阳并病，头项强痛，或眩冒，时如结胸，心下痞硬者，当刺大椎第一间，肺俞肝俞，慎不可发汗，发汗则谵语，脉弦，五日谵语不止，当刺期门。"又如第 143 条妇人中风热入血室当刺期门。其他还有，不一一列举。都是按有关的经络的循行以针刺进行治疗的。尤其第 8 条："太阳病头痛，至七日以上自愈者，以行其经尽故也，若欲作再经者，针足阳明，使经不传则愈。"说明太阳病欲作传经针刺足阳明以泄其邪热，使其不传阳明可愈。又第 71 条的五苓证，106 条的桃核承气证，尤其明显的 124 条的蓄血证，直接提示"所以然者，以太阳随经，瘀热在里故也，抵当汤主之。"明确指出足太阳经发病未愈而循经入里，其论经腑的关系十分清楚。但有的地方仅凭经络来解释又难以讲通，必须结合其他解释，才能较为完整阐明其生理病理变化。是六经病与经络有一定关系的，不能完全地排除它。

2. 脏腑说　六经病与脏腑经络关系十分密切，脏腑经络又有表里关系。十二经根源于脏腑，各络于肢节，运行于全身，它是人体不可分割的整体。六经证候的产生，是脏腑经络病理变化的反映，所以六经辨证不能脱离这些有机联系。在疾病的进展过程中，各经病变常会累及所系的脏腑，而出现脏腑的证候。如膀胱为太阳之腑，太阳经病不解，传入于腑，影响膀胱气化功能以致水气内停，可见小便不利，小腹里急，渴欲饮水等证。胃与大肠为阳明之腑，肠胃燥热，腑气不通，就会出现腹满疼痛，拒按便秘等证。胆为少阳之腑，胆热上逆，则有口苦、咽干、目眩等证。又如太阴病，脾阳不振，寒湿不化，则有腹满而吐，腹痛，自利等证。少阴病心肾虚衰，气血不足，则有脉微细、但欲寐等证，厥阴病寒热错杂，肝气上逆，则有气上撞心等证。这些都是脏腑功能的病变，也说明六经与脏腑是分不开的。从生理上来看脏腑之间，通过互相络属形成其表里协调关系，在整个六经辨证论治的过程中，就从上面所述，在病理的关系上也是密切的。如太阳病可以循经入腑，亦可因心肾虚衰或治疗失当而转成心肾阳衰的病证。如第64条："发汗过多，其人叉手自冒心，心下悸，欲得按者，桂枝甘草汤主之。"此因太阳病过汗，损伤心阳，是由太阳而累及手少阴心。又如第69条："发汗，若下之，病仍不解，烦躁者，茯苓四逆汤主之。"此因汗下后阴阳俱虚累及少阴肾。又如太阴阳明脾胃的表里关系，不论是生理或病理都很密切。当然，疾病并不是这样绝对的向前发展，也可向其他方面传变，但可说明脏腑经络的互相络属及其表里关系在病理上的反映，是我们研究《伤寒论》六经的一个特别重要方面。

3. 气化说　气化学说来源于《内经》，尤其是《素问·六微旨大论》的"本标中气"，古人引用来解释《伤寒论》六经，也是阐述六经生理病理变化的一个重要方面。气化是指风、寒、暑、湿、燥、火六气的变化，属于五运六气的范围，是说明四时气候的变化的。因人与天地相应，故引用来说明脏腑功能的变化。如《素问·天元纪大论》仅有"寒暑燥湿风火，天之阴阳也，三阴三阳，上奉之。木火土金水，地之阴阳也，生长化收藏，下应之。"并未言及人之六经。后世注家应用"本标中气"来释《伤寒论》的六经，就是所说的六经气化学说。当然《内经》早把六气配合脏腑来阐述病因病机，也是六经气化学说的依据。据《六微旨大论》说:"少阳之上,火气治之,中见厥阴;阳明之上,燥气治之,中见太阴;太阳之上,寒气治之,中见少阴;厥阴之上,风气治之,中见少阳;少阴之上,热气治之,中见太阳;太阴之上,湿气治之,中见阳明,所谓本也。本之下,中之见也;见之下,气之标也。本标不同,气应异象。"现列表 2 如下:

表 2　六经本标中气对应表

三阴三阳 本标中气	少阳	阳明	太阳	厥阴	少阴	太阴
本	火	燥	寒	风	热	湿
中气	厥阴	太阴	少阴	少阳	太阳	阳明
标	少阳	阳明	太阳	厥阴	少阴	太阴

这段经文唐宗海解得很清楚,他说:"足少阳胆经,由胆走足,中络厥阴肝;手少阳三焦经,由三焦走手,中络厥阴包络,故少阳经中见厥阴。手少阳三焦,足少阳胆,同司相火,是相火者,少阳之本气也,故曰:少阳之上,火气治之。足阳明胃经属燥土,手阳明大肠属燥金,此两经皆燥气主治。手阳明大肠经脉循行络太阴肺而后走手,足阳明胃经脉循行络太阴脾而后走足,故阳明经中见太阴。足太阳膀胱经属寒水,手太阳小肠属火,手从足化,以寒水为主,故太阳之上,统称寒水治之。手太阳经脉循行络少阴心而后走手,足太阳经脉循行络少阴肾而后走足,故中见少阴。足厥阴肝经属风木,手厥明心包络经属相火,子从母化,以风为主,故云厥阴之上,风气治之。手厥阴经中络少阳三焦,足厥阴经中络少阳胆,故中见少阳。足少阳肾经属水阴,手少阴心经属火热,心为君主,肾从其化,故少阴为热气主治。手少阴心经中络太阳小肠,足少阴肾经中络太阳膀胱,故云中见太阳。足太阴脾经属湿土,手太阴肺金经属清金,二经子母同气,故太阴之上,湿气治之。手太阴肺经络阳明大肠,足太阴脾经络阳明胃,故云中见阳明。""所谓本也"句,总结上文,谓六经之上,其主治者,皆其本气也。本气根于脏腑,是本气居于经脉之上也。由本气循经下行,其中络者,中之见也。由中见之下,而经脉外走手足,以成六经,又各有太、少阳明、厥阴之不

同，则又系于六气之末，故云气之标也。或标同于本，或标同于中，或标本各有不同，而气化之应亦异象也。唐氏以经释经，明白易懂，昔人谓六气标本中气不明，不能读《伤寒论》，特抄录以备考。

明·张景岳以"标本中气图"推衍为"脏腑应天本标中气图"，以脏腑为本居里，十二经为标居表，表里相络者为中气主中。因十二经及脏腑是互相络属互为表里的，如足太阳膀胱络于肾，足少阴经肾络膀胱，其他仿此。六经六气各有所从所主不同，必先明了而后了解气化的道理。《素问·至真要大论》云："少阳太阴从本，少阴太阳从本从标，阳明厥阴不从标本从乎中也。"可作为六经脏腑经络病机变化和治疗原则的总概括。陈念祖引张介宾的解释说："少阳、太阴从本者，以少阳本火而标阳，太阴本湿而标阴，标本同气，故当从本。然少阳太阴亦有中气，而不言从中者，以少阳之中，厥阴木也，木火同气，木从火化矣。太阴之中，阳明金也，土金相生，燥从湿化矣，故不从中也。少阴太阳从本从标者，以少阴本热而标阴，太阳本寒而标阳，标本异气，故或从本，或从标，而主治须审也。然少阴太阳亦有中气，而不从者，以少阴之中，太阳寒水也，太阳之中，少阴火热也。同于本则异于标，同于标则异于本，故皆不从中气也。阳明厥阴不从标本，从乎中者，以阳明之中，太阴湿土也，燥从湿化矣。厥阴之中，少阳相火也，木从火化矣，故阳明厥阴不从标本而从中气也。总之五行之气，以木遇火，则从火化；以金遇土，则从湿化。不外乎水流湿、火就燥同气相求之义。"人秉天之六气，而有六经之性情，经气和平，彼此交济，一经之性情不至偏现；一经病则自现其本气，而一经之性情逐处发现。伤寒六经的证象，就是六经性情的发现。仲景为六经写真，至为详明，因为深明六气，则六经之性情无从隐循，随证施治，使之归于和平。以上是气化学说的基本内容和根据。陆九芝说："六经为标，六气为本。太阳之为病，寒水之气为本也，寒为病，故宜温散；水为病，故宜利水。篇中凡言太阳病者，皆就寒水之病言也。"因此气化学说解释六经必须结合脏腑经络才能比较全面地解释六经，还要结合六经证候分类等，才能全面。所以说：六经就联系着整个五脏六腑，它们之间有着不可分割的相互关系。气化，又是脏腑经络生理功能活动的表现；气化的正常与异常，在一定程度上可以说明生理或病理的现象。也就是说，气化离开了脏腑经络，就失去了物质基础，脏腑经络离开了气化，就反映不出其功能活动。因此，脏腑、经络、气化三者之间是息息相关的，不能孤立或片面地强调一面来解释六经的实质，而是必须联系起来认识的。

气化学说源于《素问》运气七篇，即《天元纪大论》，《五运行大论》，《六微旨大论》，《气交变大论》，《五常政大论》，《六元正纪大论》，《至真要大论》等。“夫百病之生也，皆生于风寒暑湿燥火，以之化之变也。”(《素问·至真要大论》)

王朴庄说：“六经提纲，皆主气化。”可谓要言不烦，一语破的。

4. 部位说　六经病的部位，如皮肤、肌肉、心下、胸胁、腹部、少腹等等。如皮肤、肌肉躯壳，可结合脏腑来区分。方中行说：“风寒之着人，必以皮肤当之，皮肤在躯壳之内，故曰表，表合太阳足膀胱经；阳明者，风寒之邪，过皮肤而又近，接皮肤者，肌肉也，肌肉居五合之中，为躯壳之正，内与阳明足胃经合也；少阳者，邪过皮肤而又近，则又到躯壳之内，脏腑之外，所谓半表半里者，少阳足胆经之合也。”有的将病位与证候性质结合起来认识。如日人喜多村说：“本论所谓三阴三阳，所以标病位也。阳刚阴柔，阳动阴静，阳热阴寒，阳实阴虚，是即常理。凡病属阳、属热、属实者，谓之三阳，属阴、属寒、属虚者谓之三阴。细而析之，则邪在表而热实者，太阳也；邪在半表里而热实者，少阳也；邪入胃而热实者，阳明也。又邪在表而虚寒者，少阴也，邪在半表里而虚寒者，厥阴也，邪入胃而虚寒者，太阴也。”这样区分表、半表半里、里三部，结合八纲来分析，较有见地。但它是简单的概括，若用它来解释六经，脱离了脏腑经络、气化等基本理论，是只能代表某一个侧面，而不能全面认识六经的实质。如用表、中、里分三阳还可理解，到了三阴就难以说明问题。其他如胸胁、心下等亦同此。又如项皆主太阳，胸腹主阳明，胸胁主少阳，腹部主太阴，脐下主少阴，胁肋少腹主厥阴等，皆与部位有关。

5. 阶段说　关于以阶段来解释六经的以近人为多。如《上海中医杂志》58年第七期《伤寒论“六经”的初步探讨》一文中说：“阶段，今人胡友梅曰：伤寒的六经系病程划分的标志。”又说，按病症发生，其过程普遍分为潜伏、前驱、增进、极进、稽留、减退、恢复各期。伤寒之六经，当即六个时期。前三期叫太阳、阳明、少阳，与前驱、增进、极进期为近；后三期叫太阴、少阴、厥阴，与极进、稽留、减退稍同。又欧阳琦云:《伤寒论》以各种症状之发展情况与表现不同，从其中找出一定规律以辨别疾病类型，亦可称之为六个阶段。太阳主表，代表一切热性病的初期，即疾病前驱症状；少阳主半表半里，代表体力与病邪作斗争发生之寒热往来症状，即疾病进行阶段；阳明主里，代表肠胃燥结，引起高热自汗等症，即疾病进行另一阶段；由于疾病继续进行，机体病理调节功能不足，逐渐转入衰退阶段。太阴代表消化功能衰弱，少阴代表心脏与全身功能衰弱，厥阴代表机体抵抗力与疾病作最后挣扎，发生寒热错杂等证。这种按病程来划分阶段，也涉及表、中、里部位及脏腑病情的，在某些程度上还讲得通。但如把六经的先后次序，固定为疾病发展的六个阶段，那与实际不太符合了。因《伤寒论》六经病变不是衔接的，其传变程序本无一定规律，不但有传有不传，即使是传，也非必然照六经的顺序从太阳而至厥阴的。因此《伤寒论》的六经，不能固定为六个顺序的阶段。

6. 证候群说　近代医家提出以证候群来解释六经，认为《伤寒论》六经为六个证候群，如太阳病，脉浮，头项强痛，恶寒，发热；阳明病，身热，汗出，不恶寒，反恶热，烦渴等等。古人早有以方类证以证系方的分类论述，如柯韵伯、徐大椿等注家，提出桂枝汤证、蓄水证、痞证等等，是以辨证论治为主。证同症状不同，证即证候，是综合了诊断资料，反映疾病在某种情况邪正斗争在某一阶段上的证候性质，它已概括了脏腑、经络、病因、病机、病位、阶段等理论，如伤寒（表实）、中风（表虚），寒证、热证等等，其证候可以改变，性质也可以改变，所以古人有方随证变之说。既然证候并不是孤立的，就难以用证候群加以固定，不便于六经辨证论治的灵活运用。证候群的说法，不能够比较具体地指导临床实践，但可同脏腑经络气化等理论结合起来认识，则较为全面。

上述这些解释都是运用了中医的基本理论，也运用了现代的一些分析方法，对六经辨证论治的实际进行深入的研究，从各方面提出了丰富而有益的见解，都对研究《伤寒论》研究提供了宝贵的资料和线索，我们应该采取讨论的态度来对待这个问题。虽然对六经实质认识问题议论纷纷，见解不一，但各有所据，各有一定理由，各有发挥，对研究这些问题都有帮助，应该既有分析，又有综合与比较，对六经认识就更全面一些。《伤寒论》既是一部阐述多种外感疾病的专著，重点在于六经辨证，辨证以六经作为纲领，重点应放在证候方药上。因为证候的产生，是脏腑经络病理变化的临床反映，所以分辨六经的证候性质及变化就十分重要。《伤寒论》以"辨太阳病脉证并治"等为标题，有些注家以六经证候类为主，结合脏腑经络气化等理论联系起来分析和认识，从临床实际出发，是比较好的研究方法，它既概括生理功能又概括了病理变化，既是辨证的纲领，又是论治的准则。今后，通过中西医结合加以整理提高，可能得出比较一致的认识。

七　六经与八纲的关系

八纲辨证是明清时代总结出来的辨证纲领，源于《内经》、《伤寒论》等古典医籍，尤其《伤寒论》的六经辨证，为八纲辨证奠定了基础。八纲辨证是各种辨证方法的总概括，为辨证的总纲领，各种辨证方法都和它有密切的关系。《伤寒论》的六经辨证中，无不贯穿着阴阳、表里、寒热、虚实八纲的基本内容。因为六经病证的发生发展变化，都是在外邪作用下正邪斗争的临床证候反映。邪正斗争的消长盛衰，决定着疾病的发展变化，关系着疾病性质、发展趋向和预后。从邪正盛衰的关系来看，三阴三阳的证候性质，大致是三阳病表示正气盛，抗病力强，邪气实，病情一般呈现亢奋的状态；三阴病表示正气衰，抗病力弱，病邪未除，病情一般都呈虚衰的状态。这是阳证、阴证的一个总的概括。从六经辨证与八纲辨证的关系来看，三阳病多属于热证、实证，概为阳证；三阴病多属于寒证、虚证，概为阴证。这比较概括地说明六经与八纲中阴阳总纲的关系。仅单指阴证、阳证而言，《伤寒论》所谈及的阴阳，有时多指不同的相对属性。如第 7 条"病有发热恶寒者，发于阳也;无热恶寒者,发于阴也……"是区分阴阳两大证型的纲领。是三阳证皆有发热的特点,三阴证多为无热恶寒。它虽是分析阳证、阴证的纲领,但也不是绝对的,论中亦有未发热属于阳证的,如第3条"或未发热"的太阳伤寒证。亦有反发热属于阴证的,如317条"少阴病,下利清谷,里寒外热,手足厥逆,脉微欲绝,身反不恶寒"的通脉四逆汤证。第301条的"少阴病,始得之,反发热,脉沉者,麻黄附子细辛汤主之。"又如厥阴病的厥热胜复证也发热,但属阴证。这就说明要具体分析,不能根据发热与否就断为阴证、阳证。关于阳虚、阴虚也不能同阳证、阴证混淆,如"汗多亡阳,下多亡阴",是从功能和物质基础的消耗来分阴虚阳虚,都属于阴证概念里面。又第141条"病在阳,应以汗解之"之阳,则指表而言,不是代表整个阳证的。因此阴阳二字所包甚广,应作具体分析,加以区别。

表里是分析病位的纲领,在六经辨证中,它的意义是相对的,不是绝对的。表里是指邪正斗争的深浅和认识疾病发展的趋势。概括地说,邪在经络出现表证,邪入脏腑出现里证。但是,表代表轻浅,里代表深重,脏与腑又分表里。同时也代表病势发展趋向,如由表入里,由里达表,出表为顺,入里为逆。也代表治则,如先表后里,先里后表,表里同治的治疗原则。表里二字的含义,应作具体的分析,在不同的内容有不同的解释。如里证,三阳就指阳明里热实证,但三阳属表,三阴属里,也称里证,内伤里虚也称里证,内容含义不同,有时易于混淆,是应该注意的。故表里有明内外、定顺逆、别轻重、论治法的多种含义。如太阳表证,宜解表发汗;阳明里证,宜清泄里热或攻下里实;半表半里则宜和解,发汗攻下都不适宜,这是易于理解的。但有表里证候同时出现和疑似的时候,不可不加以辨别,以便采取适当的治疗措施。如第44条"太阳病,外证未解,不可下也,下之为逆,欲解外者,宜桂枝汤。"第49条:"脉浮数者,法当汗出而愈。若下之,身重,心悸者,不可发汗,当自汗出乃解。所以然者,尺中脉微,此里虚,须表里实,津液自和,便自汗出愈。"第56条:"伤寒不大便六七日,头痛有热者,与承气汤;其小便清者,知不在里,仍在表也,当须发汗,若头痛者,必衄,宜桂枝汤。"又第91条:"伤寒,医下之,续得下利,清谷不止,身疼痛者急当救里；后身疼痛，清便自调者，急当救表。救里宜四逆汤，救表宜桂枝汤”。第92条：“病发热头痛，脉反沉，若不差，身体疼痛，当救其里，宜四逆汤。”这些条文说明表里先后缓急的治疗方法，先表后里，或先里后表，或表里同治，有一定的治疗原则。表证未解而有里实者，一般先解表，后治里。如第164条“解表宜桂枝汤，攻痞宜大黄黄连泻心汤”之例。亦有表里同治而偏于表的治法，如第38条大青龙汤之例。表病而里虚者，是以里虚为急，应先治里虚，后治其表，如第91条救里宜四逆汤，救表宜桂枝汤。亦有表里同治而偏于里之治法，如第163条“表里不解者，桂枝人参汤主之”。表里病情均急，或表里证同等一般可用表里同治方法，如第301条：“少阴病，始得之，反发热，脉沉者，麻黄附子细辛汤主之”例。所以理解六经病证的表里关系，对指导临证治疗有很重要的意义。

寒热是辨别证候性质的纲领，在六经辨证中是非常重要的。凡病情表现为形寒、肢冷、喜温而病势沉静者，多属寒证；凡病情表现身热，怕热，渴饮而热势亢奋者，多为热证。在《伤寒论》还有真假寒热，和寒热错杂等等之辨；所以寒热的证候表现是比较复杂的，在条文中不乏实例。而且外感风寒在表，有恶寒症状，必与发热同时并见，它属于表热实的阳证，而非阳虚的无热恶寒，形寒肢冷。里虚寒的阴证必须综合脉证进行辨证。如太阳之恶寒发热同时并见，阳明病不恶寒但恶热，属于三阳证。太阴病手足自温，少阴病形寒肢冷，厥阴病的寒热错杂，厥热胜复，属于三阴证。又如同一下利证，亦有属寒属热之不同。如第277条：“自利不渴者，属太阴，以其脏有寒故也，当温之，宜服四逆辈”。第373条：“下利，欲饮水者，以有热故也，白头翁汤主之。”又第371条：“热利下重者，白头翁汤主之。”第306条：“少阴病，下利，便脓血者，桃花汤主之。”是同样便脓血，有寒热之别，治疗方法亦不同。又有厥阴篇厥逆证，亦有寒厥、热厥之分，既有第330条“诸四逆厥者，不可下之，虚家亦然”的虚寒厥逆，又有如第335条：“伤寒一二日至四五日，厥者必发热，前热者后必厥，厥深者热亦深，厥微者热亦微，厥应下之，而反发汗者，必口伤烂赤”，热深厥深的厥逆，治法悬殊。又第350条：“伤寒，脉滑而厥者，里有热，白虎汤主之。”结合脉象以分寒热。还有真寒假热的疑似证，如第 317 条："少阴病，下利清谷，里寒外热，手足厥逆，脉微欲绝，身反不恶寒，其人面色赤，或腹痛，或干呕，或咽痛，或利止脉不出者，通脉四逆汤主之。"就是内真寒而外假热。如果不注意其下利清谷，四肢厥逆，脉微欲绝的虚寒证的本质，仅据反不恶寒、咽痛等假热现象，作为热证治疗，就要犯原则的错误。故有"阳证似阴，阴证似阳"之论。而寒证热证又可互相转化。如三阳证可因阳气虚衰正不胜邪而转为虚寒证，三阴证亦可因阳气来复转为热证。所以辨寒热是《伤寒论》六经辨证论治的重要内容。

虚实是辨别邪正盛衰的纲领。阴阳两纲为八纲辨证之纲领，辨虚实则为八纲辨证之关键。《素问·通评虚实论》云："邪气盛则实，精气夺则虚。"虚是正气虚，实指邪气实，这是虚实概念，是治疗时选择扶正或攻邪或攻补兼施的关键。《伤寒论》对辨邪正虚实和转实转虚特别重视。如第 70 条："发汗后，恶寒者，虚故也；不恶寒，但热者实也，当和胃气，宜调胃承气汤。"这是根据寒热以测知虚实。根据第 68 条："发汗，病不解，反恶寒者，虚故也，芍药甘草附子汤主之。"则一为汗后阳虚之证，治疗应选用芍药甘草附子汤以顾其虚；一者汗后不解，化热入里，而为里热实证，故选用调胃承气汤以攻其实。又第 60 条："下之后，复发汗，必振寒，脉微细，所以然者，以内外俱虚故也。"这是治疗失当，通过脉证的变化来辨虚实的例子。同时虚实也可转化。如阳明篇第 187 条："伤寒脉浮而缓，手足自温者，是为系在太阴。太阴者，身当发黄；若小便自利者，不能发黄，至七八日，大便硬者，为阳明病也。"太阴篇第 278 条："伤寒，脉浮而缓，手足自温者，系在太阴，太阴当发身黄；若小便自利者，不能发黄，至七八日，虽暴烦下利日十余行，必自止，以脾家实腐秽当去故也。"187 条是太阴寒湿化燥，转属阳明之里实便硬，是由虚转实；278 条是脾阳恢复运化正常，虽暴烦下利而利自止，亦属由虚转属于实。

从上述一些例证，可以说明六经证治与八纲辨证的密切关系。只有理解了六经的病理机制，才能掌握辨证论治的要领和外感疾病的发展变化；只有理解六经辨证与八纲辨证的关系，才能从复杂的证候中分辨出表里、寒热、虚实、阴阳及其变化，从而决定有效的治疗措施。

八 六经传变及合病并病

(一) 六经传变

六经病证的传变,在《伤寒论》是一个重要的问题。六经病证既是脏腑经络病理变化的反映,而脏腑和经络又是不可分割的整体,某一经的病变常常会涉及到另一经。传指传经而言,病情发展循着一定的趋向发展;变是病情不循一定规律而起着性质的变化。但传变已作通用的术语,习惯上多传变互称。如太阳病传为阳明病或少阳病,变则如太阳病变为少阴病,阳证变为阴证,证候性质已发生了变化。六经病证的传变与否,要根据脉证的现实来判断,也就是说要"据证而辨。"如第 4 条:"伤寒一日,太阳受之,脉若静者,为不传,颇欲吐,若躁烦,脉数急者,为传也。"第 5 条:"伤寒二三日,阳明少阳证不见者,为不传也。"第 270 条:"伤寒三日,三阳为尽,三阴当受邪,其人反能食而不呕,此为三阴不受邪也。"就说明了这一问题。但是历代注家却有不同的见解和争议,因《素问·热论》有一日太阳,二日阳明……六日厥阴等日传一经之说,就认为《伤寒论》六经传变,也是如此,其实是不对的。《伤寒论》六经辨证虽然来源于《素问·热论》的六经分证,但已有很大的发展和创新,已经结合临证实践有了很大的改变,从上述 4、5 条已说明仲景对日传一经的看法,而且清楚地提出是否传变要据证而辨。关于用日数代表时间的比例和次序在古书里也是常见的。因为古代并无时钟,虽有铜壶滴漏,只有统治阶级才能使用,一般人是看不到的。故《伤寒论》厥阴篇中厥热胜复证,尚用日数作为时间多少的比例。如第 336 条:"伤寒病,厥五日,热亦五日,设六日,当复厥,不厥者自愈。厥终不过五日,以热五日,故知自愈。"本条指出厥热时间相等,阴阳平衡,其病自愈,是以日数代表时间比例来说明厥热时间的,这虽然是推论,但是符合临床实际情况。至于《伤寒论》的条文有一日、二三日,八九日、十三日等提法,则是说明疾病的过程。有的人用日传一经去解释,已为一些医家加以辨证,如明张景岳说:"伤寒传变不可以日数为拘，亦不可以次序为拘”。柯韵伯亦说：“旧说日传一经，六日至厥阴，七日再太阳，谓之再经。自此说行，而仲景之堂，无门可入矣。”张令韶亦说：“本太阳病不解，或入于阳，或入于阴，不拘时日，无分次第。如传入阳明，则见阳明证；传于少阳，则见少阳证；传于三阴，则见三阴证。”又说：“岂有一日太阳，则见发热头痛等证，至六日厥阴不已，七日来复于太阳，复又见头痛发热之证乎，此必无之理也。”总之临床实际疾病之传变，既不按六经之列次序，也不能以日数为拘，如太阳病既可传阳明也可传少阳，也可传变于三阴。故六经传变总应据证而辨，这是必须明确的。至于循经传、越经传、误下传、表里传、首尾传说法，也是说明六经传变是灵活多变的，不是一成不变。传变与否，要从临证实际所表现的证候为判断的依据。一般疾病之传变与否，决定于邪正消长力量的对比和治疗处理当否。如自表而里，由阳而阴，这是一般邪正盛衰的传变规律。如在正复邪衰的情况下，则能由里传表，由阴出阳。举例说明，如第 26 条：“服桂枝汤，大汗出后，大烦渴不解，脉洪大者，白虎加人参汤主之。”第 185 条：“本太阳，初得病时，发其汗，汗先出不彻，因转属阳明也。”是太阳传阳明。又第 103 条：“太阳病，过经十余日，反二三下之，后四五日，柴胡证仍在者，先与小柴胡汤。……”太阳病传入少阳谓之过经，虽十多天而柴胡证仍未罢。又第 163 条：“太阳病，外证未除，而数下之，遂协热而利，利下不止，心下痞硬，表里不解者，桂枝人参汤主之。”是太阳误下而直接传变于太阴。又第 61 条：“下之后，复发汗，昼日烦躁不得眠……干姜附子汤主之。”第 69 条：“发汗，若下之，病仍不解，烦躁者，茯苓四逆汤主之。”由太阳病误治而直接转为少阴阳虚证。这是自表而里、由阳而阴的传变例子。如第 276 条：“太阴病，脉浮者，可发汗，宜桂枝汤。”第 290 条：“少阴中风，脉阳微阴浮者，为欲愈。”是由阴出阳由里达表之例。厥阴篇第 379 条：“呕而发热者，小柴胡汤主之。”是厥阴转出少阳，亦属自阴出阳，均为欲愈之候。又第 187 条：“伤寒脉浮而缓，手足自温者，是为系在太阴……至七八日，大便硬者，为阳明病也。”此即太阴阳复由湿化燥转为阳明腑实的证候。阳明与太阴相表里，也是由里达表。以上例子说明外感疾病并不按六经排列次序传变，日数更不可拘，所以用阶段分期来衡量六经辨证，也是难以解释这种传变情况的。

病有不经三阳而直接出现三阴的证候，称为直中。例如一开始即见腹满吐利，四肢不温，无热恶寒，口不渴等证；或一开始即见四肢厥逆，脉微欲绝等，即是直中太阴、少阴。直中之名虽不见《伤寒论》条文，但实际有这样的证候，亦属传变范围，故后世用直中来解释此种情况。宋元后医书多有“传经为热、直中为寒”之说，遭到某些注家的反对。如陈修园说：“按宋元后医书，皆谓邪从三阳传入，俱是热证，惟有下之一法。论中四逆、白通、理中等方，俱为直中立法。何以谓之直中？谓不从三阳传入，迳入三阴之脏，惟有温之一法。凡传经俱为热证，寒邪有直中而无传经，数百年来相沿之法也，余……以为不然。直中二字，《伤寒论》虽无明文，而直中之病则有之。有初证即见三阴寒证者，宜大温之；有初病即是三阴热证者，宜大凉之，大下之。是寒热俱有直中，世谓直中皆寒证者，非也。有谓递次传入三阴，尽无寒证者，亦非也。”又云：“仲景云，下利腹胀满，身体疼痛者，先温其里，乃攻其表，温里宜四逆汤，攻表宜桂枝汤。此三阳阳邪，传入三阴，邪从阴化之寒证也。如少阴病，下利，白通汤主之。此太阴寒邪，传入少阴之寒证也。如下利清谷，里寒外热，汗出而厥者，通脉四逆汤主之。此少阴寒邪，传入厥阴之寒证也。谁谓阴不相传，无阳从阴化之理乎？”此解说明传经之邪俱为热，直中之邪俱为寒，是比较绝对的看法，并非确论。但从另一面来看，阐明了传经与直中的病理变化，亦可供参考。又王新华云：“昔人谓传经之邪，以阴气存亡为生死；直中之邪，以阳气消长为安危。传经者亡阴为多，直中者亡阳为多。因病发于阳，则阳邪亢进，阴气极易消亡，故阳明之白虎、承气之类，均所以制阳邪而救阴液；病发于阴，则阴寒气胜，阳气消沉，故少阴的四逆、通脉之类，均所以破阴邪而复阳气。因此，阳证传阴，多为病重；阴证回阳，多为而愈。”是对传经、直中的解释，可以得出一个明确的概念。

又按直中之说，多与《内经》中阳溜经、中阴溜腑之说有联系。盖世人多有谓不从三阳传入，径入三阴之脏者为直中。不知直中之病，阴阳俱有。凡初起即见其经证，不始于太阳者，虽三阳亦为直中。如

《灵枢·邪气脏腑病形》云："邪之中人也，无有常。中于阴则溜于腑，中阳则溜于经……中于面则下阳明；中于项则下太阳；中于颊则下少阳；其中于膺背两胁亦中其经。"是太阳有中项中背之别，中项则头项强痛，中背则背几几。阳明有中面中膺之别，中面则目痛鼻干，中膺则胸中痞硬。少阳有中颊中胁之别，中颊则口苦咽干，中胁则胁下痞满，此即"中阳溜经"之义，是皆不必拘于首伤太阳之例。至于"中阴溜腑"，岐伯又云："中于阴者，常从臂胻始。夫臂与胻，其阴皮薄，其肉淖泽，故俱受于风，独伤其阴……邪入于阴经，则其脏气实，邪气入而不能客（一作容），故还之于腑。故中阳则溜于经，中阴则溜于腑。"（臂胻者，手臂足胻之内侧，乃三阴络脉所循行之处，外侧为阳，内侧为阴，其阴皮薄，其肉淖泽，故中阴常从臂胻始。始于三阴之皮部，而入于三阴之经脉，自经及脏，脏气实而不能容，则还于腑，容于肠胃）所以《伤寒论》三阴皆有自利证，是寒邪还腑。三阴有可下证，是热邪还腑。凡邪从三阳传入者，有热证，有寒证，不独传入三阴为然，即在阳经亦然。所以太阳有真武证，阳明有四逆证，直中亦是寒热俱有。所以少阴有三急下证，厥阴有白头翁证、白虎证。世谓传经为热、直中为寒者，是皆未审经义，过信注家所致。

（二）合病并病

《伤寒论》有合病并病之称，因为除了六经传变以外，每有两经或三经的症状同时出现，或一经的病证未罢，又出现另一经的症状，前者叫做合病，后者名称并病，亦即柯琴所云："并病与合稍异者，合则一时并现，并则以次相乘。"六经辨证论治虽各经基本上有其主证主方，但相互之间，不是孤立的，而是统一的，可以出现复杂的证候。《伤寒论》述合、并病有十二条，仅限于三阳经，但对合并病的辨证论治方法提出了证治原则。合病专主一经，并病数经兼顾。

本论言合病者有四种证型，共计七条。太阳阳明合病三条：如第32条："太阳与阳明合并者，必自下利，葛根汤主之。"第33条："太阳与阳明合病，不下利，但呕者，葛根加半夏汤主之。"第36条："太阳与阳明合病，喘而胸满者，不可下，宜麻黄汤。"这三条合病以表证为主，治法以解表为先。第172条："太阳与少阳合病，自下利者，与黄芩汤；

若呕者，黄芩加半夏生姜汤主之。”是太阳表邪并入少阳，热迫于里下利，重在半里，故用黄芩汤以直清里热，若呕加半夏生姜，以降逆止呕。少阳阳明合病一条，如第256条：“阳明少阳合病，必下利，其脉不负者，为顺也。负者，失也，互相尅贼，名为负也。脉滑而数者，有宿食也，当下之，宜大承气汤。”论三阳合病二条，如第268条：“三阳合病，脉浮大，上关上，但欲眠睡，目合则汗。”第219条：“三阳合病，腹满身重，难于转侧，口不仁，面垢，谵语，遗尿。发汗则谵语，下之则额上生汗，手足逆冷。若自汗出者，白虎汤主之。”三阳合病，阳明经热炽盛，故独取阳明，禁用汗下两法，故用白虎汤以独清阳明之热。

论并病者两类，计五条：论太阳阳明并病二条，如第48条：“二阳并病，本太阳初得病时，发其汗，汗先出不彻，因转属阳明，续自微汗出，不恶寒，若太阳病证不罢者，不可下，下之为逆，如此可小发汗……”此太阳病并入阳明而太阳表证仍在的治法，虽未出方，而治法宜小发汗，以解太阳之表。第220条：“二阳并病，太阳证罢，但发潮热，手足漐漐汗出，大便难而谵语者，下之则愈，宜大承气汤。”是表证已罢，纯见里热燥实，故用大承气以攻下。太阳少阳并病三条，如第142条：“太阳与少阳并病，头项强痛，或眩冒，时如结胸，心下痞硬者，当刺大椎第一间，肺俞、肝俞，慎不可发汗，发汗则谵语、脉弦，五日谵语不止，当刺期门。”第171条：“太阳少阳并病，心下硬，颈项强而眩者，当刺大椎、肺俞、肝俞，慎勿下之”。第150条：“太阳少阳并病，而反下之，成结胸，心下硬，下利不止，水浆不下，其人心烦”。这三条说明，太少并病，汗下二法均不可行，宜用刺法。总的说明合病并病偏于表者从表治，偏于里者从里治，汗下均不宜者，则用针刺以泄其邪。

上述合并病十二条，仅可作为举例示范以示治疗方法。其实三阴三阳合并病例子很多，可推而广之。柯韵伯云：病有定体，故立六经而分司之，病有变迁，更求合病并病而互参之，此仲景立法之尽善也。夫阴阳互根，气虽分而神自合。三阳之底，便是三阴，三阴之表，则是三阳矣。如太阳病而脉反沉，便合少阴；少阴病而反发热，便合太阳。阳明脉迟，即合太阴；太阴脉缓，则合阳明。少阳细小，是合厥阴；厥阴微浮，是合少阳。虽无合并之名，而有合并之实。或阳得阴而解，阴得阳而解，或阳入阴而危，阴亡阳而逆，种种脉证，不可枚举。学者当于阴阳两证中，察病势之合不合，更于三阴三阳中，审其证之并不并。于以阴病治阳，阳病治阴，扶阳抑阴，泻阳补阴等法，用之恰当矣。三阳皆有发热证，三阴皆有下利证。如发热而下利，是阴阳合病也。阴阳合病，阳盛者属阳经，则下利为实热。如太阳阳明合病，阳明少阳合病，太阳少阳合病，必自下利，用葛根、黄芩等汤者是也。阴盛属阴经，则下利属虚寒。如少阴病吐利，反发热不死。少阴病，下利清谷，里寒外热，不恶寒而面色赤，用通脉四逆者是也。若阳与阳合，不合于阴，即是三阳合病，则不下利而自汗出，为白虎证也。阴与阴合，不合于阳，即是三阴合病，则不发热而吐利厥逆，为四逆证也。并病与合病稍异者，合则一时并见，并则以次相乘。如太阳之头痛项强未罢，递见脉弦、眩冒、心下痞硬等证，是与少阳并病，更见谵语，即三阳并病矣。太阳与阳明并病，太阳证未罢者，从太阳而小发汗。太阳证已罢者，从阳明而下之，其机在恶寒恶热而分也。然阳明之病，在胃家实，太阳阳明合病，喘而胸满者，不可下，恐胃家未实耳。若阳明与太少合病，必自下利，何以得称阳明？要知协热下利，即胃实之始。《内经》所云暴注下迫，皆属于热。其脉必浮大弦大，故得属之阳明，而不系太阴也。若下利清谷，里寒外热，脉浮而迟者，则浮不得属之于表，而迟则为在脏。若见脉微欲绝，即身不恶寒而面色赤者，又当属之少阴。盖太阴阳明下利之辨，在清谷不清谷，而太阴少阴之清谷，又在脉之迟与微为辨也。夫阳明主胃实，而有协热利。太阴主下利清谷，又因脉微细而属少阴。少阴脉微下利，反见阳明之不恶寒而面色赤，若不于合并病参之，安知病情之变迁如此，而为之施治哉。然此为六经言耳，若六经之合并，与内伤外感之合并，神而明之，不可胜极。以阴阳互根之体，见阴阳离合之用，是知六经之准绳，更属定不定法矣。何漫云：三阴无合并病也哉。《伤寒论翼》此文给人启发不少。合并病并非仅限于十二条，如第163条桂枝人参汤证，就是太阳太阴并病，也是太阴兼太阳证。第301条麻细附子汤证，是少阴太阳同时发病，有人称为两感，因为一时俱起，称为合病亦可，故用温经发汗表里同治的方法。故六经辨证既要分看，又要合看，它是一个有机的整体。关于治法，合病当综合论治，并病当分证论治。如机械地把六经分割开来，片面地认识某经只出现某些证候，或只能适用某些方药，这是不对的。从上述合并病的例子来看，必须深入细致地进行辨证，认识传变与合并的变化，因证立法，以法定方，不拘一方一药，才能符合《伤寒论》辨证论治的精神。

坏病，是因失治、误治而使病情恶化，证候错综复杂，难以用六经证候称其名者。从变化的角度分析，仍为变证之一。如第16条："太阳病三日，已发汗，若吐、若下、若温针，仍不解者，此为坏病，桂枝不中与之也。观其脉证，知犯何逆，随证治之……。"

第267条："若已吐下发汗温针，谵语，柴胡证罢，此为坏病，知犯何逆，以法治之。"

九　六经生理病理和治则

（一）太阳的生理病理和治则

1. 基本概念

（1）太阳包括两经两腑：两经——手太阳经和足太阳经，两腑——小肠和膀胱。

（2）由于经脉络属的关系，心与小肠为表里，肾与膀胱相表里，它们之间具有密切的生理和病理关系。

（3）太阳亦称巨阳。风寒外邪猝感于表，卫外阳气起而抗邪，勿使深入，故受病多呈现初期症状，所以表病叫做太阳病。

2. 生理

（1）手太阳经：手太阳（小肠）经起小指外侧（少泽穴，去爪甲角分许）上臂至肘，从肩中入缺盆，散而内行络心（小肠为心之腑），循咽下膈，抵胃属小肠。其支者，从缺盆贯颈颊至目锐眦入耳中（听宫穴）。别支从颊上升，至目内眦，以交于足太阳经。

（2）足太阳经：足太阳（膀胱）经起目内眦（睛明穴），上额，交巅，络脑，下项，夹脊，抵腰，入络肾（膀胱为肾之腑），属膀胱。贯臀，入腘，贯腨，去外踝后，至足小指外侧（至阴穴，去爪甲角分许），接足少阴经。

(3) 小肠:小肠为火腑,能导心火下达。小肠上接于胃,接收胃中传化来的水谷,作进一步的消化,并把它分为清浊两个部分。清的为水谷精微,浊的为糟粕。清的经吸收后,通过到脾转输到身体各部分而被利用,其代谢的剩余的水液,则通过三焦而下输膀胱,浊的则通过阑门而下注于大肠。小肠的这种功能,《内经》称为"受盛之官,化物出焉。"

(4) 膀胱:膀胱位于下腹部,为水腑,是人体主持水液代谢的器官之一,具有藏津液排尿的功能。在水液代谢的过程中,膀胱所藏津液,得到下焦肾气的温煦作用,一方面参与调节体内的水液平衡,具有排出小便的功能;一方面通过气化作用,通过太阳经脉,而循行于体表。这种气叫做太阳经气,有抵抗外邪侵袭的作用。其循行部分和生成来源,又与中焦心胸阳气有密切的关系。所以说:"太阳主表,统一身之营卫。"

3. 病理　太阳病分为太阳经证、太阳腑证、太阳变证三部分。

(1) 太阳经证:太阳经证即太阳表证。太阳主表,为一身之藩篱,总六经而统荣卫。营卫调和,则卫外阳气功能固密,可以抵抗外邪侵袭。一旦病邪侵入,太阳首当其冲,邪正交争,荣卫失和,可产生一系列证候。如脉浮、头痛项强、恶寒、发热、有汗或无汗等。二者都叫做太阳经证,都与荣卫功能失调有关。但前者叫太阳表虚证,病机属荣卫不和,卫失固外开阖之权;后者叫太阳表实证,病机属卫阳被遏,荣阴郁滞不通。

(2) 太阳腑证:太阳腑证即太阳里证。如太阳经证不解,或病邪深入于里,影响小肠功能,不能泌别清浊,膀胱气化的功能失职,使水液不能正常排泄,以致气结水停,可以出现小便不利,或浮肿等蓄水证。如病人属有蓄血,病邪深入下焦,与蓄血相结,可出现少腹硬满疼痛,神识失常,小便自利等蓄血证。

(3) 太阳变证:太阳表证不解,或治疗失当,其发展变化是比较复杂的。如正实邪盛,病邪入里,可传为阳明里热证,或少阳半表半里证。正气不足,病邪内入,有时可影响及手少阴心,出现心阳不足证(如桂枝甘草汤证),也可能病及足少阴肾,出现肾阳虚衰证(如真武汤、四逆汤证），当然也可能传为太阴病或厥阴病。在表病过程中，也可能出现痰结水停气滞等类似杂病证候，如结胸、痞证、水饮或风湿等等，以上种种都列为太阳变证。

4. 治则 太阳病属表病，一般当用解表法，所谓“其在皮者，汗而发之。”但由于表病类型不同，因此治法也有所不同。如无汗脉浮紧的表实证，宜用麻黄汤以驱风寒，开腠理，解表发汗。自汗脉浮缓的表虚证，宜用桂枝汤，以解肌祛风，调和荣卫。因上述二者都是风寒表证，故都属辛温解表法。又因同一表证，其兼证不同，则具体治疗方法也必因之不同。例如以麻黄汤或桂枝汤为基本方剂，经过加减变为桂枝加大黄汤或小青龙汤，前者和荣卫，下里实，后者宣散风寒，温化水饮，都属表里双解法。又如太阳腑证蓄水，治宜通阳和表化气行水，方用五苓散。蓄血轻证用桃核承气汤以活血消瘀，重证则用抵当汤丸，以破血逐瘀。变证可随证施治。

温病属风热表证，当参考温病用辛凉解表法，不可误用辛温解表之剂。

表证素兼内虚，或素有失血，或久患疮疡，气血不足，对于辛温解表之剂，须审慎施用，以免产生不良之后果。

（二）阳明的生理病理及治则

1. 基本概念

（1）阳明包括两经两腑：两经——足阳明经和手阳明经，两腑——胃与大肠。

（2）由于经脉络属的关系，手阳明大肠与手太阴肺，足阳明胃与足太阴脾互为表里，所以它们之间存在着密切的生理和病理关系。

（3）阳明病在热病过程中，是阳气亢奋邪热最盛的极期。阳明主燥化，其证候属于里热实证，古人谓“两阳合明，谓之阳明。”也就说明表病进一步发展，而病邪入里、阳热亢盛之极之义。

2. 生理

（1）手阳明经：手阳明经起次指内侧（商阳穴），循指上廉，出合谷（与肺相合之处），行曲池，上肩髃，循巨骨上行，出于柱骨之上，会于督脉之大椎，交足阳明之缺盆，内入络肺（大肠为肺之腑），下膈属大肠

(其处即足阳明胃之天枢穴)。

其支者,从缺盆上颈贯颊,入下齿中,出侠口,交人中,左之右,右之左,挟鼻孔(迎香穴,肺开窍于鼻,其腑之经脉终于络鼻,足见相应之妙),交足阳明胃经。

(2) 足阳明经:足阳明经起于鼻之交頞中(迎香穴),绕面,入上齿,出环唇(脾脏开窍于口,胃腑之脉从外环之,以应于脾),下交任脉之承浆(胃为后天,统主前面,冲任两脉皆属之),由大迎还上耳前至头维。

其支者,从大迎循喉咙入缺盆(缺盆下为气户穴,肺气与胃气相通之门户也),下膈,属胃络脾,散布脏腑(各脏腑皆受气于胃,胃为脾之腑)。

其直者,自缺盆直下乳中,挟脐,合于气街,下髀关伏兔,至膝下(犊鼻穴)足跗(冲阳穴),入大趾内侧端(隐白穴),交足太阴经。

(3) 胃:胃主受纳、腐熟水谷。胃位膈下,上接食道,下通小肠,其上口为贲门,即上脘,下口名幽门,即下脘,上下脘之间,名中脘,总名叫胃脘。饮食入口,经食道而容纳于胃,故胃为"水谷之海"。胃中水谷,经过胃气腐熟消磨,下传于小肠,其精微物质,则由脾运化后而输送至全身,以供各组织脏器之需要。由于阳明胃主燥,太阴脾主湿,胃喜润恶燥,脾喜燥恶湿。胃生理功能主受纳和熟腐水谷,脾主运化水谷精微,脾胃之间,相互制约彼此促进,以完成水谷消化、吸收和输布营养物质的作用,故脾胃合称为"后天之本"。

(4) 大肠:大肠上接阑门,与小肠相通,下端为肛门(魄门)。大肠接受小肠下注的内容物质,吸收其中剩余的水液后,使之变化成为粪便,最后经肛门而排出于体外。大肠是传导糟粕的通路,但又赖肺气的肃降和津液敷布,而肺气的肃降,又须腑气的通顺,二者相济为用。

3. 病理　阳明病的病理机制,总的概括为"胃家实"。胃家是泛指肠胃而说,实即邪热亢盛之意,但也包括有形的实热结滞之病。阳明病主要有身热、汗出、不恶寒、反恶热、脉滑数洪大等脉证。阳明病一般分为阳明经证和阳明腑证。

(1) 阳明经证:阳明经证是因阳明邪热亢盛,而肠中糟粕尚未结成燥屎，所以又叫做无形的气热。因为外邪入里，脾胃燥湿互济的功能受到扰乱，热与燥合，胃中津液消灼，故出现身大热、汗大出、心烦、口大渴、脉洪大等主要脉证，并可伴见面赤或面垢气喘，舌苔黄而干燥等，严重的并有神识昏迷、烦躁谵语或遗尿等证象。如邪热深伏阳郁，而使阴阳气不相顺接，也可出现四肢厥冷的真热假寒现象。

(2) 阳明腑证：外邪入里化热，燥热与肠中糟粕相搏，以致津液被耗燥结成实，阻滞于中，可出现阳明腑证。主要有潮热、手足濈然汗出，脐腹胀满疼痛，大便秘结或热结旁流，脉沉实或迟而有力或滑数，舌苔黄厚干燥或兼腻，甚者焦黑燥裂起刺。邪热上扰并可见到神昏谵语，烦躁不寐。严重的可出现循衣摸床，两目直视，或视物昏糊不明，喘冒不得安卧等危候。

(3) 实则阳明，虚则太阴：由于阳明太阴相为表里，故阳明病在某些情况下，常可转属为太阴病。如阳明病攻下过早，或用下过于猛烈，即可损伤脾阳而转化为阴病。如“此但初头硬，后必溏，不可攻之，攻之必胀满，不能食也。”(209 条)但太阴病，若得中阳复或寒湿化燥，也可转属为阳明病。如“伤寒，脉浮而缓，手足自温，是为系在太阴……至七八日，大便硬者，为阳明病也。”(187 条)阳明病属热证实证，太阴病属于虚证寒证，阳明转为太阴病，是正气由盛而衰，病情加重；太阴转为阳明病，是邪正俱盛而化燥成实。故古人有“实则阳明，虚则太阴”的说法。

(4) 阳明发黄证：阳明邪热不解，又与太阴脾湿相合，湿热熏蒸于中焦，使肝胆疏泄功能失常，可出现身热或无汗，心烦懊侬，发黄，小便不利等证。

(5) 阳明血热证：阳明邪热深入血分，可见口燥、但欲漱水不欲咽、鼻衄等证。

4. 治则　阳明病属里热实证，一般经证用清法，腑证用下法。阳明经证，是无形邪热蒸于气分，宜用白虎汤清解里热；邪热亢盛，最易消耗津气，清解中参以益气生津，如白虎加人参汤方意。腑证，是因阳明燥热既盛，又与肠中糟粕相结，成为有形的燥屎，宜用三承气汤以通下邪热。如阳明腑实.燥热较重，而气滞较轻者，有心烦、谵语、蒸蒸发热，腹胀满者，用调胃承气汤；阳明燥热较轻，而肠胃气滞较重，有潮热、谵语、腹大满不通者，用小承气汤；阳明腑实，痞满燥实坚俱甚而潮热、谵语、腹满痛拒按、大便不通者，用大承气汤。严重的并可参用急下存阴法。至于肠中津液干燥而大便硬，用麻仁丸或蜜煎导法和猪胆汁导法以润下之，其也适用于虚人的大便秘结。

湿热发黄，用苦寒清热燥湿退黄法，有茵陈蒿汤等三方，分表里偏重而选用。阳明血热，用清热凉血法。

阳明病因燥热太甚，津液易伤，因此在治疗上须注意保存津液，不可妄用发汗、利水等法，以免损伤津液。

（三）少阳的生理病理及治则

1. 基本概念

（1）少阳包括两经两腑：两经——手少阳经和足少阳经，两腑——三焦和胆，既包括其生理功能，也概括其病理机制。

（2）由于经脉络属的关系，手少阳三焦与手厥阴心包，足少阳胆与足厥阴肝，互为表里，所以它们之间，存在着密切的生理与病理关系。

（3）太阳是表证，阳明是里证，而少阳病热型为往来寒热，既不同于恶寒发热、头痛身体痛的表证，也不是不恶寒、反恶热、腹满痛、大便结的里证，并有胸胁苦满的症状，是病邪既不在太阳之表，又未入阳明之里，所以少阳病是半表半里之证。

2. 生理

（1）手少阳经：手少阳经起手无名指外侧（关冲穴，去爪甲角分许，合少冲、商阳，刺以三棱针，使气血流通，治中风卒倒，牙关紧闭，为起死回生妙诀），循手腕，抵掌后高骨（凡三焦气旺者，此骨高起，高骨前侧陷中阳池，只针三分，禁灸，主治寒热疟，臂不能举等证），出臂外两骨间（外关穴，在阳池上二寸，两骨间陷中，针三分，留七呼，灸三壮，主治脏腑结热，衄血，瘰疬），上肘（天井穴，在肘外大骨尖后一寸，两筋间陷中，曲肘拱胸取之，针三分，灸三壮，主治瘰疬、瘾疹）循臑外（清冷渊穴，在天井穴上一寸，伸肘举臂取之，以与手太阳经会合，而有寒水之气也，再上至肘外对腋，为消灼穴，言其主相火也。旧说二穴种牛痘能发出肾中热毒，以三焦根于肾系也）入缺盆，布膻中，散络心包（三焦与心包络同司相火），下膈属三焦。

支者，上绕耳（翳风穴，在耳尖骨陷中，先将铜钱约二十枚令患者咬之，寻取穴中，针三分，禁灸，主治耳聋及瘰疬。再上耳后中间鸡爪青络脉中，瘈脉穴也，刺之治瘈疭。又绕耳前为耳门穴），曲上鬓角（动脉中和髎穴），至眉后而终（眉后为丝竹空穴）。

又支者，从耳前交颊，至目锐眦，交足少阳经。

（2）足少阳经：足少阳经起于目锐眦（瞳子髎穴），绕耳前后（耳前听宫穴，在耳珠下动脉宛宛中，开口有穴，主治耳聋耳鸣，牙车脱血，中风瘈疭，喎邪，兼刺迎春穴，功效如神。耳后大筋外廉发际陷中，风池穴也，刺四分，治风寒头风，二穴皆肝气浅处）至肩下，循胁里，络肝属胆（日月穴，在期门穴下五分，胆脉从肝膈出此穴，然后上下行），出气冲，散布脏腑，下足（阳陵泉穴，在膝下一寸外廉陷中，主治冷痹、霍乱转筋，针四分，灸三壮），入足四指端（窍阴穴，第四指外侧去爪甲角分许，胆经根于阴穴，此见阳自阴生妙）。

支者，别足跗入大指，交足厥阴经。

（3）三焦：手少阳三焦分属胸腹，为水谷出入的道路，具有疏通水道的作用，在维持水液代谢平衡方面，是个重要脏器。所谓“三焦者，决渎之官，水道出焉。”三焦与命门（肾中真阳）一气相通，所以三焦主相火，以促进各脏腑组织的生理功能活动。所谓“主持诸气”，说明三焦总司人体的气化活动。今分上、中、下三焦细述于下：

上焦如雾：《灵枢·决气》云：“上焦开发，宣五谷味，熏肤，充身，泽毛，若雾露之溉，是谓气。”是上焦主要的生理功能，司呼吸，主血脉，将水谷的精气，随血行以敷布全身，以起到温养肌肤筋骨、通调腠理的作用。雾，就是形容精气弥漫的状态。

中焦如沤：《灵枢·营卫生会》说：“中焦亦并胃中，出上焦之后，此所受气者，泌糟粕，蒸津液，化其精微，上注于肺脉，乃化而为血，以奉生身，莫贵于此，故得独行于经隧，命曰营气。”中焦主要功能是熟腐水谷，并使营养物质通过肺脉的转输而化生营血。综上所述，可见三焦功能与营卫气血的转输生化有关。

下焦如渎:《灵枢·营卫生会》云:“下焦如渎”。是说下焦主要功能是泌别清浊,并将糟粕及所代谢剩余的水液排泄于外,所谓“其气主下行。”渎,是水路,形容水浊不断下流之意。

与胆相连:三焦经脉与胆直接相连接。《灵枢·营气》云:“气以太阴出……合手少阳,上行注膻中,散于三焦,从三焦注胆,出胁,注足少阳经”。可证。

(4) 胆:胆分藏精与主决断两方面。

藏精汁:《难经·四十九难》云:“胆在肝之短叶间,盛精汁三合。”精汁即胆汁,来源于肝,故前人有“肝之余气溢于胆,聚而成精汁”的说法。因经脉络肝,同主疏泄,胆汁注于肠中,有促进饮食物的消化吸收作用。胆为六腑之一,因它贮藏胆汁而不接受水谷糟粕,故又有“奇恒之腑”、“中精之腑”、“中清之腑”等说法。

主决断:《内经》谓“胆者,中正之官,决断出焉。”胆主决断,与人之精神情志活动有一定关系,故惊恐、心悸、失眠、多梦等神志失常症状,常从肝胆论治。

3. 病理

(1) 少阳病主要证候是往来寒热,胸胁苦满,嘿嘿不欲饮食,心烦喜呕,及口苦、咽干、目眩、耳聋等。因病邪入于少阳,胆气不能升发,火气上逆,可出现口苦、咽干、目眩、耳聋等证。少阳经脉循胸胁,少阳受邪,经气不利,故胸胁苦满。相火内郁,则神情默默。胆气横逆,最易侵犯脾胃,所以有心烦喜呕,不欲饮食。邪犯少阳,本身正气与之相抗,正邪相争,则呈现往来寒热的局面。如果治疗得当,或正胜邪却,则“上焦得通,津液得下,胃气因和,身濈然汗而解。”

(2) 由于少阳出则为太阳,入则为阳明,所以有“少阳为枢”的说法。因少阳病的发展趋势,有向表向里的两种情况,常以兼证的形式出现。如少阳病邪未解,而阳明胃腑成实,出现有往来寒热,口苦心烦,腹满痛拒按,大便不通,或热结旁流下利等,即少阳兼里实证。又如有恶寒发热、肢节烦疼的表证,又有微呕、心下支结的半表半里证,即少阳兼太阳表未解之证。

(3) 少阳与厥阴相为表里,少阳受病自可传入厥阴,亦可互相转化。如少阳病转属厥阴而病危，厥阴病转出少阳为病轻，所谓“实则少阳、虚则厥阴”。

4. 治则　少阳病在半表半里，治法以和解为主，主方是小柴胡汤。少阳有三禁，不可误用汗吐下等法。因病不在外，故不可发汗；病不在里，故不可攻下；胸中无实邪，故不可吐。但少阳病多有兼表兼里的证候，因此在使用小柴胡汤和解的基础上，根据病情的不同，可以兼用解表或攻里的治法。如兼表证用柴胡桂枝汤，兼里实用大柴胡汤或柴胡加芒硝汤等。

（四）太阴的生理病理及治则

1. 基本概念

（1）太阴包括两经两脏：两经——足太阴经和手太阴经。两脏——脾和肺。既包括其生理功能，也概括其病理机制。

（2）由于经脉络属的关系，足太阴脾与足阳明胃，手太阴肺与手阳明大肠，相为表里，所以它们之间，具有密切的生理和病理关系。

（3）太阴病属里虚寒证，以寒湿为主。对三阴说，太阴为三阴之始，太阴受病，正气虚而不甚，其一般证候比较少阴、厥阴病为轻。兼表证可见手足温。《伤寒论》太阴病主要是脾阳不运、寒湿内停之证，与肺的关系不大。

2. 生理

（1）手太阴经：手太阴经起中焦（任脉中脘穴），下络大肠（散而为肺之腑），还行胃口，上膈属肺系（经谓营卫出于胃，而皆布于肺），出腋下（肺脉起于中焦，不止一脉，始为散丝，上循胃口入肺，合总一脉，出中府穴，上云门穴，走下，至肘中约横纹为尺泽穴），至肘，循臂，入寸口，上鱼际（至鱼际，又散如丝），出大指（少商穴，在大指内侧，去爪甲角分许，为肺气所泄，以三棱针刺出血，禁灸，主治双蛾喉痹，血出喉开，功效立见）。

其支者，以腕后直出次指内廉，交手阳明经（商阳穴，手阳明经起于此穴）。

（2）足太阴经：足太阴经起于足大指内侧（隐白穴，去爪甲角分许，针一分，灸三壮，主治心脾疼痛），循内踝前（商丘穴，在内踝下微前陷中，针三分，留七呼，灸炙三壮，主治寒疟、呕吐、泄利），上腨内（三阴交穴，在内踝上三寸夹骨陷中，三阴脉交会于此，针三分，灸三壮，主治寒疝、遗精，妇人月经不调不孕，赤白带下淋漓等证），上膝股内前廉（血海穴，箕门穴，冲门穴），从冲门入腹，属脾络胃（脾脏胃腑，相为表里）。

其支者，从胃络别行上膈，注心中，交手少阴经（上膈挟咽，与阳明同路，惟阳明发于面以卫外，太阴散舌下生布津液润燥，互为功用）。

（3）脾：脾位于腹中（中焦），其经脉络胃，在体合肉，开窍于口，主要功能是主运化。所谓"运化"，包括有运化水谷精微和运化水湿两个方面。食物经消化后，其营养物质由脾吸收上输到肺，由肺贯注到心脉，再经过脾气输化作用，精输于全身，以营养五脏六腑四肢百骸等。脾在运输精微的同时，并把人体所需要的水液运到身体各部分去，以发挥其滋养濡润的作用，其代谢后的水液则由肾经膀胱而排出于体外。脾为气血生化之源，又有统摄血液的作用，所谓"脾统血"。说明脾气能统摄血液使其不至于溢出脉管之外。

（4）肺：肺位于胸中，居上焦，上通喉咙（其经脉循喉咙而出），下络大肠，在体合皮毛，开窍于鼻，它的生理功能主要是主气。所谓"气"，包括两个方面：一主呼吸之气，所谓"天气通于肺"。人体通过呼吸，吸入清气（氧气），呼出体内浊气（二氧化碳），吸清呼浊，吐故纳新，供体内之气不断与自然界进行交换，以维持人体清浊之气的新陈代谢。二是主宗气。《灵枢·邪客》云："宗气积于胸中，出于喉咙，以贯心脉而行呼吸焉。"宗气是水谷精气与肺吸入之气结合而成，积于胸中，上出喉咙，司呼吸，这与肺司呼吸是一致的。宗气又通过心脉而布散全身，以煦拂荣养各脏器组织，维持正常的功能活动，故肺又起到主持一身之气的作用，所谓"诸气者皆属于肺"。肺主气，它的功能概括有宣发和肃降两个方面，既对立，又统一，有宣有降，才能使气道通畅，保持人体内外气体交换，使气血津液得以散布一身，无用的水液则下输于膀胱而排出于体外。

在正常生理状态下，水谷的腐熟消化和传导排泄功能由肠胃负担，而水谷的精微则赖脾气的运化和肺气的输布以充养全身。脾以升为健，肺以降为顺。脾主运化，升清阳，代胃行津液。肺气的肃降和津液的输布还赖大肠腑气的通顺。脾与胃，肺与大肠的功能协调，则水谷气之消化运输升降得以维持正常，清阳得升，则五脏六腑，四肢百骸才能得到充足的营养；浊阴得降，则糟粕化物自能排出于体外，人体可以保持健康而无病。

3. 病理

（1）手太阴肺主皮毛而为肺气之总司，高处于脏腑之上，气达于外，以卫周身，故为“相傅之官，治节出焉”。（心火太盛则亢不下行，肺主肃降以调节之）清润肃降，则所合之手阳明大肠不患燥结，所主之鼻窍汗孔不致开阖异常，惟号称娇脏，既恶寒，复恶热，六淫外感均易侵袭，外赖太阳之卫护，内恃脾胃纳谷之滋益。足太阴脾以湿土而为至阴之脏，配合胃腑之燥，纳谷化精，为气血之本源，体阴用阳，表里互用，燥湿合度，肺金亦从脾土而化清润，故太阴阳明协调，则身健力充。脾肺两脏经脉贯通合为太阴经，实阴经之最巨者，以其为纯阴之脏，病则从阴化者多，从阳化者少，故太阴病以寒湿为主，而以不可下为诫。

（2）太阴病以腹满而吐，食不下，自利，时腹自痛等为主要证候。由于脾阳不健是发病的主要原因，或寒邪内犯太阴，或寒湿内阻而损及脾阳，或治疗不当而损及脾胃，都会影响水谷气的消化吸收和排泄，所以在发病的初期，或在病的进展过程中，可能出现太阴病的证候。因寒湿阻于中焦，脾气失于运化，故见腹满时自痛；寒湿犯胃，胃气上逆，则为呕吐；脾失健运，胃气呆滞则食不下；寒湿不化，脾气不升，影响肠道则自利。如辨证不明，误用攻下，则脾气更虚，可以造成下利不止；如果阴寒乘虚结于膈下，也可发生心下硬满之证。

（3）胃属阳明，脾属太阴，脾胃同处腹部，其受病部位基本相同。但胃阳旺盛，则邪从燥热而化；脾阳不足，则邪从湿寒而化。阳明属燥热伤津的里热实证，太阴属寒湿为患的里虚寒证。但发病后二者有部分证情类似，必须予以鉴别，以免误治。又太阴病或阳明病，在一定条件下，可以互相转化，可参考阳明项下。

4. 治则　太阴病属里虚寒证。由于脾家虚寒，寒湿内阻，所以太阴病的治疗原则，以温法补法为主，治法宜温中焦助脾阳，祛寒燥湿，以理中丸为主方。若太阴病兼有其他证候，如太阴兼表，一般可采用表里并治法，如桂枝人参汤之例；如表证偏重，也可先解表，后温里，如“太阴病，脉浮者，可发汗，宜桂枝汤”。又如脾肾阳衰，里证偏急，则应姜附同用，回阳救逆，如用四逆汤者是。

（五）少阴的生理病理及治则

1. 基本概念

（1）少阴包括两经两脏：两经——手少阴经和足少阴经。两脏——心和肾。既包括其生理功能，也概括其病理机制。

（2）由于经脉络属的关系，手少阴心与手太阳小肠，足少阴肾与足太阳膀胱，相为表里，所以它们之间具有密切的生理和病理关系。

（3）少阴属心肾水火两脏，心主血，主神明，肾藏精，为真阴真阳之本，是人身重要的脏器。少阴病属里虚证，因脏器性质不同，故少阴病既有阳虚寒化证，也有阴虚热化证。

2. 生理

（1）手少阴经：手少阴经起心中，出心系下络小肠（心合小肠，小肠者受盛之腑），支者，从心系上挟咽，系目系（此最主气化处），直者从心系上肺（营卫之交会在此），出腋下，至肘抵掌后（锐骨端陷中，为神门穴），入掌内后廉，出小指内侧（少冲穴），交手太阳经。

（2）足少阴经：足少阴经起于足小趾，下斜趋足心（涌泉穴，为肾脉极底，最忌针漏泄气），循内踝（内踝下前一寸大骨下陷中，为然谷穴，针三分，留三呼，灸三壮，治喉痹温疟。太溪穴在内踝后五分跟骨上动脉陷中，病危诊此脉未绝可救，针三分治消渴），上股贯脊，属肾络膀胱。其直者，从肾上肝透膈入肺，循喉咙，挟舌本（舌下涌泉为肾液所出，津道之要也）。

其支者，从肺络心注胸中（虽不列穴名，而肾经之气化，在络心循喉挟舌处为尤多），接手厥阴经。

（3）心：心位居胸部（左胸部），有心包围护于外，其经脉下络小肠，在体合脉，开窍于舌。它的生理功能主要是“心主身之血脉”，为人体血液运行的动力所在。又主神志，即人体的精神思维活动。人的精神思维活动，是大脑的功能，即大脑对客观外界事物的反映，祖国医学认为与五脏——其中特别与心有关。《灵枢·本神》有“所以任物者，谓之心”的说法。精血是神志活动的物质基础，血是心所主，心主神志的功能与心主血脉的功能是密切相关的。

（4）肾：肾位于腰部，左右各一，其经脉络膀胱，在体合骨主髓，开窍于耳及二阴。它的生理功能主要是藏精，精能化气。肾精属阴，亦称“元阴”、“真阴”；肾气属阳，亦称“元阳”、“真阳”。实际上概括肾脏生理功能的两个方面，对人体各脏器组织起濡润滋养作用的称为肾阴；起温煦生化作用的称为肾阳。肾阴肾阳，都是以肾的精气为物质基础，二者相互依存，相互制约，以维持着生理相对的动态平衡。肾主水，其意义有二：一即指藏精，二是指水液代谢。肾将下降的水液，分为清浊，通过肾阳的气化作用，再者清者上升归于肺，而布散全身，浊者输于膀胱，而排出于体外。如此循环往复，以维持人体水液代谢的动态平衡。又呼吸是肺所主，但吸入之气，必须下纳于肾，所以有“肾主纳气”之说。

手少阴心经主血脉，足少阴经主元气，血为营，营行脉中，气为卫，卫行脉外。营以为守，卫以为御。营统于脾，卫统于肺，而其根则皆在心肾。经云肾藏精，然精虽以肾为主，而实则合心血之所化，胸前任脉与冲脉皆司阴血，导心火下交于肾水，男性以气为主，血从气化，上升而为髭须。女性以血为主，气从血化，下行而为月经。其津之内敛者，则由肾系入于脊中，是生骨髓，上至脑而为髓海，故脑髓为肾之元气所化，因称肾为作强之官，伎巧出焉。又云肾藏志，以髓足则能记忆。心藏神，以血足神清则能运思考而神明之。故太阳之能固卫周身者，赖小肠膀胱水火交蒸之力，而其根源实出于心肾（心与小肠，肾与膀胱，系脏腑配合关系）。就根源而论，则少阴水火两脏实人身先天之根本，与太阳为表里，所关至重。

心为火脏，肾为水脏。心火因肾阴的摄纳，通过经脉而下达于肾。一方面（加强）使肾藏温暖而化膀胱之水气，故水道通调；一方面因阳气升腾作用，而肾水上交于心，使心火不至偏亢。这样，水升火降，互相调济，互相制约，以促进人体正常的生理活动。

3. 病理　在病理状态下，由于病邪的侵袭，生理功能受到影响，表现出有少阴病的特征。少阴病主要脉证是脉微细，但欲寐。阳气不足则脉微，阴血不足故脉细。阴阳气血虚衰，精神萎靡不振，可出现精神极度衰惫似睡非睡的昏沉迷糊状态。但病理变化，又因致病因素和病人体质等具体情况不同，可分为阳虚寒化证和阴虚热化证两类：

（1）阳虚寒化证：寒化证是病邪从水化寒，阳气虚衰，阴寒内盛，以无热恶寒，踡卧、呕吐下利或下利清谷，四肢厥冷，小便清长，口中和（或渴），脉沉微等为主证。如阴寒太甚，阳气被格拒于外，还可出现面部潮红，躁扰不宁，身热不恶寒，所谓“格阳”、“戴阳”等真寒假热证状。

（2）阴虚热化证：热化证是病邪从火化热，损伤阴液，或寒邪郁久化火，致肾水虚竭于下，心火亢盛于上，可出现心烦不得眠，口燥咽干，或咽痛，舌红少苔，脉细数等脉证。

（3）实则太阳，虚则少阴：太阳与少阴相为表里，故多太阳少阴合病，二者之间又可互相转化。如表病因误治失治，阳气虚衰，容易转为阴病。少阴里虚寒证，因阳气渐复或脏邪还腑，也可转为太阳病。如“少阴病，八九日，一身手足尽热者，以热在膀胱，必便血也”（293条）者是。

4. 治则　少阴病治疗原则，以扶阳育阴为主要治疗大法。扶阳宜于寒化证，育阴是针对热化证。扶阳宜温补，育阴宜清热。治少阴阳虚寒化证所用扶阳抑阴的主要方剂，如四逆汤、附子汤、真武汤等。寒化证如出现假热现象，有格阳、戴阳时，除用四逆汤类回阳救逆法外，再加宣通上下阳气或兼反治的方法，如白通汤、通脉四逆汤、白通加猪胆汁汤之类。少阴病兼表证，可用温经发汗表里双解法，如麻附细辛甘草汤之类。由于寒邪最易损伤阳气，在治疗少阴病整个过程中，时时都应注意扶阳的一面，阳回则生，阳亡则死，因阳气的存亡，关系着病人的生死。当然也要注意伤阴的一面，特别是在少阴热化证，更是不可忽略。治少阴阴虚热化证主方，如黄连阿胶汤、猪肤汤等，但《伤寒论》叙证较略，须参考后世温病专书。

（六）厥阴的生理病理及治则

1. 基本概念

（1）厥阴包括两经两脏：两经——手厥阴经和足厥阴经；两

脏——肝和心包络。既包括其生理功能，也概括其病理机制。

(2) 由于经脉络属的关系，手厥阴的心包络和手少阳三焦，足厥阴肝和足少阳胆，互为表里，所以它们之间具有密切的生理和病理关系。

(3) 厥阴经脏上接心火，下连肾水。因本经上热下寒，寒热俱备，故厥阴病多寒热错杂，也就是下寒上热证。厥阴为阴之尽，阴尽则阳生，故厥阴病寒化又有厥热胜复证。但厥阴受病亦有单纯的寒化证，或从热化的热证。

2. 生理

(1) 手厥阴经：手厥阴经起胸中，属心包络，下膈，历络三焦(三焦与心包络相通，同司相火)。其支者，从胸中出腋(腋下三寸天池穴)，入肘(属肘陷中，名曲泽穴，刺痧疫多取此穴出血，以泄心包火热)，下臂入掌中(劳宫穴)，出中指之端(中冲穴，妊娠则此穴脉动，足见心包血旺于平时)。又支者，从掌中别出无名指之端(关冲穴)，接手少阳经(厥阴与少阳为表里)。

(2) 足厥阴经：足厥阴经起大趾丛毛之际(大敦穴)，上足跗(行间穴，大趾次趾歧骨缝间动脉陷中，主治身肿腹胀、妇女血蛊癥瘕等病。太冲穴在行间上二寸许，足跗间动脉陷中，主治脚痛膝肿、疝气转筋等病)，循足内侧，上至曲泉(穴在屈膝横纹尽处，诸筋会于膝之穴也。针六分，留七呼，灸三壮，主治失精腰肿冷痛，女子阴挺，少腹冷痛，阴痒血瘕等证)，循股内过阴器，抵少腹，属肝络胆(上肋曲肘尖处，是章门穴，主治痞块。再斜上至期门穴，在巨阙之旁四寸五分，主治肝乘脾肺、热入血室等证)，挟胃贯膈，循喉咙，上过目系(气逆则胃不能降，肝病有头痛眩晕证)，与督脉会于巅顶(百会穴)。其支者，从目系下颊里，环唇内。又支者，别贯膈，上注肺，交手太阴经。

(3) 心包络：心包是心的外膜，络附于膜，是运行气血的道路，合称心包络。心包络是心的外围组织，有保护心脏的作用，故病邪侵犯心脏，常先侵犯心包络。邪犯心包，也必然会影响心脏功能而出现心病症状。《灵枢·邪客》说："故诸邪之在于心者，皆在于心之包络。包络者，心主之宫城也。"

（4）肝：肝居右胁下，其经脉络胆，在体合筋，开窍于目。它的主要生理功能是肝藏血，就是指肝脏有贮藏血液和调节血量的功能。正如王冰注《素问》所说："肝藏血，心行之，人动则血运于诸经，人卧则血归于肝脏"。又肝主疏泄，是指肝气具有疏展升发的生理功能。肝性喜条达而恶抑郁，肝疏泄功能失常，能直接影响大脑精神情志活动。肝失条达，肝气郁结，气不行血，又可影响到肝藏血的功能。肝的疏泄功能正常，也与胆汁分泌有关，一方面可以协助脾胃升降之气，使水谷物的转输生化排泄得以维持正常；另一方面能使气机畅达，还有疏利三焦通调水道的作用。

心包络主相火，与火相接，所谓"代心用事"。相火以三焦为通路，而下蛰于肾。肝藏血，肾藏精，肾水能保持温暖，则能滋养肝木，使肝的疏泄功能得以保持正常，也就是所谓肝肾同源（乙癸同源）。这样水火互济，三焦气机畅流不休，则上焦清和，下焦温暖，促进脏腑的功能活动，保持人体健康无病。

3. 病理　手厥阴心包络，足厥阴肝经，两脏配合而为厥阴经，阴尽阳生，与少阳为表里。《内经》云："厥阴之上，风气治之。"（《素问·六微旨大论》）厥阴不从标本而从中见者，实因肝脏中含胆腑相火，心包络下通三焦，温暖和煦，血脉流畅，不致凝滞，上清下温，疾疢不生。病则肝挟肾水而生寒，包络挟心火而生热，阴阳错杂，寒热混淆，邪至其经，从化不同，见证各异，有阳进欲愈之证，有阴进不愈之证，有纯阴无阳之证，或厥热内闭而外欲脱，或阴寒过重而阳将亡，或下寒上热，或外燥内湿，或风盛而瘈疭，或火炽而液涸。初以气郁血热为厥热往来、消渴、吐蛔之特殊证，久或寒郁气冲为头痛欲死、呕吐涎沫、腹痛自利。或风火交煽为咽痛下重、吐利脓血诸变证。此厥阴之异于他经者。

在病理状态下，病邪内入，而使手厥阴心包络和足厥阴肝的功能失常，而发为厥阴病。其病理机制大致有以下几个类型：

（1）上热下寒证：由于心包络相火不能下达而为上热，肝失温养而为下寒，形成寒热错杂、上热下寒的证候，如消渴、气上撞心、心中疼热、饥而不欲食、食则吐蛔，或出现呕吐、腹痛、下利等症。

(2) 厥阴寒化证:厥阴病以里虚寒证为主,邪从寒化,阴寒内盛,导致阴阳气不相顺接,可出现一系列阴寒内盛如厥冷、下利等证。

(3) 厥热胜复证:病入厥阴,邪从寒化,阴尽阳生,邪正剧烈相争,又可出现厥热胜复的病况,即厥与热每交错出现。如正胜邪却,阳气渐复,则厥少热多,其病向愈;如邪盛正衰,阳气逐渐衰惫,则厥多热少,其病为进;亦有阳复太过,其病可能转化而为热证者。

(4) 厥阴热化证:厥阴虚寒可转化为热证。亦有病邪内入厥阴,而从热化,如厥阴热利证。

(5) 实则少阳,虚则厥阴:厥阴与少阳相为表里,二者病变可以互相转化。如少阳病传入厥阴,是病由轻而重,厥阴病转出少阳,是病由重而轻,所谓"实则少阳,虚则厥阴"。

4. 治则　厥阴病情复杂,治法有种种不同。如上热下寒证,当温清并用,主方如乌梅丸、干姜芩连人参汤等;厥阴寒证,治法当温,如吴茱萸汤;脾肾阳微则用四逆汤;血虚寒凝,用当归四逆汤。厥阴寒证,更应辨认寒多热少或热多寒少,随病机的进退,邪正的虚实,予以适当的治疗。厥阴热证当用清法,例如白头翁汤者是。

十　《伤寒论》的卓越成就及其实用价值

《伤寒论》约成书于三世纪初叶,历代医家对它无不推崇备至,奉为圭臬,称为"方书之祖"。徐大椿曾云:"医者之学问,全在明伤寒之理。"它的卓越贡献和临床实用价值当分以下几点体会:

(一) 要正确理解辨证论治的实质精神

《伤寒论》以《素问·热论》六经分证为基础而进行发展,使中医学中辨证论治的特有体系,更为系统、更为完整的建立起来,从而奠定了中医治疗学的基础。辨证论治是根据中医理论与临床实践总结出来的,用以诊治疾病的一种基本方法。《伤寒论》是成功地运用辨证论治的第一部专书,并经过历代医家不断反复实践和充实发展,已成为诊断治疗疾病的最简明扼要的基本方法。

《伤寒论》的辨证论治，是以六经所系脏腑经络的病理变化所反映的临床证候为基础，它的具体内容就是六经证治，同时也包括了八纲辨证。

什么是辨证？就是从伤寒（广义）病的发生和发展的病变过程中，根据六经证候的特征，及其病机的转化来判明病变的部位（何经、何脏、何腑），分析证候所反映出来的寒热属性和邪正消长的虚实情况，从而作出明确的诊断。

什么是论治？就是依据辨证的结果，提出确切的治法进行有效的治疗。

辨证的目的是为论治；而论治的依据，又有赖于辨证。辨证愈仔细，诊断就愈正确，是取得疗效的关键。《伤寒论》的辨治方法，可概括为下列几方面：

1. 从各经的主证来辨证　《伤寒论》六经病中，篇首都提出了辨本经的主证（总纲），如太阳病主证为头项强痛，发热恶寒脉浮，又阳明病主证为胃家实，少阴病之脉微细、但欲寐等，均有各经之不同主证。掌握了各经主证，就可以进一步认识各种复杂证候是属于何经之病，或几经之病，是经证还是腑证，是合病还是并病，是兼证还是变证。在此基础上，再结合八纲辨证，以分辨疾病的表里寒热虚实，从而决定治疗原则，并给予相应的方药。

2. 从疾病的发展演变中来辨证　在六经病中，由于病人体质强弱不同，或治疗不当等因素的影响，其变化是复杂的。如疾病证候有了变化，相应的反映其病机自亦有所变化，此时就应重新辨证，采取新的治疗措施。如“服桂枝汤，大汗出后，大烦渴不解，脉洪大者，白虎加人参汤主之。”（26 条）说明中风服桂枝汤后，表证已解，出现大烦渴、脉洪大，系津液耗损过多，已转为阳明经证。也有表证未解如 25 条，或表未解而阳虚如 21 条，或表解而阳虚如 68 条，或转为阳明腑证如 70 条等等，则治疗措施也应随之改变。又如厥阴病之厥与热，有上热下寒者，有热多厥少者，或厥少热多者，或为寒厥，或为热厥，或为蛔厥，或为脏厥等等。这些寒热错杂证候的出现，都各有其不同的病机，如果掌握了厥热胜复的机制（厥热胜复，只能说明某一方面，不能尽括厥阴病之厥与热），就能从疾病复杂的演变过程中进行综合分析，作出明确的诊断，施以确切合理的治疗。

3. 六经病的治疗原则　六经病中的治疗原则，可概括为祛邪与扶正两方面。三阳病的性质属于表、热、实证，三阴病的病理性质属于里、虚、寒证。所以在治疗原则上，三阳病应祛邪为主，以祛邪达到扶正；三阴病应扶正为主，以扶正而达到祛邪。不过祛邪与扶正的具体运用，当根据具体病情，或单行，或并行，或此先彼后，或彼前此后，治法应随证候变易而灵活运用。

（二）要正确理解理法方药的一致性，具体指导临床实践

《伤寒论》以六经为辨证纲领，在条文中对外感疾病的证候加以概括，如三阳证多属热证、实证，三阴证多属寒证、虚证，其中并有表里的变化，传变与合病并病的规律，具体指导立法、处方、用药，并根据证候改变，随证加减变法。其治疗方法，既有定法，亦有活法和变法。《伤寒论》号称 397 法 113 方（内缺禹余粮丸），应用药物计 82 种（当为作 83 种）。方剂组织配伍，均有一定法度，既精简又严谨，便于掌握，临床行之有效。《伤寒论》比较严谨而系统地将理、法、方、药连贯起来，有效地指导着外感疾病及其他杂病的辨证论治。例如太阳病在表，治疗原则是运用解表法，但必辨其为中风（表虚）、伤寒（表实），才能运用解肌祛风、调和营卫的桂枝汤，或用发汗解表、宣肺平喘的麻黄汤。根据证候的兼夹改变，而有变法变方。如桂枝汤，就有桂枝加葛根汤，桂枝加厚朴杏子汤，桂枝新加汤，转属太阴的桂枝加芍药汤，桂枝去芍药汤，桂枝去芍加附子汤，桂枝加附子汤，桂枝去桂加茯苓白术汤，桂枝加桂汤等对中风兼证的治法。桂枝汤还进一步有许多变法变方，如温通心阳的桂枝甘草汤，温通心阳、潜镇安神的桂甘龙牡汤，桂枝去芍加蜀漆龙牡救逆汤等。再进一步看小建中汤，厥阴的当归四逆汤等，也可说是从桂枝汤变化而来的变法变方。再如少阴病，是心肾虚衰的病变，但有阳虚寒化证、阴虚热化证的不同。寒化证宜扶阳抑阴，如附子汤、真武汤、四逆汤等；热化证宜育阴清热，如黄连阿胶汤、猪肤汤等。体现了辨证有纲领，立法有依据，方药有定法有活法，所以有效地指导着后世的临床实践。

（三）要理解经方对临床确切的效果及其实用价值

《伤寒论》总结了许多有效方剂，亦即古代之所谓经方，用于临床效验卓著。据最近出版的《中国医学史》上谈到《居延汉简》中关于医药方剂的记载，特别是武威出土的汉代医药简牍中的医方，都真实地反映了汉代方剂学发展的水平。又谈到马王堆三号汉墓出土的《五十二病方》，约一万五千字，所述疾病涉及的内、外、妇、儿、五官等各科一百多种，医方 280 多个，用药 243 种。根据初步鉴定，其成书与《内经》同时或更早。1972 年 12 月，在甘肃武威汉墓出土了一批木质医药简牍，共 92 枚，题为《治百病方》。根据鉴定，这批简牍是东汉早期的文物，它在一定程度上反映了汉代医药水平的真实面貌。这批简牍内容很丰富，包括内科、外科、妇科和五官科医方共计 30 多个，用药 100 种，剂型有汤、丸、膏、散、醴、滴、栓等。从以上两书看，几乎全是复方，但辨证施治的原则都还在初期阶段。从医方的组成可以看出，复方配伍已成为当时临证治疗上的普遍方法。从单味药到复方，到有理论指导的复方组成和广泛应用，无疑是临证医学发展中的一个很大进步。张仲景《伤寒杂病论》正是无数医家在广泛实践的基础上总结出来的。从这些出土文物的考证来看，张仲景总结了汉代以前的医疗经验和有效方剂，确立辨证论治的原则，经过 1700 多年长期广泛的临证应用，许多方剂仍然行之有效，故有“医方之祖”之称，对后世影响很大，对方剂的发展贡献是突出的。许多运用《伤寒论》的理法方药医案是举不胜举的。现在中西医结合治疗研究出的一些成果，也从中吸取了不少有效方剂和有益的治疗方法。如小青龙汤治疗慢性支气管炎，白虎汤治疗乙型脑炎，四逆汤抢救严重心力衰竭，而且做成四逆注射液针剂施之于临床。再如应用大陷胸汤、大柴胡汤、大承气汤等治疗急性胰腺炎、胆囊炎、肠梗阻等急腹症均有很好的疗效。这说明张仲景所总结的这些方剂，从临床实践来看，确实是行之有效的。

（四）要理解对后世温病学的发展有承先启后作用

根据祖国医学的历史发展过程来看，张仲景继承了《内经》的理论，总结当时和自己的临证经验，写出了《伤寒论》，奠定了中医辨证论治的基础，是中医基本理论与临床实际相结合，且理法方药比较完备的医学著作。从《伤寒论》来看，其不仅为诊疗外感疾病提出了辨证纲领和治疗方法，同时也给临床各科提出了辨证和治疗的一般规律，对后世医家有很大启发作用。明清时代所形成的温病学说，就是在《伤寒论》的基础上进一步发展起来的。我们必须从祖国医学的发展实际情况加以分析，要从继承与发展来看待这个问题。因为过去伤寒学派与温病学派之争，已经历明清以来数百年的历史过程，直到现在也还没有取得完全一致的认识。这种学术上的不同论争，可以促进医学的发展，完全是必要的、有益的。但是，如果认为二者是不相联系的，绝对把它们割裂开来，甚至相互攻讦，水火不容，是不必要的，有害的，甚至是错误的。因为他割裂了祖国医学发展的历史。伤寒与温病的名称和理论都来源于《内经》及古代医籍，如《素问・热论》说："今夫热病者，皆伤寒之类也。""人之伤于寒也，则为病热。"《难经・五十八难》说："伤寒有五，有中风，有伤寒，有湿温，有热病，有温病。"是伤寒二字，从古就有广狭二义；广义的是指一切外感发热的疾病，当然也包括温病在内。狭义的就是指伤寒有五中的伤寒，即本论第 3 条"太阳病，或已发热，或未发热，必恶寒，体痛，呕逆，脉阴阳俱紧者，名为伤寒"中的伤寒。古人认为伤寒是会流行的，《千金方》引《小品方》说："伤寒雅士之词，云天行、瘟疫，是田舍间号耳。"《肘后方》说："贵胜雅言，总呼伤寒，世俗因号为时行。"《外台秘要》引许仁则论天行病说："此病方家呼为伤寒，而所以为外感之总称者。"这就说明晋唐以前，追溯到春秋战国，所称的伤寒，同所称的"天行"、"时行"、"外感"的含义相同。所谓"天行"、"时行"、"外感"，相当于现代所称的传染病。仲景《自序》，谓宗族在十年以内，其死亡者三分之二，伤寒十居其七。是仲景所云之伤寒，是热病之类，也即近世所称的传染病。至于《内经》谈到温病的，如《素问・生气通天论》："冬伤于寒，春必病温。"《素问・金匮真言论》："故藏于精者，春不病温。"《素问・热论》："夫病伤寒而成温者，先夏至日者为病温，后夏至日者为病暑"。《灵枢・论疾诊尺》："尺肤热甚，脉盛躁者，病温也。"《伤寒论》第 6 条"太阳病，发热而渴，不恶寒者，为温病。若发汗已，身灼热者，为风温"。《难经》伤寒有五中"湿温"、"热病"、"温病"更无疑义。概括起来，就是《伤寒论》和温病学，都是针对多种外感热病进行辨证论治的专书，不过时间有先后，叙述各有重点，辨证纲领和治法有区别，发展有不同而已。就是温病名著如《温病条辨》、《温热经纬》等书，也是继承了《伤寒论》六经辨证论治的理论和经验，加以补充和发展的，并不割断历史看问题。如《叶香岩外感瘟热篇》，一开始就说“温邪上受，首先犯肺，逆传心包。肺主气属卫，心主血属营，辨营卫气血虽与伤寒同，若论治法，则与伤寒大异也。”又说：“盖伤寒之邪，留恋在表，然后化热入里，温邪则热变最速。”“伤寒多有变证，温热虽久，在一经不移，以此为辨。”在辨证论治方面，更继承了《伤寒论》的理法而加以发展。如“再论气病有不传血分，而邪留三焦，亦为伤寒中少阳病也，彼则和解表里之半，此则分消上下之势，随证变法，如近时杏、朴、苓等类，或如温胆汤之走泄”，即是其例。《条辨》、《经纬》，一开始亦列出《内经》、《伤寒论》有关温病的条文。《温病条辨》凡例中第二条即说：“是书虽为温病而设，实可羽翼伤寒。若真能识得伤寒，断不致疑麻桂之法不可用；若真能识得温病，断不致以伤寒辛温之法治温病。伤寒自以仲景为祖，参改诸家注述可也。温病当于是书中之辨似处究心焉。”并不否认温病学是在《伤寒论》的基础上发展起来的，二书中引用《伤寒论》的理论、治法方药亦属不少，不过已有很大发展，补充了《伤寒论》中关于温病辨证论治之不足，这是符合发展规律的。又如清・吴坤安《伤寒指掌》根据《证治准绳》，以伤寒温病之正证、类证、古法、今法，结合辨证论治。清・俞根初著《通俗伤寒论》，亦认为“伤寒，外感百病之总名也。”以六经钤百病，为确定之总诀；以三焦赅疫证，为变通之捷诀；而以六经辨证，把伤寒温病结合起来进行辨证论治。二者都应用六经辨证来对温病进行辨证论治。至于六经辨证、卫气营血辨证、三焦辨证，也与八纲辨证、脏腑辨证相联系，其治法更有许多共同之处。如六经辨证，太阳属表，运用汗法。太阳中风，用桂枝汤以解肌祛风；太阳伤寒，用麻黄汤以开腠发汗。卫气营血辨证所称“在卫汗之可也。”三焦辨证如上焦肺卫，均属表证，用辛凉解表法，如银翘散、桑菊饮等。又阳明经证用清法，“到气才可清气”的气分证亦用清法，中焦气分证，用清凉透泄，亦是清法，其代表方剂多为白虎汤一类方药。至于温热论所说的苦寒直清里热的黄芩汤，即从《伤寒论》中来。温病滋阴救阴的加减复脉汤，即是《伤寒论》的炙甘草汤去参、姜、桂、枣加白芍而成。治湿温之中焦证，亦多仿《伤寒论》中的泻心汤诸方进行加减。这就说明，如果从辨证论治的观点去认识伤寒与温病，如果用继承与发扬的观点去分析二者的联系，如果从历史唯物主义的观点去分析、回顾一下从伤寒到温病的发展过程，就不难看出伤寒与温病不是互相对立的，而是一脉相承的关系。应该从联系上去看，温病学说是在《伤寒论》的基础上，通过一千多年的酝酿和争论，逐步形成的。温病学说继承了《伤寒论》的理论和医疗经验，补充了《伤寒论》之不足，使外感热病的辨证论治更趋于丰富和完善。

《伤寒论》原著《伤寒杂病论》，对中医临床各科亦有很大的启发和影响，如外科的急腹症用仲景方有效就是明显的例子，这里就不一一列举了。

总之，张仲景在我国医学的发展史上有着卓越的贡献，《伤寒论》奠定了六经辨证论治的基础，他所总结的医疗经验和理论长时期指导着中医学的发展，意义十分深远。就是现在某些中西医结合的研究成果，也从中汲取了宝贵的经验，这些成就和贡献是首先应该加以肯定的，我们应该很好的钻研和学习。同时，也应看到《伤寒论》已经是一千七百多年前的著作，不能不受到历史条件的限制，书中不可避免地掺杂少数不合实用的东西。因此，我们在学习中，应该遵循伟大领袖毛主席"古为今用"、"推陈出新"以及"剔除其封建性的糟粕，吸收其民主性的精华"的教导，批判地继承、接受，并加以整理提高。

十一 《伤寒论》的读法

《伤寒论》一书，主要是突出六经辨证，并以理法方药具备而著称的一部中医古典著作。一千七百多年来，受到人们所尊崇，而认定是中医必读之书。原书十篇，共计三百九十七条，词趣隽永，义理深邃。书中前后相应，首尾贯通，有浑然一炁似分又合之妙。后人遵而用之，极有征验，故又有尊为三百九十七法之说。兹为畅发本义，抽绎妙理。揆其语词，约分数端，缕而陈之，以供参较。

（一）设问

古书多拟问之体，若孔孟老庄屈宋荀杨等大作，固无论已。即如《内经》本岐黄家言，亦多采用问对体，在《素问》、《灵枢》之章节比比皆是。《伤寒论》间亦采用问答之词。如"问曰：证象阳旦……"（30 条）者是。此外，《难经》相传为诠释《内经》岐黄问难之作，则多采用拟问之词。《伤寒论》亦运用此类语词，针对所提问题，用以调整语气。变换语法，使其前后相应，反复畅明其义理，很有必要，如"脉浮紧者，法当身疼痛，宜以汗解之；假令尺中迟者，不可发汗，何以知然？以荣气不足，血少故也"。（50 条）又如"脉浮，宜以汗解，用火灸之，邪无从出。……欲自解者，必当先烦，烦乃有汗而解，何以知之？脉浮，故知汗出解"（116 条）等皆是。

（二）引用

仲景自序："撰用《素问》，《九卷》，《八十一难》，《阴阳大论》，《胎胪药录》……"故书中论理多用直接引用古医经者。如"伤寒一日，太阳受之"，（4 条）是与《素问·热论》"伤寒一日，巨阳受之"之文相同，即为明显之迹象。其"伤寒二三日，阳明少阳不见者，为不传也"。（5 条）义亦从同，但语词略变。盖六经以次序言，固当有此排列冒首之句。仲景恐人由此而产生误解，故反复推理阐述病势之传与不传。又如"营行脉中，卫行脉外"，（53 条）当是本诸《内经》"营在脉中，卫在脉外"（《灵枢·营卫生会》）之旨，亦与《难经》"清者为营，浊者为卫，营行脉中，卫行脉外"（《三十难》）之词相符，仲景用以阐发营卫不和之机制，足征学术渊源有本。

（三）错综

同一方证，参错互见于《伤寒论》中的例子很多。如麻黄汤证共八条（包括太阳伤寒总纲），看似文字拖沓，证候重复，实则此详彼略，各具有中心大意，故反复申述，用交错的文法，以畅发其义。如"太阳病，或已发热，或未发热，必恶寒，体痛，呕逆，脉阳俱紧者，名为伤寒。"（3 条）是太阳伤寒之总纲。"太阳病，头痛发热，身疼腰痛，骨节疼痛，恶风，无汗而喘者，麻黄汤主之”。（35条）是承接第三条而言，并补叙其主证、主方。“太阳与阳明合病，喘而胸满者，不可下，宜麻黄汤”。（36条）则是二阳合病，病势偏重于表，故突出在表主证之喘而胸满，并与阳明腹满而喘之病重于里者，作出鉴别。“太阳病，十日已去，……脉但浮者，与麻黄汤”。（37条）以示表病多日，举脉浮而括表实不解，亦即以脉括证法，故可与麻黄汤。“太阳病，脉浮紧，无汗，发热，身疼痛，八九日不解，表证仍在，此当发其汗，服药已微除，其人发烦，目瞑，剧者必衄，衄乃解。所以然者，阳气重故也，麻黄汤主之”。（46条）太阳病八九日，伤寒表实之主脉主证俱在。自当主用麻黄汤。但因邪郁过久，故服汤后不为汗解，而为衄解。“伤寒，脉浮紧，不发汗，因致衄者，麻黄汤主之”。（55条）伤寒表寒实证，因邪郁致衄，故主用麻黄汤。但麻黄汤为辛温发表之剂，其适应证自以无里热为标准，否则不可滥用。太阳伤寒表实无汗，其主脉浮紧，但亦有脉浮或浮数者，故“脉浮者，病在表，可发汗，宜麻黄汤。”（51条）“脉浮而数者，可发汗，宜麻黄汤”。（52条）综上所述，均是麻黄汤证，但其内容之中心大意不同，故条文参错互见，曲尽其要，此种词例，当归于错综法，其他如桂枝证、柴胡证亦然，因文繁，不一一备举。

（四）反复

《伤寒论》中，有的将条文中的词句，分为二、三段阐述，反复申述其义，此类语词，当列入反复法。如“微数之脉，慎不可灸，因火为邪，则为烦逆，追虚逐实，血散脉中，火气虽微，内攻有力，焦骨伤筋，血难复也”。（116条）此示阴虚火旺之体，切不可施用火治法。设误用灸法，则火热愈盛，谓之逐实，阴血愈伤，谓之追虚，火气虽微，内攻有力，造成损坏筋骨之后遗症，故反复申述火治法的危害性。又如“太阳病，先发汗不解，而复下之，脉浮者不愈。浮为在外，而反下之，故令不愈。今脉浮，故在外。当须解外侧愈，宜桂枝汤”。（45条）此节第一段总述太阳病的治法，当汗忌下，今误下后而表证仍在，是病候之全过程。第二段说明表病当因势利导，邪从外解，下法是为里实证设，当汗反下，故病不愈。第三段申述误下后，而表证仍在，仍当以汗解为宜，反复说明表病治法当从外解的重要性。

(五) 转换

六经病中,其证候经过适当的阶段,出现某些变化。有表病入里者。如"血弱气尽,腠理开,邪气因入,与正气相搏,结于胁下,正邪分争,往来寒热,……小柴胡汤主之。服柴胡汤已,渴者属阳明,以法治之"。(97 条)是少阳而转属阳明。自当根据阳明证情,考虑以清下等方法治之。又有轻证转为危证者,如"少阴病,脉微细沉,但欲卧,汗出不烦,自欲吐,至五六日,自利,复烦躁不得卧寐者,死。"(300 条)是少阴虚寒,因失治而转为危证。再有表里寒热错综复杂的病候,则其治疗措施,宜有缓急先后之别。如"伤寒大下后。复发汗,心下痞,恶寒者,表未解也,不可攻痞,当先解表,……解表宜桂枝汤,攻痞宜大黄黄连泻心汤"。(164 条)是先治其表之例。又"伤寒,医下之,续得下利,清谷不止,身疼痛者,急当救里。……救里宜四逆汤,救表宜桂枝汤、"(91 条)则是急当救里之例。又有同一病候,因具体病况不同,则其转归自有不同。如"伤寒热少厥微,指头寒,嘿嘿不欲食,烦躁。数日小便利,色白者,此热除也。欲得食,其病为愈;若厥而呕,胸胁烦满者,其后必便血"。(339 条)此是热厥,而有两种转归,一则可以自愈;一则邪热深入,损伤阴络而为便血。以上数例,皆可归于转换法。

(六) 反衬

反衬法就是利用相似的脉象、证候,以反衬的词句,针对现有证候的特征,而加以分析比较。例如"病人脉数,数为热。当消谷引食,而反吐者,此以发汗,令阳气微,膈气虚,脉乃数也。数为客热,不能消谷,以胃中虚冷,故吐也。"(122 条)脉象主病,一般是数脉主热。若胃热而见脉数,其证当消谷引食。今发汗后中阳气衰,虚冷转甚,阳浮于上,故曰客热。胃中虚冷而吐,其证当如太阴脏寒不渴之例,其脉虽数,必显无力,与胃热脉数自有不同。又如"伤寒有热,少腹满,应小便不利,今反利者,为有血也。当下之,不可余药,宜抵当丸"。(126 条)用少腹满、小便不利之蓄水证,以反衬的词句,以说明少腹满、小便自利之蓄血证,这即是反衬法的表现形式。

(七) 排比

《伤寒论》的某些条文中,针对两个截然相反的病位、性质和病势发展的不同情况，或证候类似，性质不同，而运用对比的词句来进行分析比较，叫做排比法。具体举例于此：

1. 阴阳对举法　例如“病有发热恶寒者，发于阳也；无热恶寒者，发于阴也。……”(7 条)此以发热恶寒与无热恶寒而辨病发于阳与发于阴。当然，还须综合其他证象，而定治疗措施，则更为精确。又如“病发于阳，而反下之，热入因作结胸；病发于阴，而反下之，因作痞也。……”(131 条)说明表证误下后，若其人体质较实，阳热内陷，与胸膈水饮相结，则成为结胸，所谓“病发于阳”；如误下后病人胃阳素弱，使客气结于心下，聚而成痞，即所谓“病发于阴”。以上二例是阴阳对举法。

2. 表里对举法　如“伤寒，不大小便六七日，头痛有热者，与承气汤；其小便清者，知不在里，仍在表也，当须发汗，……宜桂枝汤”。(56 条)说明头痛有热不大便，病有在表或在里两种之可能。治法在表宜汗，在里宜下，故举出小便清否以为辨表里证之依据，是表里对举法。

3. 虚实对举法　如“发汗，病不解，反恶寒者，虚故也；不恶寒，但热者，实也，当和胃气，与调胃承气汤”。(70 条)是同一汗后，因病人体质不同，则病机转变又有虚实不同。汗后恶寒，多属少阴虚寒；不恶寒但热，多属阳明实热之证，故与调和胃气之调胃承气汤。是虚实对举法。

4. 寒热对举法　《伤寒论》里有此条与彼条互为对举者，亦属于排比法范畴。如“自利不渴者，属太阴，以其脏有寒故也，当温之，宜服四逆辈。”(277 条)“下利，欲饮水者，以有热故也，白头翁汤主之”。(373 条)一属太阴脏寒，故自利不渴，治法当温，主方宜理中、四逆之类。一属厥阴热利，故下利渴欲饮水，治法主以直清里热之白头翁汤。再如“腹满不减，减不足言，当下之，宜大承气汤。”(255 条)此与《金匮》“腹满时减，复如故，此为寒，当与温药”(《腹满寒疝宿食病篇》)其证候类似，但一属实热，一属虚寒，性质截然不同，则治法自有不同。二者排比举出，可以互相参较。

(八) 摹状

古人多用叠字，以形容自然界人物之情态。刘勰所谓“灼灼状桃花之鲜，依依尽杨柳之貌，杲杲为日出之容，瀌瀌拟雨雪之状，喈喈逐黄鸟之声，喓喓学草虫之韵，……并以少总多，情貌无遗矣。”（《文心雕龙·物色篇》）宋陆游诗：“黯黯江云瓜步雨，萧萧木叶石城秋。”（《登赏心亭诗》）当亦同此类。仲景则多用叠字，以形容疾病之情状。如：“啬啬恶寒”：啬，《玉篇》释“为悭贪也”。《易·说卦传》亦有“为吝啬”之义。《伤寒论》则叠用啬啬两字，以形容风寒中于太阳肤表，卫外阳气不得舒展，故现此缩头缩脑畏恶风寒之状。

“淅淅恶风”：淅，《说文》释为“汰米也”。《孟子》：“接淅而行”。夏候孝若《寒雪赋》有“集洪霰之淅沥”之句。后人又以淅沥为风雨之声，当是均从许氏之说延伸而来。淅淅恶风，当因风邪中于肌腠，卫外不和，见风猝然凛冽，毫毛收缩，故有此形容之词。

“翕翕发热”：《说文》释翕“起也”。《尔雅释诂》谓翕“合也”。如鸟合羽，轻附浅合之貌。翕翕发热，即方中行所云“热候之轻微，翕火炙也，翕为温热而不蒸蒸大热也”。

“漐漐微似有汗者佳”：《集韵》释“漐漐，汗出貌，一日漐漐小雨不辍也”。仲景用漐漐以形容服桂枝汤后正胜邪却，全身湿润，而微汗病解之象。盖不汗则邪无从出，过汗淋漓则有伤阳气损阴液之后果，用此漐漐一词。甚是恰到好处，惟妙惟肖。

“项背强几几”：几音殊。《说文》释几为“鸟之短羽几几然”。象形，形容短羽之鸟欲飞而不得伸腾之状，此借几几以释项背强，亦是摹状之词。明人有释几为几案之几，谓有拘谨之意，其说亦有所本。但几字无钩，愚意以从大多数读殊为是。

“濈濈然汗出”：《埤苍》释濈“水行出也”。又疾貌。曹植《七启》有：“濈然凫没”之句。仲景用濈然汗出或濈濈然汗出，以形容阳明高热汗出，亦即程郊倩所谓有连绵不断汗出之意。

（九）倒装

文中特意颠倒文法上逻辑上普通顺序的程分，名叫倒装，大都用以加强语势，调和音节，或错综句法。倒如古书上“何哉？尔所谓达者。”（《论语·颜渊篇》）一般顺序当是“尔所谓达者，何哉”？又如“盍不出从乎？君将有行”。（《管子·戒篇》）普通顺序应为“君将有行，盍不出从乎"？以上就是倒装的实例。《伤寒论》中间用倒装法，柯琴谓是"倒序法"。如"伤寒，心下有水气，咳而微喘，发热不渴。服汤已渴者，此寒去欲解也，小青龙汤主之。"(41条)伤寒，心下有水气，发热不渴。咳而微喘，是小青龙的适应证，故"小青龙汤主之"，当在"服汤已"句之上，即是倒装句法。服汤已即指服小青龙而言，服汤已而渴，是寒饮得去，病有向愈之机。又如"太阳病，脉浮紧，无汗，发热，身疼痛。八九日不解，表证仍在，此当发其汗，服药已微除，其人发烦，目瞑，剧者必衄，衄乃解。所以然者，阳气重故也，麻黄汤主之"。(46条)太阳病，无汗，发热，身疼痛，是太阳伤寒主证，脉浮紧，是太阳伤寒主脉，病虽多日，表证俱在，故当主以麻黄汤解表发汗。服药已微除，是指服麻黄汤后而言，亦即倒装法，因邪郁日久，不能一汗即除，故发生心烦目瞑或见衄血之病解情况。

在古诗中，倒装句出现于一句之中的更多，如唐诗"古木鸣寒鸟，空山啼夜猿"(魏征《述怀》诗)普通顺序当是寒鸟鸣，夜猿啼，此即倒装之例。《伤寒论》倒装法亦有出现于一句之中的，如"太阳之为病，脉浮，头项强痛而恶寒"。(1条)从病情分析，头项强痛，一般当指头痛项强，所谓"病如桂枝证，头不痛，项不强"(166条)可为一证，此作头项强痛，自是倒装句法。

(十) 警句

读《伤寒论》，用伤寒法，重在辨证清楚，所用方药准确无误。仲景立法本旨，最虑虚证而误作实治，当汗而错用下法，反之亦然。故其语词多用警句，以示垂诫。如"脉微弱者，此无阳也，不可发汗"。(27条)"若脉微弱，汗出恶风者，不可服之。服之则厥逆，筋惕肉瞤，此为逆也"(38条)等是。一般警句多用于条文中后段，亦有穿插于条文之中者。如"脉微而恶寒者，此阴阳俱虚，不可更发汗、更下、更吐也。"(23条)此如异峰突兀，山石嶙峋，横亘于康庄通衢之中，使人亲临其地，自有警觉，以示麻桂各半汤虽是小发汗方，只为太阳轻证而设，切不可滥用于虚寒之证。可见仲景行文造句，颇具匠心。又"凡服桂枝汤吐者，其后必吐脓血也"。(19条)亦是警句之另一范例。

(十一) 省略

汉时虽已发明造纸之术，惜所行不广，因书写不便，故仲景书中多用省略之文，如“太阳中风，脉浮紧，发热恶寒，身疼痛，不汗出而烦躁者，大青龙汤主之”。(38条)自是大青龙所主之脉证。其“伤寒，脉浮缓，身不疼但重，乍有轻时，无少阴证者，大青龙汤发之”。(39条)亦当以表实“不汗出而烦躁”为主证，因已见上条，故此条省去。又如“太阳病，……若脉浮。小便不利，微热消渴者，五苓散主之。”(71条)是因太阳表邪入腑，寒水蓄于膀胱，阳气不得宣化，自以小便不利为主证，故由此以下“发汗已，脉浮数，烦渴者，五苓散主之”。(72条)“伤寒汗出而渴者，五苓散主之”'(73条)等条，亦当具有小不利之主证，可以会意。再如“伤寒有热，少腹满，应小便不利，今反利者，为有血也，当下之，不可余药，宜抵当丸。”(126条)考蓄血典型证候有二：一为局部症状，如少腹里急或少腹硬满疼痛等；二为神志症状，有如狂、发狂或喜忘等。此因屡见于桃核承气、抵当汤各条，故其主证只提少腹满、小便利，而不言如狂、发狂等，当是省略文法。《伤寒论》中省文最多，可以循此类推。

(十二) 避讳

按真武汤原名玄武汤，盖少阴阳虚，寒水泛溢，故用此温阳利水之剂。相传玄武为古北方司水之神，故方名之义，有借于此。宋臣林亿等校正医书时，为避赵宋先人讳，故改玄武汤为真武汤。

(十三) 其他

此外，读《伤寒论》，还当注意以下几点：

1. 有些同音假借字，如“眴”与“瞬”通，目自动为瞬。“不能眴”(86条)，即目珠不能转动之意。又如“擗”与“躃”通，躃者倒也。“欲擗地”(82条)，即欲倒地的样子。

2. 有个别字，须根据具体病况而进行分析理解，如“协热而利”，(163条)“协”与“挟”通，“热”当指表证恶寒发热而言，是与此条协热下利之证治较为符合。又“此为胸有寒也”(166条)，“寒”当作痰解，与当吐之证，较为合适。《千金方》作“此以内有久痰”，亦可为证。

3.《伤寒论》的条文中，间有采用当时民间口头语者，如“中”、“不中”，含可与不可之意。现在湖北各地民间甚为通行，故“桂枝不中与之也”，(16条)即桂枝汤不可用之谓。

4. 在断句方面,如"额上陷脉急紧",(86条)当联为一句读,从"紧"字断句。如作"额上陷,脉急紧",则与疾病的具体情况不符。

5. 衍文:如"寒实结胸,无热证者,与三物小陷胸汤,白散亦可服"。(141条)寒实结胸的主方是三物小白散,不可与小陷胸汤,故"陷胸汤"及"亦可服"六字,当系衍文。查《千金翼方》所载条文,并无以上六字,可为一证。

以上所举的例子,在《伤寒论》中还很多,因篇幅所限,难以一一详述。

第二章 辨太阳病脉证并治上

【原文】 太阳之为病，脉浮，头项强痛而恶寒。(1)

提示：太阳病提纲。

析义：1. 太阳病　太阳包括手足两太阳与小肠膀胱两腑说。太阳经气的特性以寒水为本而标属阳。太阳主一身之表，统摄荣卫，以固护于外，为诸经藩篱。风寒之邪，侵袭人体，太阳首当其冲，出现有脉浮头项强痛而恶寒脉证，叫做太阳病。

2. 提纲　本节是太阳病主要脉证故称提纲，以后括有太阳病，多包括此脉证而说。

3. 机制
- 脉浮—邪干于表，正气向外抗邪
- 头痛项强—风寒外阻，太阳之气运行受阻，邪正交争于太阳经的头项部分
- 恶寒—风寒之邪外束于表，卫阳被遏

4. 当有发热证　本条除恶寒外，当有发热。

补证：(1)柯韵伯：凡言太阳病必根据此脉此证，如脉反沉，头不痛，项不强，不恶寒，是太阳的变局。(2)程郊倩：使后人一遇杂病，不问何气之交，但见此脉此证，便可作太阳病处治，亦必兼此脉此证，方可作太阳病处治；虽病已多日，不问过经已未，尚见此脉此证，仍可作太阳病处治。

5. 辨证　①总纲的重要性：八字同样重要。②辨头痛与寒热。

【原文】 太阳病，发热，汗出，恶风，脉缓者，名为中风。(2)

提示：太阳中风的主脉主证。

析义：1. 太阳中风的脉证包括第一条和本条，即脉浮头项强痛恶寒脉证，以后凡称太阳中风，即举此脉证说。

2. 中与伤同义　汪琥："盖与伤字同义，论中不直言伤风者，恐后世不察，以咳嗽鼻塞身重之伤风混同立论，故以中字别之。"

3. 恶风与恶寒（程度不同）
- 恶风——当风则恶，若居密室之内则坦然自舒
- 恶寒——不当风亦必啬然恶之

4. 脉缓　联系太阳病三字是浮而缓，与伤寒浮紧相对待，也就是脉象较松弛的意思，不作和缓解。

5. 机制
- 发热——风邪侵袭以致荣卫失调，阳气外浮与邪相争
- 汗出——风性疏泄，致卫不外固，荣不内守
- 恶风——汗出肌疏（卫阳被遏）
- 脉浮缓——与汗出伴见（邪有外达之势，不同于伤寒浮紧）

6. 辨证　与杂病中风不同。

【原文】 太阳病，或已发热，或未发热，必恶寒，体痛，呕逆，脉阴阳俱紧者，名为伤寒。(3)

提示：太阳伤寒的主脉主证。

析义：1. 太阳伤寒即包括本条和第三条，以后凡有太阳伤寒字样多包括这些脉证。

2. 已发热未发热　恶寒是伤寒初期必具症状，因此把它肯定下来。发热是寒邪郁于肌表，与阳气相争后出现，因此时间有的较迟，把它说成不定词。其实表病自有发热。

3. 脉阴阳俱紧　阴阳：指脉尺寸、浮沉。结合第一条当是浮而尺寸俱紧。《难经》："伤寒之脉，阴阳俱盛而紧涩。"

4. 机制
- 恶寒——感受寒邪肌表外束
- 体痛——寒邪郁表，汗不得出
- 呕逆——邪犯太阳，影响胃气不行，上逆而呕
- 脉阴阳俱紧——无汗表气不宣，故脉不缓而紧

5. 当有无汗症　35 条"太阳病，头痛，发热，身疼，腰痛，骨节疼痛，恶风，无汗而喘，麻黄汤主之。"少阴篇："病人脉阴阳俱紧，反汗出者，亡阳也，此属少阴。"(283)无汗与有汗，而成虚实对比。

6. 伤寒有广狭两义。

7. 中风与伤寒辨。

【原文】 伤寒一日，太阳受之，脉若静者，为不传；颇欲吐，若躁

烦，脉数急者，为传也。(4)

提示：从脉症的变化中，观察病势传变与否。

析义：1. 段落　分两解："不传"为一段，"传"为一段。

2. ①"伤寒一日，太阳受之"：伤寒指广义括中风说。②与《素问·热论》"伤寒一日，巨阳受之"的语气一样，学术渊源于《内经》。③一日是约辞，主要说初起。

3. 辨传不传
- 不传——脉静(太阳病，恶寒发热，脉浮缓或浮紧等)
- 传——颇欲吐脉数急——邪势内扰，病已传变

4. 欲吐脉数急——阳明里热证(亦有认为是少阳及阳明证)。

【原文】 伤寒二三日，阳明少阳证不见者，为不传也。(5)

提示：承上条而辨表病不传。

析义：1. 承上条　本条与上条的基本精神一致，也是从脉证的变化中观察病势传变与否。

2. 阳明少阳证
- 阳明——身热汗出不恶寒反恶热，口渴
- 少阳——往来寒热，胸胁满，口苦咽干

3. 不传的趋势　①正气战胜邪气，不传而病愈。②邪正相持病势仍在太阳。

4. 日数当活看。

【原文】 太阳病，发热而渴，不恶寒者为温病。若发汗已，身灼热者，名风温。风温为病，脉阴阳俱浮，自汗出，身重，多眠睡，鼻息必鼾，语言难出。若被下者，小便不利，直视失溲；若被火者，微发黄色，剧则如惊痫，时瘛疭，若火熏之。一逆尚引日，再逆促命期。(6)

提示：太阳温病及误治变为风温的脉证并禁例。

1. 温病　原因：外感温邪或邪热内郁。

证候：太阳病发热而渴，不恶寒(或微恶寒)。

机制
- 太阳病——表热
- 口渴——里热

治法：辛凉解表。

辨证：与中风、伤寒区别。

2. 风温　原因：由温病辛温发汗而成。

证候:灼热,脉阴阳俱浮……

机制:
- 灼热——汗后邪热更甚,津液受损
- 脉阴阳俱浮——内外皆热
- 自汗出——内热熏蒸
- 身重——热盛伤气
- 多眠睡——热盛神昏
- 息鼾——肺气不利,痰热交阻
- 语言难出——气郁不宣

3. 误下后:
- 小便不利——津液夺于下
- 直视——精不上注于目
- 失溲——邪热伤及下焦之气

4. 误火后:
- 微发黄色——热伤血分
- 剧如惊痫时瘛疭,若火熏之——热极风动,筋失所养

5. 预后　一逆尚引日,再逆促命期。

6. 辨与陈平伯所说的风温不同。

【原文】 病有发热恶寒者,发于阳也;无热恶寒者,发于阴也。发于阳,七日愈。发于阴,六日愈。以阳数七、阴数六故也。(7)

提示:辨伤寒初起证候,以判断疾病的属性和预后。

析义:

1. 机制:
- 发于阳——感受外邪后,阳气能与邪争,则出现发热恶寒
- 发于阴——感受外邪后,阳气不能与邪争,则无热恶寒

2. 预后:
- 阳——表——热——实——预后较好
- 阴——里——寒——虚——预后较坏

3. 各家的解释

(1) 沈金鳌:
- 阳——三阳病
- 阴——三阴病

(2) 喻　昌:
- 阳——风伤卫
- 阴——寒伤营

(3) 柯　琴:
- 阳——伤寒或已发热
- 阴——伤寒或未发热

（4）张志聪{阳——太阳
阴——少阴}

《外台》“发于阳可攻其外，发于阴宜温其内，发表以桂枝，温里以四逆”。意同。

4. 七日愈，六日愈，乃伏羲河图水火成数阴阳奇偶推演而来，即：

{天一生水地六成之。阴——水——成数六
地二生火天七成之。阳——火——成数七}

因不能指导临床，不做多的解释。

【原文】 太阳病，头痛至七日以上自愈者，以行其经尽故也。若欲作再经者，针足阳明，使经不传则愈。(8)

提示：太阳病有自愈的机转与防止病传的措施。

析义：1. 太阳病头痛是省文，即重复说明是太阳病。

2. 行其经尽有两种看法

(1) 日传一经，六日传尽六经——方有执等。

(2) 行其太阳本经——周扬俊。

柯琴同意后者：①《伤寒论》无日传一经之说。②未有传至三阴，尚有头痛之理。③行其经尽不是传。④其经是指本经，证以《内经》“七日巨阳病衰，头痛少愈”之说，是柯说为是。说明正气复，邪气退，病当愈。

3. 再经针足阳明　说明病邪有从太阳传入阳明的趋势，宜针足阳明以泄经热，则邪不传而病可解。

【原文】 太阳病欲解时，从巳至未上。(9)

提示：推测太阳病邪气欲解的大概时间。

析义：1. 从巳至未　指巳午未3个时辰。在上午9时至下午2时之内。“上”表示规定的时间范围。

2. 太阳病{或有发热恶寒，头项强痛——风寒表证
欲解时从巳至未上——太阳是盛阳，旺于巳午未，若太阳病邪气欲解，必借助于阳气旺盛的巳午未时}

3. 太阳病欲解时，某种程度上与自然界阳气盛衰有关，但真正起决定作用者，还是在于人体内部本身之正气是否充实。

【原文】 风家，表解而不了了者，十二日愈。(10)

提示：风家表解，待其正复自愈。

析义：1. 家字的涵义——如汗家、疮家、亡血家等。

2. 风家——卫阳不足又患表病。

3. 不了了　①精神不爽慧。②正气恢复较迟。

4. 辨证　与上条的比较。

5. 另有不药的意义。

【原文】 病人身大热，反欲得衣者，热在皮肤，寒在骨髓也；身大寒，反不欲近衣者，寒在皮肤，热在骨髓也。(11)

提示：辨表里寒热。

析义：1. 皮肤——外表——浅；骨髓——内里——深。成无己："皮肤言浅言外；骨髓言深言内。身热欲得近衣，表热里寒也；身寒不欲衣，表寒里热也。"

2. "欲""不欲"　即从病人神情中探讨本质，亦是《内经》"临病人问所便"之意。

3. 机制　(1)表热里寒(真寒假热)——阴盛于内，阳气被格于外。身大热而反欲衣——阴极似阳。

(2) 表寒里热(真热假寒)——阳盛于内，阴气格于外，身大寒不欲衣——阳极似阴。

4. 举例　真热假寒如"伤寒，脉滑而厥，里有热，白虎汤主之"(350条)。真寒假热如"少阴病，下利清谷，里寒外热，手足厥逆，脉微欲绝，身反不恶寒……通脉四逆汤主之"(317条)。

5. 当综合全部脉证细参

真寒——不渴或渴不欲饮，喜近炉火，小便自利，大便多溏，无臭气，神情困疲，脉多浮取有余，沉取不足，舌胖嫩，苔滑润等

真热——口渴喜冷饮，扬手掷足，动作有力，溲赤热，大便多结，有臭秽气，脉浮沉有力，舌苔多黄燥等

结语 1—11 条

明确太阳病脉证总纲，并从此而分出中风、伤寒、温病三种不同证候，其中风温是温病误治后的坏证。

区别病发于阳发于阴，以及寒热的真假，病势的传变，病愈的日期等，本章都做了简要概述。因此本章不仅是太阳篇的重要章次，而且对本论辨证论治的主要精神有重大的启示。

【原文】 太阳中风，阳浮而阴弱，阳浮者，热自发，阴弱者，汗自出，啬啬恶寒，淅淅恶风，翕翕发热，鼻鸣干呕者，桂枝汤主之。(12)

桂枝汤方

桂枝三两，去皮　芍药三两　甘草二两，炙　生姜三两，切　大枣十二枚，擘

上五味，㕮咀三味，以水七升，微火煮取三升，去滓，适寒温，服一升。服已须臾，啜热稀粥一升余，以助药力。温覆令一时许，遍身漐漐微似有汗者益佳，不可令如水流漓，病必不除。若一服汗出病差，停后服，不必尽剂。若不汗，更服依前法。又不汗，后服小促其间。半日许，令三服尽。若病重者，一日一夜服，周时观之。服一剂尽，病证犹在者，更作服。若汗不出，乃服至二三剂。禁生冷、粘滑、肉面、五辛、酒酪、臭恶等物。

提示：太阳中风的脉证机制和治法。

析义：1. 病因　风邪：《内经》："汗出而身热者，风也。"(《素问·评热病论》)

2. 机制

主证：
- 阳浮而阴弱——阳浮由于阳气受到外来风邪刺激后，与邪相并，因而浮盛于外，即发热。因此，阳浮为中风发热的主要原因，同时脉出现浮。阳浮于外与内在阴气(荣)失去协调，故阴不内守而汗出，所以阴弱为自汗的原因，同时脉出现弱象。《难经》："中风之脉，阳浮而滑，阴濡而弱"义同
- 恶风与恶寒——表邪盛，肌腠疏

副证{鼻鸣——肺气不利
干呕——胃气上逆

3. 治法　本证因风邪壅于肌表，荣卫不和，故用桂枝汤解表驱风，调和荣卫。

4. 方义

桂枝汤{
桂枝——桂枝助芍药和荣中祛邪
芍药——芍药协桂枝于发汗中敛汗，驱风解肌调和荣卫
生姜——加强解肌宣邪之力
甘枣——调和诸药

5. 服法　①温覆取微汗，以遍身漐漐为佳。②中病即止，不必尽剂。③不汗，可改进服法：不汗出更服依前法；仍无汗可小促其间；病仍在可更作服。④啜热粥的理由：汗出于精，精生于谷，增强发汗之力。⑤五辛依《本草纲目》说：为小蒜、大蒜、韭菜、芸苔、胡荽。

【原文】　太阳病，头痛，发热，汗出，恶风，桂枝汤主之。(13)

提示：桂枝汤的主治证。

析义：1. 未注中风二字，说明掌握主治证的重要性，也就是柯氏所说："此条是桂枝本证，辨证为主，合此病即用此汤，不必问其为伤寒、中风杂病也。四证中，头痛是太阳本证。头痛、发热恶风与麻黄证同，本方重在汗出。汗不出便非桂枝证。"(《伤寒来苏集·伤寒论注》)。

2. 头痛为必有证(有不兼项强)。

3. 汗出为桂枝证关键。

【原文】　太阳病，项背强几几，反汗出恶风者，桂枝加葛根汤主之。(14)

桂枝加葛根汤方

葛根四两　麻黄三两，去节　芍药二两　生姜三两，切　甘草二两，炙　大枣十二枚，擘　桂枝二两，去皮

上七味，以水一斗，先煮麻黄、葛根，减二升，去上沫，内诸药，煮取三升，去滓。温服一升，覆取微似汗，不须啜粥。余如桂枝法将息及禁忌。

臣亿等谨按：仲景本论，太阳中风自汗用桂枝，伤寒无汗用麻黄。今证云汗出恶风，而方中有麻黄，恐非本意也。第三卷有葛根汤证云：无汗恶风，正与此方同，是合用麻黄也，此云桂枝加葛根汤，恐是桂枝中但加葛根耳。

提示：风邪客于太阳经输的证治。

析义：1. 病因　风邪客于太阳经输。

2. 机制　①太阳经气不舒；②因荣卫不和影响津液不能敷布。③"反"字的意义：项背强几几一般为表实证象，但表实证不应汗出恶风，今汗出恶风，则为表虚证象，故谓之"反"。

3. 治法　用桂枝汤而加葛根，舒经脉，行津液。

4. 桂枝加葛根汤

桂枝汤——治太阳中风
葛根——治项背强

葛根辛甘性平，鼓舞胃气上行，生津止渴，且开腠理解肌发汗退热。加入桂枝汤中，既能升阳生津，又助桂枝解肌（故不啜粥）。一本有麻黄，误。

【原文】　太阳病，下之后，其气上冲者，可与桂枝汤，方用前法；若不上冲者，不得与之。（15）

提示：表病误下，当根据证情而决定治法。

析义：1. 段落　分两段解：

2. 中心意义　说明表病误下后，应当根据不同病情而有不同的治法。

3. 误下后的两种转归

（1）气上冲：①成无己：作"气逆"解；②黄坤载：作"奔豚"解；③丹波元简：太阳经气上冲，为头痛项强等症。

当是下后既有气逆的表现，又有表证存在而不是奔豚。

（2）不上冲是邪已内陷，桂枝汤不适用，故"不得与之"。

【原文】　太阳病三日，已发汗，若吐、若下、若温针，仍不解者，此为坏病，桂枝不中与之也。观其脉证，知犯何逆，随证治之。……（16上）

提示：表病误治成为坏病，当随证施治。

析义：1. 原来证　太阳桂枝证。

2. 误治后转为坏病　因证情发生变化，证候变乱，无可指其名者。

3. “桂枝不中与之也”的看法　说明桂枝汤原方不可用。如有加减仍可用，如桂枝去芍药或加附子之例。

4. “观其脉证”以下共十二字，是为太阳坏病而设立治则，体现了仲景辨证论治精神，对中医临床各种疾病辨治均具指导意义。

【原文】　……桂枝本为解肌，若其人脉浮紧，发热汗不出者，不可与之也。常须识此，勿令误也。(16下)

提示：伤寒表实禁用桂枝汤。

析义：1. 表虚与表实

太阳病{桂枝证——脉浮缓有汗——表虚
　　　　麻黄证——脉浮紧无汗——表实

2. 误用后　①表实误用桂枝汤，则汗不得泄，阳盛热郁，血热妄行，多有阳盛则衄之变。②表虚误用麻黄汤，多用则有亡阳或亡阴等变证。

3. 以上两条原本为一条。

【原文】　若酒客病，不可与桂枝汤，得之则呕，以酒客不喜甘故也。(17)

提示：酒客患太阳中风，不当服桂枝汤。

析义：1. 原发证　酒客患太阳中风。

2. 辨《金鉴》之误　《金鉴》：“酒客病，谓过饮而病也。其病之状，头痛、发热、汗出、呕吐，乃湿热熏蒸使然，非风邪也。若误与桂枝汤，服之则呕，以酒客不喜甘故也。”

3. 不可服的理由　①湿热素盛；②甘草大枣甘能壅满。

4. 治法　①如喻昌说：“辛凉彻其热，辛苦消其满”(湿热病重)。②桂枝去甘药加葛花、枳椇子(太阳表病重)。

【原文】　喘家作，桂枝汤，加厚朴杏子佳。(18)

桂枝加厚朴杏子汤方

桂枝三两，去皮　甘草二两，炙　生姜三两，切　芍药三两　大枣

十二枚，擘厚朴二两，炙，去皮　杏仁五十枚，去皮尖

上七味，以水七升，微火煮取三升，去滓，温服一升，覆取微似汗。

提示：素有喘病又患太阳中风的治法。

析义：1. 原发证（喘家作）　太阳病而引起宿喘发作。

2. 机制　皮毛为肺之合，由于感受风邪而肺气不利。

3. 性质　参43条"太阳病，下之微喘者。……"

4. 治法｛桂枝汤——驱风解肌；厚朴杏仁——降逆平喘

【原文】 凡服桂枝汤吐者，其后必吐脓血也。(19)

提示：阳热内盛禁用桂枝汤及服后的变证。

析义：1. 原发证　表证，或非风寒或兼阳热内郁之病。

2. "临病人问所便"的重要性　徐灵胎："孰知药果中病……闻其气已馨香可爱，入于口即和顺安适；如其不中病之药，即闻其气必厌恶，入于腹必懊侬"（如热证喜清凉，寒证喜温暖）。

3. 必吐　含有烦躁懊侬之意，不必凿解。《金鉴》有："不吐脓血则是所伤不甚也"。

4. "脓"当与《金匮》论"脓"互参。

5. 救逆的治法　可从清热凉血排脓治。

6. 适应证与禁忌证，参见有关条文。

【原文】 太阳病，发汗，遂漏不止，其人恶风，小便难，四肢微急，难以屈伸者，桂枝加附子汤主之。(20)

桂枝加附子汤方

桂枝三两，去皮　芍药三两　甘草三两，炙　生姜三两，切　大枣十二枚，擘　附子一枚，炮，去皮，破八片

上六味，以水七升，煮取三升，去滓，温服一升。本云，桂枝汤今加附子。将息如前法。

提示：太阳病汗后，表邪未解，表阳又虚的证治。

1. 本条是发汗太过所致。

2. 机制　①表证未解——太阳病未去。②阳虚而阴亦不足，但重点在阳虚：漏汗——阳不卫外；恶风——汗后表虚；小便难——汗泄

津亏;四肢急难以屈伸——阳不足以煦,阴不足以濡。

3. 辨证 ①与桂枝证表虚不同。②与四逆证辨。

4. 治法 调和荣卫固表,扶阳兼摄阴液。

【原文】 太阳病,下之后,脉促胸满者,桂枝去芍药汤主之。(21)

桂枝去芍药汤方

桂枝三两,去皮 甘草二两,炙 生姜三两,切 大枣十二枚,擘

上四味,以水七升,去滓,温服一升。本云,桂枝汤今去芍药。将息如前法。

提示:太阳病误下后两种变证的治法。

析义:1. 说明表病一般的治疗大法。

2. 误下的危害性。

3. 本条因误下后所造成的变证。

4. 脉促 ①数中一止;②急促,高阳生:"促者阳也,指下寻之极数,并居寸口曰促。"

5. 机制 胸满脉促——胸阳被遏,正气抗邪向外。(参另条脉促)

6. 辨证 ①与少阳胸满证辨。②与结胸、痞证辨。

7. 治法 宣阳解表和中。

8. 方义

桂枝汤去芍药{通阳祛邪,专重辛甘类药物
避免酸寒药阻碍,以利通阳祛邪

【原文】 若微寒者,桂枝去芍药加附子汤主之。(22)

桂枝去芍药加附子汤方

桂枝三两,去皮 甘草二两,炙 生姜三两,切 大枣十二枚,擘 附子一枚,炮,去皮,破八片

上五味,以水七升,煮取三升,去滓,温服一升。本云,桂枝汤今去芍药加附子。将息如前法。

提示:承上条而论兼表阳虚的证治。

析义:1. 承上条又是一种变证。

2. 脉证 当宗张志聪说是"脉微而恶寒"。

3. 机制　脉微——表邪陷;恶寒——阳气已虚。

4. 辨证　①上段桂枝去芍药与本段的比较。②与桂枝加附子汤的比较。

5. 治法　宣阳解表,温经扶阳。

6. 方义 { 桂枝去芍药汤——通阳解表
附子——温经扶阳

【原文】 太阳病,得之八九日,如疟状,发热恶寒,热多寒少,其人不呕,清便欲自可,一日二三度发。脉微缓者,为欲愈也;脉微而恶寒者,此阴阳俱虚,不可更发汗、更下、更吐也;面色反有热色者,未欲解也,以其不能得小汗出,身必痒,宜桂枝麻黄各半汤。(23)

桂枝麻黄各半汤方

桂枝一两十六铢,去皮　芍药　生姜,切　甘草,炙　麻黄各一两,去节　大枣四枚,擘　杏仁二十四枚,汤浸,去皮尖及两仁者

上七味,以水五升,先煮麻黄一二沸,去上沫,内诸药,煮取一升八合,去滓,温服六合。本云,桂枝汤三合,麻黄汤三合,并为六合,顿服,将息如上法。

臣亿等谨按:桂枝汤方,桂枝、芍药、生姜各三两,甘草二两,大枣十二枚。麻黄汤方,麻黄三两,桂枝二两,甘草一两,杏仁七十个。今以算法约之,二汤各取三分之一即得桂枝一两十六铢,芍药、生姜、甘草各一两,大枣四枚,杏仁二十三个零三分枚之一,收之得二十四个,合方。详此方用三分之一,非各半也,宜云合半汤。

提示:太阳表病延久后的几种转变。

析义:段落分三段:

1. "太阳病"至"为欲愈也"为欲愈证。

机制 { 如疟状——指发热恶寒日数度发
热多——是阳气胜
寒少——是邪衰
脉微缓——邪衰正复——欲愈

辨证:①与疟疾辨;②与阳明、少阳辨;③与太阳本病辨。

2. "脉微而恶寒"至"更吐也",谓内外阳气俱虚。

机制 { 脉微——里阳不足 / 恶寒——表阳不足 } 阴阳俱虚

治法：宜温补，禁汗吐下。

3.“面色反有热色”至末句，谓邪郁肌表日久的证治。

承上段热多寒少证 / 面色赤身痒 } 邪怫郁于肌表，热不得外散的轻证

方义：

桂枝麻黄各半汤（一名合半汤） { 桂枝汤（三分之一）小剂——调和荣卫 / 麻黄汤（三分之一）小剂——发汗散邪 } 治太阳轻证

【原文】 太阳病，初服桂枝汤，反烦不解者，先刺风池、风府，却与桂枝汤则愈。(24)

提示：服桂枝汤后反烦的治法。

析义：1. 初服与却与义。

2. 机制　反烦——表邪太甚经气不得宣通，药不胜病，因而产生烦。

3. 治法　①刺风池、风府：泄太阳经邪，使病势减轻，避免因烦而产生瞑眩现象。②却与桂枝汤以解其外。

4. 辨证　①表不解的烦与里热烦辨。②风池一穴：在脑后发际陷中，即枕骨斜下方凹陷中，足少阳经穴。风府一穴：在项后入发际一寸，即枕骨与第一颈椎之间，是督脉经穴。

【原文】 服桂枝汤，大汗出，脉洪大者，与桂枝汤，如前法。若形似疟，一日再发者，汗出必解，宜桂枝二麻黄一汤。(25)

桂枝二麻黄一汤方

桂枝一两十七铢，去皮　芍药一两六铢　麻黄十六铢，去节　生姜一两六铢，切　杏仁十六个，去皮尖　甘草一两二铢，炙　大枣五枚，擘

上七味，以水五升，先煮麻黄一二沸，去上沫，内诸药，煮取二升，去滓，温服一升，日再服。本云：桂枝汤二分，麻黄汤一分，合为二升，分再服。今合为一方，将息如前法。

臣亿等谨按：桂枝汤方，桂枝、芍药、生姜各三两，甘草二两、大枣十二枚。麻黄汤方：麻黄三两，桂枝二两，甘草一两，杏仁七十个。今

以算法约之，桂枝汤取十二分之五，即得桂枝，芍药、生姜各一两六铢、甘草二十铢，大枣五枚。麻黄汤取九分之二，即得麻黄十六铢，桂枝十铢三分铢之二，收之得十一铢，甘草五铢三分铢之一，收之得六铢，杏仁十五个九分枚之四，收之得十六个。二汤所取相合，即共得桂枝一两十七铢，麻黄十六铢，生姜、芍药各一两六铢，甘草一两二铢，大枣五枚，杏仁十六个，合方。

提示：服桂枝汤后病两种不同的证治。

析义：段前分二段。

1. 服桂枝汤后病仍在表再从表治。

机制｛服桂枝汤大汗出——服汤不如法；脉洪大——脉变证不变｝阳盛于外，病仍在表

辨证：与下条白虎证辨。

2. 服桂枝汤后大邪已去，微邪郁表。

机制｛形似疟一日再发；发汗汗不彻｝正气内胜邪，邪气欲退

辨证：与桂麻各半汤证辨。

治法：微发其汗。

方药：桂二麻一汤方

｛桂枝汤十二分之五；麻黄汤九分之二｝桂二麻一汤

｛麻杏较各半汤略少；芍甘姜较各半汤略多｝发汗力较轻

【原文】 服桂枝汤，大汗出后，大烦渴不解，脉洪大者，白虎加人参汤主之。(26)

白虎加人参汤方

知母六两　石膏一斤，碎，绵裹　甘草二两，炙　粳米六合　人参三两

上五味，以水一斗，煮米熟汤成，去滓，温服一升，日三服。

提示：服桂枝汤后转属阳明的治法。

析义：1. 证候　服汤后转属阳明里热变证。

2. 成因{汗出过多伤津化燥——阳明
阳明热本盛汗后热入——阳明

3. 机制{大烦渴不解——热盛津伤
脉洪大——表里俱热

另阳明主证有身热，不恶寒反恶热等

4. 辨证　与白虎证辨。

5. 治法　辛寒清热，益气生津。用白虎加人参汤。

{白虎汤——清阳明经大热
人参——益胃气生津液}治阳明经热而津液消耗极甚者

【原文】 太阳病，发热恶寒，热多寒少。脉微弱者，此无阳也，不可发汗。宜桂枝二越婢一汤。(27)

桂枝二越婢一汤方

桂枝，去皮　芍药　麻黄　甘草各十八铢，炙　大枣四枚，擘　生姜一两二铢，切　石膏二十四铢，碎，绵裹

上七味，以水五升，煮麻黄一二沸，去上沫，内诸药，煮取二升，去滓，温服一升。本云，当裁为越婢汤、桂枝汤合之，饮一升。今合为一方，桂枝汤二分，越婢汤一分。

臣亿等谨按：桂枝汤方，桂枝、芍药、生姜各三两，甘草二两，大枣十二枚，越婢汤方，麻黄二两，生姜三两，甘草二两，石膏半斤，大枣十五枚。今以算法约之，桂枝汤取四分之一，即得桂枝、芍药、生姜各十八铢，甘草十二铢，大枣三枚，越婢汤取八分之一，即得麻黄十八铢，生姜九铢，甘草六铢，石膏二十四铢，大枣一枚八分之七，弃之。二汤所取相合，即共得桂枝、芍药、甘草、麻黄各十八铢，生姜一两三铢，石膏二十四铢，大枣四枚，合方。旧云，桂枝三，今取四分之一，即当云桂枝二也。越婢汤方，见仲景杂方中，《外台秘要》一云起脾汤。

提示：太阳病表未解而内有热的治法及禁例。

析义：1. 主证及机制

{发热恶寒热多寒少——表未解
口渴烦——内有热}外寒内热

治法：发解表邪，内清郁热。

方义：
- 桂枝汤——解肌驱风，调和荣卫
- 麻黄——发表出汗
- 石膏——清热止烦渴

2. 表郁轻证三方药用量

桂枝各半，桂取三分之一，麻取三分之一，合方。

桂二麻一，桂取十二分之五，麻取九分之二，合方。

桂二越一，桂取四分之一，越婢取八分之一，合方。

3. “脉微弱者，此无阳也，不可发汗”解　是如前证而见脉微弱，属里虚证，禁汗。

【原文】 服桂枝汤，或下之，仍头项强痛，翕翕发热，无汗，心下满微痛，小便不利者，桂枝去桂加茯苓白术汤主之。(28)

桂枝去桂加茯苓白术汤方

芍药三两　甘草二两，炙　生姜，切　白术　茯苓各三两　大枣十二枚，擘

上六味，以水八升，煮取三升，去滓，温服一升，小便利则愈。本云：桂枝汤今去桂枝，加茯苓、白术。

提示：汗下后水气内停表亦未解的证治。

析义：1. 经过　表病兼水饮汗下是误治。

2. 机制：
- 头项强痛，翕翕发热无汗——荣卫不和——表不解
- 心下满微痛，小便不利——脾不转输，水停——里有水饮

3. 治法　利水和表，表里两解。

4. 本条的分歧　①认为当去桂，如王肯堂、尤、柯、陈等。理由：表邪挟饮，无汗，方后有小便利。②认为是去芍，如《金鉴》，日·吉益南涯等。理由：头项强痛是桂枝证；无去君药之理；加苓术逐水气，桂枝散满，去芍专其力也。③主张都不去：如成无己、丹波。理由：外证未解——桂枝汤；里有水饮——苓术。④认为本文有错简，如钱潢、喜多村等。⑤认为去桂去芍都可，如阎德润。

总之去桂去芍，仍以当时证情为主，不必太拘。

【原文】 伤寒脉浮，自汗出，小便数，心烦，微恶寒，脚挛急，反与

桂枝欲攻其表，此误也。得之便厥，咽中干，烦躁，吐逆者，作甘草干姜汤与之，以复其阳；若厥愈足温者，更作芍药甘草汤与之，其脚即伸；若胃气不和，谵语者，少与调胃承气汤；若重发汗，复加烧针者，四逆汤主之。(29)

甘草干姜汤方

甘草四两，炙　干姜二两

上二味，以水三升，煮取一升五合，去滓，分温再服。

芍药甘草汤方

白芍药　甘草各四两，炙

上二味，以水三升，煮取一升五合，去滓，分温再服。

调胃承气汤方(方见阳明病篇)

四逆汤方(方见少阴病篇)

提示：伤寒误服桂枝汤致变及随证施治之法。

析义：1. 原发证及机制

伤寒脉浮自汗出——中风表虚
小便数微恶寒——阳不足
心烦脚挛急——阴不足
（以上）太阳中风表虚兼阴阳不足证

治法：①参 20 条桂枝加附子汤证；②参下条。

桂枝加附子汤——解表温经回阳。

2. 与桂枝汤后的变证

(1) 转为阴阳两虚的证治：

厥——阳虚不能达于四肢
咽干——阴虚不能上承
烦躁——阴阳不相济(阳虚)
吐逆——阳虚里气上逆

治法：①甘草干姜汤主之：干姜——温中益阳气；炙草——和中益脾胃；辛甘化阳以扶阳气

②厥愈足温——中阳复。脚挛急不除——阴液未复。

芍药甘草汤与之：芍药——苦酸微寒和荣气；甘草——甘平和中；甘酸化阴，以复阴液

(2)转为阳明的证治:若里气不和谵语者,少与调胃承气汤:①说明若用温药复阳而见里燥化热——谵语;②少与为宜,多饮恐伤里气。

(3)转为少阴的证治:若重发汗……四逆汤主之:①说明一误再误,可以造成大汗亡阳的重证。②治法用四逆汤,回阳救逆,温中去寒。

3. 总的意义　①本条系误治后的变证。②证情寒热阴阳不定。③治法随证治之。

【原文】 问曰:证象阳旦,按法治之而增剧,厥逆,咽中干,两胫拘急而谵语。师曰:言夜半手足当温,两脚当伸,后如师言,何以知此?答曰:寸口脉浮而大,浮为风,大为虚,风则生微热,虚则两胫挛,病形象桂枝,因加附子参其间,增桂令汗出,附子温经,亡阳故也。厥逆,咽中干,烦躁,阳明内结,谵语烦乱。更饮甘草干姜汤,夜半阳气还,两足当热,胫尚微拘急,重与芍药甘草汤,尔乃胫伸,以承气汤微溏,则止其谵语,故知病可愈。(30)

提示:承上条反复申述前证的脉证机制和治法。

析义:1. 系解释上条。

2. 阳旦有二义　①桂枝加黄芩汤;②桂枝汤。

3. 脉浮大义 { 浮——风——表证
大——虚——里虚

4. 补充治法　桂枝加附子汤。

结语:12—30 条

理解太阳中风证的病因、证状、脉象、治法、主方和禁例。其桂枝加葛根、加厚朴杏仁、加附子、桂枝去芍、桂枝去芍加附子等证,都是示人随证加减用药的法则。

阐述桂麻各半汤、桂二麻一汤、桂二越一汤是太阳发汗轻剂,其主治是太阳轻证。说明伤寒论辨证既有高度准则性,又有一定灵活性。

本章属太阳篇,内容又有白虎、调胃承气、甘草干姜、芍药甘草、四逆等证。说明病变无常,可以了解外感疾病或进于阳或陷于阴的一般传变规律。

第三章

辨太阳病脉证并治中

【原文】 太阳病，项背强几几，无汗恶风，葛根汤主之。(31)

葛根汤方

葛根四两　麻黄三两，去节　桂枝二两，去皮　生姜三两，切　甘草二两，炙　芍药二两　大枣十二枚，擘

上七味，以水一斗，先煮麻黄、葛根，减二升，去白沫，内诸药，煮取三升，去滓，温服一升，覆取微似汗。余如桂枝法将息及禁忌。诸汤皆仿此。

提示：邪客于太阳经输而表实的治法。

析义：1. 机制

{太阳病无汗恶风——表实邪闭
项背强几几——邪客于经输

2. 辨证　①与桂枝加葛根汤证比较。②与麻黄证辨。

3. 治法　用桂枝汤加葛根麻黄以解肌表发汗，通行津液舒经脉。

【原文】 太阳与阳明合病者，必自下利，葛根汤主之。(32)

提示：太阳与阳明合病自下利治法。

析义：1. 合病

{脉浮头痛项强寒热无汗——太阳病
自下利——阳明病} 合病

2. 机制　表热无汗邪不外泄；内迫阳明下趋于肠，则自下利也。

3. 治法　病重心在表，用葛根汤解肌发汗，邪气外泄，里气自伸而利止。

【原文】 太阳与阳明合病，不下利但呕者，葛根加半夏汤主之。(33)

葛根加半夏汤方

葛根四两　麻黄三两，去节　甘草二两，炙　芍药二两　桂枝二

两，去皮　生姜二两，切　半夏半升，洗　大枣十二枚，擘

上八味，以水一斗，先煮葛根、麻黄，减二升，去白沫，内诸药，煮取三升，去滓，温服一升。覆取微似汗。

提示：二阳合病不下利但呕的治法。

析义：1. 机制

{太阳病——表闭无汗邪不外泄
呕——内犯阳明里气上逆

2. 辨证　与上条辨。

3. 治法　上条葛根汤因葛根能解肌表鼓舞胃气上行，所以勿需加减。本条有呕，用葛根得解表散邪，加半夏以和胃降逆。

【原文】 太阳病，桂枝证，医反下之，利遂不止，脉促者，表未解也；喘而汗出者，葛根黄芩黄连汤主之。(34)

葛根黄芩黄连汤方

葛根半斤　甘草二两(炙)　黄芩三两　黄连三两

上四味，以水八升，先煮葛根，减二升，内诸药，煮取二升，去滓，分温再服。

提示：桂枝证误下后里热挟表热的两种证治。

析义：1. 段落分两段解　①误下后下利脉促表未解，仍宜解外；②误下后下利脉促喘而汗出，宜解表清里。

2. 机制

{脉促——邪欲还表
下利——热迫肠胃
喘而汗出——热邪上干}葛根芩连证

治法：外解肌表内清里热止利。

3. 辨证　与 163 条桂枝人参汤证辨：

{太阳病误下，下利不止，心下痞硬——寒证——太阳太阴
——桂枝人参汤证
太阳病误下，下利不止，喘而汗出——热证——太阳阳明
——葛根芩连汤证

【原文】 太阳病，头痛，发热，身疼，腰痛，骨节疼痛，恶风，无汗而

喘者，麻黄汤主之。(35)

麻黄汤方

麻黄三两，去节　桂枝二两，去皮　甘草一两，炙　杏仁七十个，去皮尖

上四味，以水九升，先煮麻黄，减二升，去上沫，内诸药，煮取二升半，去滓，温服八合。覆取微似汗，不须啜粥，余如桂枝法将息。

提示：太阳伤寒证治。

析义：1. 本条与第三条宜合看　①第3条言脉紧(主脉)，本条补充主要的症状：无汗而喘和主方麻黄汤。②第3条谈必恶寒，本条言恶风；第3条言体痛，本条身痛腰痛骨节疼痛，可见症状时有小异。

2. 机制
- 太阳病头痛——邪入太阳
- 身疼腰痛骨节痛——表气被束，血行不利
- 发热——阳气外浮与邪相争
- 恶风寒——阳气被遏
- 无汗而喘——皮毛闭塞，肺气不宣

3. 辨证　①桂枝证；②葛根证；③大青龙证。

4. 治法　驱风寒、发汗解表，宣肺平喘。

5. 方义
- 麻桂并用发汗攻表之力大
- 麻杏并用加强宣肺平喘之力
- 甘草调和诸药

服法：①覆取微似汗，否则不能遍身漐漐。②不须啜粥，因本方是发汗峻剂。

【原文】　太阳与阳明合病，喘而胸满者，不可下，宜麻黄汤。(36)

提示：二阳合病喘而胸满的治法。

析义：1. 机制

- 太阳病——表实无汗邪不外泄
- 阳明病——喘而胸满肺胃气逆

（以上）重点在表

治法：解表而气逆自平，胸满可除。

2. 禁例　不可下。

3. 辨证　与阳明腹满证不同。

【原文】 太阳病，十日以去，脉浮细而嗜卧者，外已解也；设胸满胁痛者，与小柴胡汤；脉但浮者，与麻黄汤。(37)

提示：太阳病十日已去，有三种不同的证治变化。

析义：本条分三段解：

1. 表去正复

太阳病十日后外已解——头痛寒热已去
脉浮细嗜卧——邪气退正未复

辨证：①与少阴脉微细但欲寐辨；②与阳明里热嗜卧辨。

2. 由太阳已传少阳

机制：少阳经循胸络胁——胸满胁痛。

治法：主和解，宜小柴胡汤。

3. 十日后表证仍在

(1) 脉但浮：①不细；②以脉括证；③正气未虚。

(2) 治法：仍可用麻黄汤。

【原文】 太阳中风，脉浮紧，发热恶寒，身疼痛，不汗出而烦躁者，大青龙汤主之。若脉微弱，汗出恶风者，不可服之。服之则厥逆，筋惕肉瞤，此为逆也。(38)

大青龙汤方

麻黄六两，去节　桂枝二两，去皮　甘草二两，炙　杏仁四十枚，去皮尖　生姜三两，切　大枣十枚，擘　石膏如鸡子大，碎

上七味，以水九升，先煮麻黄，减二升，去上沫，内诸药。煮取三升，去滓，温服一升，取微似汗。汗出多者，温粉粉之。一服汗者，停后服。若复服，汗多亡阳遂虚，恶风，烦躁，不得眠也。

提示：大青龙汤的脉证及禁忌。

析义：1. 本条言太阳中风，下条言伤寒，说明风寒外邪皆可形成大青龙证。也就是柯说"仲景凭脉辨证，只审虚实，不论中风伤寒，脉之缓紧，但于指下有力为实，脉弱无力为虚；不汗出而烦躁为实，汗出多而烦躁为虚；证在太阳烦躁为实，证在少阴而烦躁为虚；实者可服大青龙，虚者便不可服。"又风寒本是一气，汤剂可以互投，论中有中风伤寒互称者，大青龙是也；有中风伤寒兼提者，如小柴胡是也。仲景但细

辨脉证而施治，何尝拘于中风伤寒之别其名乎。亦可以破方、喻等家风寒两伤荣卫说的错误。

2. 机制

$\left\{\begin{array}{l}\text{太阳——不汗出——邪闭于表}\\ \text{而烦躁——热郁于里}\end{array}\right\}$表实而有内热证

3. 辨烦躁　①证候；②性质；③六经皆有烦躁；④脉微弱——里虚；汗出恶风——表虚，不可服大青龙。

4. 误服后的变证　厥逆——筋惕肉瞤——汗多亡阳。机制与82条真武证“身瞤动”可以互参。

5. 方义

大青龙汤$\left\{\begin{array}{l}\text{麻黄汤加姜枣——发散在表的风寒}\\ \text{石膏——能除内郁的邪热}\end{array}\right\}$治表实无汗而烦躁

服法：①一服止停后服，再服亡阳(可与上“服之则厥逆”做比较)。②汗多温粉扑之。

【原文】 伤寒脉浮缓，身不疼但重，乍有轻时，无少阴证者，大青龙汤发之。(39)

提示：重申大青龙汤的脉证及禁忌。

析义：1. 本条须与上条合参　①上条有大青龙主证，本条伤寒，即括其主证说。②上条中风，本条伤寒；上条脉浮紧，本条脉浮缓；上条身疼痛，本条身不疼但重，乍有轻时。但无汗而烦躁的主证在，所以用大青龙。

2. 机制　大青龙主证——表闭阳郁。脉浮缓身不疼但重，乍有轻时——柯琴：伤有轻重，伤之重者脉阴阳俱紧而身疼；伤之轻者，脉浮缓而身重。尤在泾：邪气在或进或退之时，故身体有乍轻乍重之候。

3. 辨证　与少阴证辨：①身痛：“少阴病，身体疼，手足寒，骨节痛”——附子汤证(痛无已时)(305条)及真武证(316条)；本证身不疼，但重——大青龙证(乍有轻时)。②烦躁：61条干姜附子汤证，69条茯苓四逆证有烦躁。总的说来，一为表实阳郁，一为阴盛阳虚。

4. 治法　“发之”即发汗之意。

【原文】 伤寒表不解，心下有水气，干呕，发热而咳，或渴，或利，

或噎，或小便不利、少腹满，或喘者，小青龙汤主之。（40）

小青龙汤方

麻黄，去节　芍药　细辛　干姜　甘草，炙　桂枝各三两，去皮　五味子半升　半夏半升，洗

上八味，以水一斗，先煮麻黄，减二升，去上沫，内诸药，煮取三升，去滓，温服一升。若渴，去半夏，加瓜蒌根三两；若微利，去麻黄，加芫花，如一鸡子，熬令赤色；若噎者，去麻黄，加附子一枚，炮；若小便不利，少腹满者，去麻黄，加茯苓四两；若喘，去麻黄，加杏仁半升，去皮尖。且芫花不治利，麻黄主喘，今此语反之，疑非仲景意。

臣亿等谨按：小青龙汤，大要治水。又按《本草》，芫花下十二水，若去水，利则止也。又按《千金》，形肿者应内麻黄，乃内杏仁者，以麻黄发其阳故也。以此证之，岂非仲景意也。

提示：伤寒表不解，心下有水气的证治。

析义：1. 本条主证

伤寒表不解——发热——太阳表实
心下有水气——干呕而咳——里有水饮
}表寒里饮证

2. 机制　①主证：寒邪外束于皮毛，水气内停于心下——咳喘。②副证：水气变动不居，水停心下不能化气——渴；水走肠间——利；胃气为水气所阻——噎；水停下焦气化不行——少腹满小便不利；水寒射肺——喘。

3. 治法　外解表寒，内温里饮。

4. 辨证　与大青龙证辨：①主证；②治法。

【原文】　伤寒，心下有水气，咳而微喘，发热不渴。服汤已渴者，此寒去欲解也。小青龙汤主之。（41）

提示：承上条述本方主证及服汤后向愈之机。

析义：1. 本条有倒装文法，“小青龙汤主之”当在“发热不渴”下。

2. 主证

伤寒发热不渴——表有外寒
咳而微喘——里有水饮
}表寒里饮证与上条同

3. 服汤后口渴的机制　表寒解，里水化，一时津液不能上承——

渴(寒去欲解)。

4. 辨证　一般小青龙证不渴,但有时有渴。本条与上条或渴证的比较。

结语:31—41 条

明确太阳伤寒表实证的病因,证候、脉象、治法和主方。其中项背强几几是葛根汤证,无汗而烦躁是大青龙证,伤寒心下有水气是小青龙证。

理解葛根芩连汤证为外有表邪,内有里热,与麻黄汤类证不同。其主证喘而汗出,并当与后麻杏石甘汤证做出鉴别。

【原文】　太阳病,外证未解,脉浮弱者,当以汗解,宜桂枝汤。(42)

提示:太阳病脉浮弱者宜用桂枝汤。

析义:1. 太阳病外证未解辨　外证未解,头痛、发热、恶寒、无汗、脉浮紧是麻黄汤证。头痛、发热、恶风、脉浮缓是桂枝汤证。

2. 外证未解脉浮弱宜桂枝汤

太阳病{外证未解——发热、恶风寒、头痛
脉浮弱——与 12 条“阳浮而阴弱”义同。属桂枝证

3. 本条是否有汗辨　①有认为本条在“太阳病外证未解”阶段,可能无汗,然因其脉弱,又无汗不得用桂枝,故“宜桂枝汤”,或可用桂枝汤加麻黄。此说有混淆麻桂二方性质之嫌。②本条言“脉浮弱”,又“宜桂枝汤”,分析脉象,以方测证,当有汗出。文中未言汗出,是省文笔法。

【原文】　太阳病,下之微喘者,表未解故也,桂枝加厚朴杏子汤主之。(43)

桂枝加厚朴杏子汤方

桂枝三两,去皮　甘草二两,炙　生姜三两,切　芍药三两　大枣十二枚,擘　厚朴二两,炙,去皮　杏仁五十枚,去皮尖

上七味,以水七升,微火煮取三升,去滓,温服一升,覆取微似汗。

提示:太阳病误下而引起微喘的治法。

析义：1. 表病的正治法；参桂枝证条。

2. 微喘——误下后引起的变证，但表仍未解。

3. 机制　下后里气未虚，仍欲还表而上逆，与15条“气上冲”机制同。

4. 辨证　与18条辨：

前条——素有喘疾又患中风 }
本条——太阳中风误下微喘 } 太阳中风而微喘

5. 治法　解肌祛风，降气定喘，用桂枝加厚朴杏子汤。

【原文】　太阳病，外证未解，不可下也，下之为逆。欲解外者，宜桂枝汤。（44）

提示：外证未解禁用下法。

析义：1. 太阳病外证未解当以汗解　太阳病，外证未解，或有发热，恶风寒、头项强痛等症，则宜表解，用桂枝汤。

2. 太阳病外证未解忌用下法　外证未解，误用下法，易致邪气内陷，或引起喘满下利，结胸、痞满等变证，故慎重提出“下之为逆”。若属表里同病，一般情况下，亦应遵循先表后里原则，不可贸然攻下。

3. “欲解外者宜桂枝汤”，“宜”有斟酌之义，不必拘泥于桂枝汤。

【原文】　太阳病，先发汗不解，而复下之，脉浮者不愈。浮为在外，而反下之，故令不愈。今脉浮，故在外，当须解外则愈，宜桂枝汤。（45）

提示：太阳病汗下后脉浮，仍当解外。

析义：1. 证治机制

太阳病 {
先发汗不解——表病发汗，本属正治。若汗不如法，则病不去
而复下之——发汗不解，复用下法
脉浮者不愈——汗下之后，脉浮未变，病仍在表，故谓不愈
}

治法：当须解外，宜用桂枝汤。

2. “浮为在外，而反下之，故令不愈”，属插叙性文字，说明不愈的原因，是“反下之”故也。

3. 本条说明太阳病虽经汗下，但表证仍在，而未因误下生变，故

仍宜从表而治。

【原文】 太阳病，脉浮紧，无汗，发热，身疼痛，八九日不解，表证仍在，此当发其汗。服药已微除，其人发烦目瞑，剧者必衄，衄乃解。所以然者，阳气重故也。麻黄汤主之。(46)

提示：太阳伤寒八九日不解的证治。

析义：1. 倒装文法 “麻黄汤主之”在“此当发其汗”下。

2. 分两段解

(1) 伤寒日数虽多，表实仍在，脉证不虚，仍当汗解。

(2) 服汤后邪解有两种不同的情况 ①轻——发烦目瞑——阳郁过久得药力助而透邪外出时的一种情况。②重——衄——阳气重(表实阳郁过久，得药力助，寻求出路，而从衄解)。汗血同源异名——红汗。古有“夺血者无汗，夺汗者无血”之说。

【原文】 太阳病，脉浮紧，发热，身无汗，自衄者愈。(47)

提示：太阳伤寒自衄者愈。

析义：1. 机制 失治而阳郁太甚，表邪寻求出路，损伤阳络而从衄解。

2. 辨证

三条衄血辨：
- 上条服麻黄汤后而衄解
- 本条伤寒失治而自衄解
- 55条伤寒虽衄而不解

【原文】 二阳并病，太阳初得病时，发其汗，汗先出不彻，因转属阳明，续自微汗出，不恶寒。若太阳病证不罢者，不可下，下之为逆，如此可小发汗。设面色缘缘正赤者，阳气怫郁在表，当解之熏之。若发汗不彻，不足言，阳气怫郁不得越，当汗不汗，其人躁烦，不知痛处，乍在腹中，乍在四肢，按之不可得，其人短气，但坐以汗出不彻故也，更发汗则愈。何以知汗出不彻？以脉涩故知也。(48)

提示：太阳发汗不彻的二阳并病证治。

析义：段落分三段：一段自“二阳并病”至“不恶寒”。

1. 原因 表病发汗不彻，邪气入里化热转属阳明——并病。

2. 症状 太阳病——续自微汗出，不恶寒。

二段:“若太阳病证不罢”至“当解之熏之”。

3. 治法　虽见阳明表证未罢,仍当汗解,今见阳明,又在汗出不彻后,故治法只宜小发汗,不可下,下之为逆。参 220 条“二阳并病太阳证罢……下之则愈,宜大承气汤”。

4. 指出阳气怫郁在表的症状和治法　面色缘缘正赤,与 23 条“面色反有热色”的机制相同,是阳郁,不是阳明内实,治法仍当从外解。

三段:“若发汗不彻”至“以脉涩故知也。”重申汗出不彻的证治。

机制:
- 当汗不汗、躁烦不知痛处、短气——阳气怫郁不得越——汗出不彻
- 脉涩——表寒实、气血滞之象(《难经》:“伤寒之脉,阴阳俱盛而紧涩”。与阳明脉不同)

治法:仍应小发汗。

【原文】　脉浮数者,法当汗出而愈。若下之,身重心悸者,不可发汗,当自汗出乃解。所以然者,尺中脉微,此里虚,须表里实,津液自和,便自汗出愈。(49)

提示:太阳病下后里虚,尺中脉微者禁汗。

析义:脉浮数——表病(52 条麻黄证,57 条桂枝证)——汗出而愈。

1. 下是逆治——下后引起的变证

- 身重——阳气不足
- 心悸——心阳虚
- 尺脉微——里虚
- 自汗出乃解

以上:里阳不足,外有表证

2. 机制　表里实——表证而里虚,欲汗解必表里俱实。

3. 自愈当活看　顾尚之说:“不可发汗,言不可用麻黄以大发其汗,继坐视而使其自愈也。用小建中以和其津液,则自汗出而解也。”(参 102 条“伤寒二三日,心中悸而烦者,小建中汤主之。”)

【原文】　脉浮紧者,法当身疼痛,宜以汗解之。假令尺中迟者,不

可发汗。何以知然？以荣气不足，血少故也。(50)

提示：太阳病荣血虚尺脉迟禁汗。

析义：1. 有表证{脉浮紧——表实脉；身痛——表实证}汗解

2. 有表证而又有里虚脉禁汗

机制：尺——里；迟——寒——营血虚。

治法：似当参新加汤(62 条"发汗后，身疼痛，脉沉迟，桂枝加芍药生姜各一两人参三两新加汤主之。")或如小建中汤之例。

3. 辨证　与上条比较：

同——表实里虚——禁汗

不同{上条尺脉微——气虚；本条尺脉迟——血虚}

【原文】　脉浮者，病在表，可发汗，宜麻黄汤。(51)

【原文】　脉浮而数者，可发汗，宜麻黄汤(52)

提示：脉浮或脉浮数，有表实证可用麻黄汤。

析义：1. 用麻黄汤定有麻黄证。说明 35 条详证，本两条言脉。

2. 脉浮是太阳病主脉，浮紧是麻黄证主脉。但浮或浮数——麻黄证变脉。

3. 可发汗，宜麻黄汤。"宜"有斟酌义。

4. 数脉是否内传　参 4 条"脉数急"为传也。

5. 刘宏璧说　《金鉴》引："但浮不紧，何以知其表寒实也，必然无汗始可发也；脉数何以知其未入里也，以脉兼浮故可汗也。"

【原文】　病常自汗出者，此为荣气和，荣气和者，外不谐，以卫气不共荣气谐和故尔。以荣行脉中，卫行脉外，复发其汗，荣卫和则愈，宜桂枝汤。(53)

提示：卫外不和谐常自汗出的证治。

析义：1. 病——一般病，或为太阳病后，寒热虽去，汗出未愈或为杂病自汗。

2. 机制　卫先卫外，表气不固，腠理开泄——而自汗出。

3. 自汗而又发汗的理由　徐灵胎："自汗与发汗迥别，自汗乃荣卫相离，发汗使荣卫相合，自汗伤正，发汗祛邪。复发者，因其自汗而更发之，则荣卫和而汗反止矣。”

【原文】 病人脏无他病，时发热自汗出而不愈者，此卫气不和也，先其时发汗则愈，宜桂枝汤。(54)

析义：1. 病人——概括一般疾病，专指中风证说。

2. 脏无他病——“脏”指里，说明里无病，只有卫气不和的表病。

3. 机制　时发热汗出——卫气失职不能卫外则不和。

4. 治法　先其时：“凡治疟，先发如食顷，乃可以治，过之则失时也。”(《素问·刺疟》)“无刺熇熇之热，无刺漉漉之汗，无刺浑浑之脉”。“方其盛也，勿敢毁伤，因其已衰，势必大昌。”(《灵枢·逆顺》)

【原文】 伤寒脉浮紧，不发汗，因致衄者，麻黄汤主之。(55)

提示：伤寒先汗致衄，表实证在，仍须汗解。

析义：1. 机制　伤寒表实，当汗不汗，邪无出路，壅逼阳络，迫血妄行——衄。

2. 衄后而不能自解，表实仍在——麻黄汤。

3. 衄后注意点　①确属表实；②其衄点滴不成流(陈修园说)；③确无里热；④荣阴未伤。

【原文】 伤寒不大便六七日，头痛有热者，与承气汤。其小便清者，知不在里，仍在表也，当须发汗。若头痛者，必衄，宜桂枝汤。(56)

提示：辨表里证治。

析义：1. “头痛者必衄”是倒装文法，在桂枝汤下。

2. 小便清否，为辨表里证关键

伤寒不大便六七日，头痛有热{小便清——表证——宜桂枝汤；小便赤——里证——宜承气汤}

3. 服桂枝汤后衄机制　邪郁过久，阳气太重，服汤后壅遏阳络——部分邪从衄解，与46条服麻黄汤后机制略同。

【原文】 伤寒发汗已解，半日许复烦，脉浮数者，可更发汗，宜桂枝汤。(57)

提示：伤寒汗后，余邪未尽而复烦，宜用桂枝汤汗解。

析义：1. 机制

伤寒发汗已解——伤寒汗后，若得脉静身和，是外邪已解，病情向愈

半日复烦——是汗后病情暂缓解，过半日许复烦，或见发热恶寒头痛等症：①是余邪未尽，移时复发；②或新瘥之体，复感外邪

脉浮数——言邪气在表，非里热之象

2. 治法　可更发汗。更，《说文》："改也"。方有执："更，改也。"宜桂枝汤。盖太阳伤寒，已用麻黄汤发汗，腠理已经开泄，则不宜再次峻汗，而宜桂枝汤通阳解肌，调和营卫，使邪去而正不伤。

3. 本证是否可用麻黄汤辨　若伤寒发汗，病仍不解，伤寒脉证不变，麻黄汤是可酌用。然本条是汗后脉证有变，则不可再用麻黄汤峻汗，而宜改用桂枝汤也。

结语：42—57 条

说明太阳病有麻黄证、桂枝证的不同，应反复辨明；并从纷纭复杂的证候中，明确二方的主治范围和灵活运用的方法。如果虽有表证又见里虚，则无论麻桂二方，都应审用。

太阳病主表，以发汗为大法，以下法为禁忌。下之有正气盛而表证仍在的，也有下后正气虚而病变转深的，说明表里先后的治则，值得注意。

【原文】 凡病，若发汗、若吐、若下、若亡血、亡津液，阴阳自和者，必自愈。(58)

提示：伤阴液或亡阳之病如正气能复可以自愈。

析义：1. 凡病指一般疾病，不限于中风、伤寒，具有广泛性意义。

2. 若——不定之词。

3. 汗吐下能愈病，也能损人正气；汗吐下多用于实证，也可致虚虚之祸。

4. 亡血　因吐衄、便血、金疮、痈脓，产后崩漏所致。

5. 亡津液　津液①《灵枢・决气》："腠理发泄，汗出溱溱是谓津。何谓液？岐伯曰：谷入气满，淖泽注于骨，骨属屈伸，泄泽补益脑髓，皮肤润泽，是谓液"。②泛指。此当是指汗吐下药能损伤人身正气或津

液说。

6. 阴阳和　①说明因治疗不当，造成津气阴阳有偏衰的现象，但仍可以自复而愈。②不能自愈自可用补偏救弊的方法，促使病愈。③阴阳和者必自愈——脉息调匀，证候消失，二便如常，食欲渐加。

【原文】　大下之后，复发汗，小便不利者，亡津液故也。勿治之，得小便利，必自愈。（59）

提示：误治伤津，津复者自愈。

析义：1. 机制　大下复汗，津液受伤——小便不利。

2. 治法　①如津液所伤不甚或可以自复。②不可用利小便药，可用养津液法。

3. 辨证　伤津小便不利与蓄水证辨。

【原文】　下之后，复发汗，必振寒，脉微细。所以然者，以内外俱虚故也。（60）

提示：下后复汗，内外俱虚的脉证。

析义：1. 下后复汗｛汗——伤表——阳气虚；下——伤里——阴液虚｝

2. 机制

｛脉微——阳气虚不能温煦；脉细——阴血不能濡养｝振寒

振寒：参67条苓桂术甘证“发汗则动经，身为振振摇”，82条真武证“身瞤动，振振欲擗地。”

3. 病情严重属少阴阳微阴盛的脉证。

4. 治法　可参照少阴的救阳补阴的治疗大法。

5. 与281条少阴提纲证辨。

【原文】　下之后，复发汗，昼日烦躁不得眠，夜而安静，不呕，不渴，无表证，脉沉微，身无大热者，干姜附子汤主之。（61）

干姜附子汤方

干姜一两　附子一枚，生用，去皮，切八片

上二味，以水三升，去滓，顿服。

提示：下后复汗致阳虚欲越证治。

析义：1. 原因　先下后汗阳气大虚——阳虚阴盛的变证。

2. 烦躁不得眠的辨证　无表证——不是大青龙证；不渴——非阳明，不呕——非少阳。

3. 机制

昼日烦躁不得眠——白天阳旺尚正与邪争——欲越 夜而安静——微阳不能与阴邪争 脉沉微——沉主里，微主阳虚阴盛 烦躁身无大热——非表证阳有外越	阳虚阴盛的危证

4. 治法　虽无吐利厥逆病危而欲脱，急宜复阳。

用干姜附子汤，即四逆汤去甘草免其缓。一次顿服，使药力集中，收效更捷。

【原文】 发汗后，身疼痛，脉沉迟者，桂枝加芍药生姜各一两人参三两新加汤主之。(62)

桂枝加芍药生姜各一两人参三两新加汤方

桂枝三两，去皮　芍药四两　甘草二两，炙　人参三两　大枣十二枚，擘　生姜四两

上六味，以水一斗二升，煮取三升，去滓，温服一升。本云，桂枝汤，今加芍药、生姜、人参。

提示：汗多伤荣血的证治。

析义：1. 汗后伤荣血而又兼有表证。

2. 脉沉迟　沉——里；迟——血不足(参 50 条)。

3. 汗后身痛——由伤损荣血筋脉不能濡养所致，与纯表证身痛不同。

4. 治法　调和荣卫，益气血生津液。

【原文】 发汗后，不可更行桂枝汤，汗出而喘，无大热者，可与麻黄杏仁甘草石膏汤。(63)

麻黄杏仁甘草石膏汤方

麻黄四两，去节　杏仁五十个，去皮尖　甘草二两，炙　石膏半斤，碎，绵裹

上四味，以水七升，煮麻黄，减二升，去上沫，内诸药，煮取二升，去

滓，温服一升。本云，黄耳杯。

提示：汗后热邪迫肺作喘的治法。

析义：1. 原因　汗后邪热内迫于肺。

2. 机制

汗出——热邪熏蒸
喘——肺气不降　　　邪热迫肺，表无大热
无大热——热在肺入里

3. 辨证　①与桂枝加厚朴杏仁汤证比较。②与葛根芩连汤证辨。

4. 治法　清热宣肺利气平喘，用麻杏甘石汤。

【原文】 发汗过多，其人叉手自冒心，心下悸，欲得按者，桂枝甘草汤主之。(64)

桂枝甘草汤方

桂枝四两，去皮　甘草二两，炙

上二味，以水三升，煮取一升，去滓，顿服。

提示：过汗损伤心阳的证治。

析义：1. 原因　发汗应适可而止，汗为心之液，发汗过多，遂致引起心气虚而形成以下变证。

2. 机制

心下悸——心阳不足
欲得按——欲得外卫

3. 喜按　心虚则喜按，以安心悸。

4. 治法　以桂枝入心助阳，甘草补中益气，合为辛甘益阳之剂。

【原文】 发汗后，其人脐下悸者，欲作奔豚，茯苓桂枝甘草大枣汤主之。(65)

茯苓桂枝甘草大枣汤方

茯苓半斤　桂枝四两，去皮　甘草二两，炙　大枣十五枚，擘

上四味，以甘澜水一斗，先煮茯苓，减二升，内诸药，煮取三升，去滓，温服一升，日三服。

作甘澜水法：取水二斗，置大盆内，以杓扬之，水上有珠子五六千颗相逐，取用之。

提示:汗后阳虚欲作奔豚的证治。

析义:1. 原因　过汗心阳虚或素有水饮,因汗又引起肾水上逆。

2. 机制

阳虚于上——心阳不足
阴盛于下——肾水上逆　}脐下悸欲作奔豚

3. 辨证　①与桂枝甘草汤证辨;②与《金匮》"奔豚"证辨。

4. 治法　益心阳扶脾土而制肾水上逆。

【原文】　发汗后,腹胀满者,厚朴生姜半夏甘草人参汤主之。(66)

厚朴生姜半夏甘草人参汤方

厚朴半斤,炙,去皮　生姜半斤,切　半夏半升,洗　甘草二两,炙　人参一两

上五味,以水一斗,煮取三升,去滓,温服一升,日三服。

提示:发汗后脾虚气滞的证治法。

析义:1. 原因　汗后表已解,因脾胃阳气受伤,遂成此证。

2. 机制　腹胀满——脾阳不足不能健运水谷,浊气壅滞。

3. 辨证　①与实证(参 249 条)伤寒吐后腹胀满证辨。②当有大便溏,小便利,呕恶不渴,苔白滑、脉濡缓等证。

4. 治法　温中益阳,降逆利气消满。

【原文】　伤寒若吐、若下后,心下逆满,气上冲胸,起则头眩,脉沉紧,发汗则动经,身为振振摇者,茯苓桂枝白术甘草汤主之。(67)

茯苓桂枝白术甘草汤方

茯苓四两　桂枝三两,去皮　白术　甘草各二两,炙

上四味,以水六升,煮取三升,去滓,分温三服。

提示:伤寒误吐下致中阳虚、水气上逆的证治及禁例。

析义:1. 原因　伤寒当汗,误用吐下药损伤脾胃之阳而引起变证。

2. 机制

心下逆满
气上冲胸　}中虚运化失职滞于心下,聚而为饮并压迫胸胁部

起则头眩——水饮内阻,蒙闭清阳

脉沉紧——①沉主水,紧主寒,寒水结聚之象;②由表证来

3. 治法　健脾行水，通阳宣邪。

4. 误汗后的变证　水气内停，阳气益虚——动经身为振振摇。当参82条“振振欲擗地”的真武证。

【原文】 发汗，病不解，反恶寒者，虚故也，芍药甘草附子汤主之。(68)

芍药甘草附子汤方

芍药　甘草各三两，炙　附子一枚，炮，去皮，破八片

上三味，以水五升，煮取一升五合，去滓，分温三服。

提示：汗后转虚的证治。

析义：1. 原因　表证已罢而转虚。

2. 机制　恶寒——阳虚而阴亦不足。

3. 辨证　①与表证恶寒辨；②与桂枝加附子证辨；③其他。

4. 治法　扶阳益阴。与60条“下之后复发汗，必振寒，脉微细”亦当互参。

【原文】 发汗，若下之，病仍不解，烦躁者，茯苓四逆汤主之。(69)

茯苓四逆汤方

茯苓四两　人参一两　附子一枚，生用，去皮，破八片　甘草二两，炙　干姜一两半

上五味，以水五升，煮取三升，去滓，温服七合，日二服。

提示：汗下后阴阳两虚的证治。

析义：1. 原因　汗下后已转少阴，阴阳两虚证。因由汗而外虚阳气，下而内虚阴液所致。

2. 机制

{真阳虚而不能得阴液以和
真阴虚而不能得阳气以煦}烦躁

3. 辨证　与干姜附子汤证辨(61条)。

4. 补叙脉证　①属少阴——脉微细，但欲寐。②四逆加参——“恶寒脉微而复利，利止亡血也”。(385条)③茯苓的主治——宁心安神，利水通阳。

5. 治法　扶阳益阴，治少阴虚寒而阴阳两虚证。

【原文】 发汗后恶寒者，虚故也。不恶寒，但热者，实也，当和胃气，与调胃承气汤。(70)

提示：汗后虚实两种不同的转变。

析义：1. 汗后仍恶寒是阳虚而阴亦不足，参68条芍甘附子证。

2. 汗后不恶寒但热——是化燥成热转为阳明证。

3. 调胃承气汤——有谵语腹满，大便结等证。

4. 太阳病汗后——实阳明，虚少阴。

结语　58—70条

辨析太阳病误治后的各种变证：如汗后心阳虚的桂枝甘草汤证，营血虚的桂枝新加汤证，表阳虚的芍药甘草附子汤证，阴盛阳欲越的干姜附子汤证，阴阳两虚的茯苓四逆汤证，脾虚气滞的厚朴生姜半夏甘草人参汤证，脾虚饮停的苓桂术甘汤证，邪热迫肺的麻杏石甘汤证等等。

汗吐下误治后的病势转归，说明不离虚实两途。处理的方法，当重视正气，正气恢复而病自愈。

【原文】 太阳病，发汗后，大汗出，胃中干，烦躁不得眠，欲得饮水者，少少与饮之，令胃气和则愈。若脉浮，小便不利，微热消渴者，五苓散主之。(71)

五苓散方

猪苓十八铢，去皮　泽泻一两六铢　白术十八铢　茯苓十八铢　桂枝半两，去皮

上五味，捣为散，以白饮和服方寸匕，日三服。多饮暖水，汗出愈，如法将息。

提示：辨胃中干与太阳蓄水证。

析义：1. 胃中干

原因：大汗伤津，胃液不足。

机制 {胃中干欲饮水
烦躁不得眠} 胃液不足，胃不和则卧不安

治法：少少与饮以和其胃。

辨证：与白虎证辨。

2. 蓄水证

原因：邪热入腑，表亦不解。

机制 {脉浮微热（汗出）——表证
渴（烦）小便不利——里证} 有表里证

表既未解，同时水蓄于膀胱，气化不行，津液不能上供。

治法：化气行水，内利膀胱，外和肌表。

辨证：与胃中干的口渴辨。

【原文】 发汗已，脉浮数，烦渴者，五苓散主之。(72)

提示：补述蓄水证的脉证。

1. 补述脉证

{脉浮数——汗后脉浮数，是原有表证，汗后表证仍在
烦渴——与“消渴”同类。因渴而心烦，是水蓄下焦，气不化津
小便不利——参见71条可知。本条未言是省文笔法

治法：化气行水，兼以解表，用五苓散。

2. 当与阳明胃热烦渴辨。

【原文】 伤寒汗出而渴者，五苓散主之；不渴者，茯苓甘草汤主之。(73)

茯苓甘草汤方

茯苓二两　桂枝二两，去皮　甘草一两，炙　生姜三两，切

上四味，以水四升，煮取二升，去滓，分温三服。

提示：辨水蓄膀胱与水停心下证。

析义：1. 五苓证

{伤寒汗出——表证
渴（小便不利）——里证} 五苓证（有省文）

2. 茯苓甘草汤证　①证：伤寒汗出不渴——胃阳不足，水停心下，厥阴篇有“伤寒厥而心下悸”（356条）。②机制：伤寒汗出不渴，心下悸：外有表证，内有水饮，停于心下，胃阳被阻。③治法：温中散寒，通阳利水。④辨证：与五苓证辨。

【原文】 中风发热，六七日不解而烦，有表里证，渴欲饮水，水入则吐者，名曰水逆，五苓散主之。(74)

提示：中风蓄水水逆证治。

析义：1. 原因 太阳中风久不解，邪热由经入腑。

2. 机制

中风发热——表证——风邪未去
烦渴——里证——水气不行
水入则吐：有蓄水，饮入则格逆上出；证较上条剧

3. 治法 内利膀胱，外和肌表。

【原文】 未持脉时，病人手叉自冒心，师因教试令咳，而不咳者，此必两耳聋无闻也，所以然者，以重发汗，虚故如此。……(75 上)

提示：重发汗后的虚证。

析义：1. 原因 重发汗后转为虚证。

2. 机制

手叉自冒心——心阳虚欲得外护
耳聋——精气不上注于耳

3. 辨证 ①与 64 条桂枝甘草汤证辨；②与少阳耳聋辨。264 条“少阳中风，两耳无所闻……”。

4. 治法 魏荔彤：“轻则桂枝甘草汤，重则加参附。”可供参考。《素问·金匮真言论》：“开窍于耳，藏精于心。”《灵枢·决气》：“精脱者耳聋。”《巢源》：“肾为足少阴之经而藏精，气通于耳。”论治当从此悟出。

【原文】 ……发汗后，饮水多必喘，以水灌之亦喘。(75 下)

提示：防形寒饮冷伤肺致喘。

析义：1. 机制

发汗后：饮水多必喘——汗后阳微，不能化水；以水灌亦喘——汗后表虚，水寒内侵 → 水寒射肺，肺气不利

2. 治法 注家认为宜小青龙或五苓，不必拘。

结语　71—75 条

明确太阳腑病蓄水证的病因，主证、脉象、治法和主方。其蓄水的烦渴，烦与津液干燥的烦渴做出鉴别。又五苓与茯苓甘草汤证，虽同是蓄水，因病位不同，证治自有不同。

【原文】 发汗后，水药不得入口为逆，若更发汗，必吐下不止。……(76 上)

提示：辨汗后胃虚证。

析义：1. 汗后致虚

汗多胃虚水寒上逆——吐

再汗：胃益虚——吐；脾亦虚——利 } 吐下不止

2. 辨证　与五苓水逆证辨。

【原文】 ……发汗吐下后，虚烦不得眠，若剧者，必反覆颠倒，心中懊憹，栀子豉汤主之；若少气者，栀子甘草豉汤主之；若呕者，栀子生姜豉汤主之。(76 下)

栀子豉汤方

栀子十四个，擘　香豉四合，绵裹

上二味，以水四升，先煮栀子，得二升半，内豉，煮取一升半，去滓，分为二服，温进一服。得吐者，止后服。

栀子甘草豉汤方

栀子十四个，擘　甘草二两，炙　香豉四合，绵裹

上三味，以水四升，先煮栀子、甘草，取二升半，内豉，煮取一升半，去滓，分二服，温进一服。得吐者，止后服。

栀子生姜豉汤方

栀子十四个，擘　生姜五两　香豉四合，绵裹

上三味，以水四升，先煮栀子、生姜，取二升半，内豉，煮取一升半，去滓，分二服，温进一服。得吐者，止后服。

提示：辨汗吐下后，余热郁于心胸的诸证治。

析义：1. 原因　汗吐下后余热内郁。

2. 机制

虚烦不得眠——轻 ⎫
颠倒、懊侬——剧 ⎭ 心胸热扰，胃不和引起神志不安

3. 治法　清热、宣郁、除烦。少气取甘草和中，呕加生姜降逆。

4. 虚烦辨　本条虚烦由邪热内郁所致，以邪气盛则实，故仍属实热证，而非虚证。

5. 栀豉非吐剂。

【原文】　发汗若下之，而烦热，胸中窒者，栀子豉汤主之。(77)

提示：汗下后烦热胸中窒的治法。

析义：1. 原因　汗下后余热郁结于心胸。

2. 机制

烦热 ⎫
胸中窒 ⎭ 余热壅于胸中窒塞感不通

3. 辨证　较上条略重。

4. 治法　同上条。

【原文】　伤寒五六日，大下之后，身热不去，心中结痛者，未欲解也，栀子豉汤主之。(78)

提示：伤寒大下后，心中结痛的治法。

析义：1. 原因　伤寒大下后，热结胸中致变。

2. 机制

身热不去——下后热不退，知热不在阳明 ⎫
心中结痛——邪热内结于心胸 ⎭ 邪热内郁，当有心烦

3. 辨证　①与上条同而稍重。②与小陷胸证的比较(138 条)。

4. 治法　清热、宣郁、解结。

【原文】　伤寒下后，心烦腹满，卧起不安者，栀子厚朴汤主之。(79)

栀子厚朴汤方

栀子十四个，擘　厚朴四两，炙，去皮　枳实四枚，水浸，炙令黄

上三味，以水三升半，煮取一升半，去滓，分二服，温进一服。得吐者，止后服。

提示：下后邪热与浊气内结于胸腹。

1. 机制

心烦——余热内陷于心胸
腹满——浊气壅滞于腹中 } 卧起不安

2. 辨证　与承气腹满证辨。①承气证多未经下；②承气证并有潮热、谵语、大便结等；③栀子证苔虽黄而较薄。

3. 治法　清热除烦，宽中消满。

【原文】　伤寒，医以丸药大下之，身热不去，微烦者，栀子干姜汤主之。(80)

栀子干姜汤方

栀子十四个，擘　干姜二两

上二味，以水三升半，煮取一升半，去滓，分二服，温进一服。得吐者，止后服。

提示：伤寒医以丸药误下，身热微烦的治法。

析义：1. 原因　医以丸药大下，虚其脾胃，导致上热中寒。

2. 机制

微烦——心胸有热——上热
大下后——损伤脾阳——中寒

3. 主证　当有腹痛，便溏，肠鸣下利等。

4. 治法　清上热，温中寒。

【原文】　凡用栀子汤，病人旧微溏者，不可与服之。(81)

提示：栀豉汤的禁忌证。

析义：1. 病人旧微溏——素即脾胃虚寒。

2. 虽有烦证——亦当慎重施用。

3. 不可服——宜活看。参前栀子干姜汤证。

结语　76—81 条

理解栀豉汤的主治证和禁忌证。其少气加甘草，呕加生姜，腹满去豆豉加枳实、厚朴，上热中寒，栀子干姜同用，都是示人随证加减的范例。

【原文】 太阳病发汗，汗出不解，其人仍发热，心下悸，头眩，身瞤动，振振欲擗地者，真武汤主之。(82)

真武汤方

茯苓　芍药　生姜，切　各三两　白术二两　附子一枚，炮，去皮，破八片

上五味，以水八升，煮取三升，去滓，温服七合，日三服。

提示：太阳病误汗阳虚水泛的证治。

析义：1. 原因　太阳表病过汗，汗多阳虚而引起水气上逆的变证。

2. 机制

汗出不解——误汗而病已恶化，非表证不解
心下悸——阳虚不能制水，水气上泛
头眩——水气阻滞阳气不充于上
仍发热——过汗虚阳浮于外
身瞤动振振欲擗地——阳虚不能温煦经脉

病已由表入里由太阳而入少阴。

3. 辨证　①与苓桂术甘证辨(67 条)：其与"发汗则动经，身为振振摇"证类似，但程度不同，本证重而彼证轻而已。②与 316 条"少阴病二三日不已，至四五日，腹痛，小便不利，四肢沉重疼痛，自下利……真武汤主之"辨。

4. 治法　温补脾肾之阳而制寒水上逆。

【原文】 咽喉干燥者，不可发汗。(83)

提示：咽喉干燥者禁汗。

析义：1. 证候　有表证而又有阴液不足证。

2. 机制

咽喉：脾足太阴脉挟咽；肾足少阴脉挟喉咙；肝足厥阴脉循喉咙之后——干燥——阴液不足

3. 治法　①阴不足阳易亢，虽有表证，不可用辛温发汗。②当顾救阴液而发表。

【原文】 淋家不可发汗，汗出必便血。(84)

提示：淋家禁汗。

析义：1. 淋 《金匮》："淋之为病，小便如粟状，少腹弦急，痛引脐中。"(说明淋病有尿意频数，量少而不畅，少腹急迫不舒，尿时尿道中疼痛等特征)，后世分为五淋(膏、石、劳、气、血)。

2. 证候 淋家——津液不足而有热，又患表病。

3. 治法 ①误用辛温发汗使阴液愈亏，邪热更甚，逼血妄行则便血。②宜标本兼顾，护阴而解表。

【原文】 疮家，虽身疼痛，不可发汗，汗出则痓。(85)

提示：疮家禁汗。

析义：1. 疮 ①刀剑伤；②疮疡。

2. 疮家因脓血亡失，气血虚，虽有表证禁汗。

3. 误汗的变证——痓。《金匮》"病者身热足寒，颈项强急，时头热，面赤，目赤，独头动摇，卒口噤，背反张，痓病也"。

4. 辨证 (1) 与麻黄证身疼痛辨：

麻黄证——表实气血流行不畅，寒邪阻滞
本证——表证外兼气血不足证

(2) 与刚痓柔痓辨：

刚痓柔痓——重在外感风寒
本痓——疮家误汗，机制与"夫风病，下之则痓，复发汗，必拘急"理同

【原文】 衄家，不可发汗，汗出必额上陷脉急紧，直视不能眴，不得眠。(86)

提示：衄家禁汗。

析义：1. 证候 衄家患表病。

2. 禁汗的理由 阳络伤则衄血，素即血不足，虽有表病不可用辛温发汗。

3. 额上 ①前额；②囟门；③额两傍：《素问·三部九候论》："上部天，两额之动脉。"王冰注："在额两旁动应于手"是也。

4. 眴 同瞬，目珠动也。

5. 机制 {额上陷脉急紧；直视不能眴；不得眠} 阴津伤阳亢

6. 辨证 55条：伤寒脉浮紧，不发汗，因衄，麻黄汤主之——荣阴未伤表实证在，可汗。

本条衄家禁汗——荣阴已伤阳热易亢，禁汗。

【原文】 亡血家，不可发汗，发汗则寒慄而振。(87)

提示：亡血家禁汗。

析义：1. 证候 亡血家——平素阴血极度亏损的患者，又患有伤寒表病。

2. 误汗的变证——寒慄而振机制 {阳气不能温煦；阴液不能濡养}

3. 与60条"下之后复发汗，必振寒，脉微细"机制互参。

【原文】 汗家，重发汗，必恍惚心乱，小便已阴疼，与禹余粮丸。(88)

提示：汗家禁汗。

析义：1. 证候 汗家兼表病。

2. 发汗太过后变证的机制 {恍惚心乱——心气虚于上神明无主；小便已阴疼——阴液亏于下} 阴阳两虚

3. 尿道痛分虚实。

4. 治法 ①禹余粮方不传。②禹余粮——甘寒而涩，体重去怯。能敛汗固摄，安神镇怯。

5. 本条是阳虚于外，下条是阴盛于内，两者可以互勘。

【原文】 病人有寒，复发汗，胃中冷，必吐蛔。(89)

提示：病人素有寒者禁汗。

析义：1. 证候 中虚里寒兼有表证。

2. 治法 或先温其里后解其表；或表里双解如桂枝人参汤之例(163条)。

3. 变证的机制 吐蛔——中虚胃寒，蛔不能安，亦有吐逆。

结语　82—89 条

理解病人里虚而又兼有表证，应以发汗为戒。误汗能导致阳气虚，或阴血虚，也有属于阴阳俱虚的变证。但既有表证存在，说明治法宜根据病情，善为变通，审慎处理。

真武证是表病误汗后阳虚水泛所致，当与少阴病真武条互参。

【原文】 本发汗，而复下之，此为逆也；若先发汗，治不为逆。本先下之，而反汗之，为逆；若先下之，治不为逆。(90)

提示：表里同病，汗下先后的治疗原则。

析义：1. "本发汗……治不为逆"——说明表里兼见证，表重于里，一般用先表后里的治法。

2. "本先下之"至末句——说明表里兼见证，里重于表，里证急当采用先里后表的治法。即《内经》"病有从内之外，而盛于外，先调其内，而后治其外；从外之内而盛于内，先治其外，而后调其内"之义。

3. 举例　①蓄血桃核证(106 条)——"其外不解，尚未可攻，当先解外；外解已，但少腹急结者，乃可攻之"——先表后里。②蓄血抵当证(124 条)"太阳病六七日，表证仍在……下血乃愈"——里急治里。又有(91 条)"伤寒，医下之，续得下利清谷不止，身疼痛者，急当救里；后身疼痛，清便自调者，急当救表"——先里后表。例 164 条"伤寒大下后，复发汗，心下痞，恶寒者，表未解也。不可攻痞，当先解表……"③亦有表里双解，如桂枝加大黄汤、柴胡桂枝汤之例。

4. 汗——表，下——里　既指具体的汗下治法，又指表里治疗大法。

【原文】 伤寒，医下之，续得下利清谷不止，身疼痛者，急当救里；后身疼痛，清便自调者，急当救表；救里宜四逆汤，救表宜桂枝汤。(91)

提示：辨伤寒误下后表里缓急先后的治法。

析义：1. 证候　伤寒身疼痛——表证当汗误下——变证——不可治表。

2. 机制　脾胃受伤，下焦真阳不足。

3. 治法　虽有外证，当里急治里，里和后再解表。

【原文】 病发热头痛，脉反沉，若不差，身体疼痛，当救其里，四逆汤方。(92)

提示：辨表里同病脉反沉证先后的证治。

析义：1. 证候

$$\left.\begin{cases}\text{发热头痛身疼痛——表证}\\ \text{脉沉——里脉}\end{cases}\right\}\text{表里俱病}$$

2. 辨证　脉沉与“脉沉实者以下解之”辨。

3. 治法　①当参301条“少阴病，反发热，脉沉，麻黄附子细辛汤主之”。②若不差，当用四逆汤。《金鉴》谓脱“下利清谷”四字，可参。

【原文】 太阳病，先下而不愈，因复发汗，以此表里俱虚，其人因致冒，冒家汗出自愈。所以然者，汗出表和故也。里未和，然后复下之。(93)

提示：辨太阳病先下复汗体虚致冒的证治。

析义：1. 证候

$$\text{太阳病}\left.\begin{cases}\text{先下而里虚}\\ \text{复汗而表虚}\end{cases}\right\}\text{表里俱虚}$$

2. 机制　邪气郁滞阳气不伸致冒(汗)——阳气通畅邪气随汗解而愈。“冒”，头目昏冒不清，如有物复冒蒙于头上的样子(并伴有汗出)。

3. 如表解里不和仍可酌用下法。

备考：陈亮师：“有邪盛而冒者，太阳少阳并病眩冒寒也(142条)；有虚脱而冒者，少阴病，下利止而头眩，时时自冒者，死。(297条)是也。此节之冒，不若并病之实，亦不若少阴之危，由表里俱虚，故邪复于表而不散，气郁于里而难伸，但用轻解之法，则汗出而表邪自去矣”(注：末二句与原意有别)。

【原文】 太阳病未解，脉阴阳俱停，必先振慄汗出而解。但阳脉微者，先汗出而解；但阴脉微者，下之而解。若欲下之，宜调胃承气汤。(94)

提示：太阳病战汗而解的情况。

析义：1. 脉阴阳俱停　阴阳作尺寸解，停是脉象暂时沉伏不见之象。

2. 机制　因病人正气较虚，正与邪争，气血被阻，经隧不利，故脉出现暂时沉伏不见之象。正与邪争则战慄，正气胜邪则汗出而解。

3. 辨证　与脉绝不同。"阳脉微"以下文义不明，不释。

【原文】 太阳病，发热汗出者，此为荣弱卫强，欲救邪风者，宜桂枝汤。(95)

提示：再论太阳中风的病因病机及证治。

析义：1. 太阳中风的病因病机

病因：外感风邪(邪风)

病机：荣弱卫强。与 12 条"阳浮者热自发，阴弱者汗自出"大体相同

2. 太阳中风的证治

证候
- 发热——风邪袭表，卫气浮盛与邪争，"卫强"是也
- 汗出——卫不固外，营不内守，"荣弱"是也

治法：欲救邪风(解肌祛风，调和营卫)，用桂枝汤。

结语　90—95 条

理解表里俱病，在治法上，大抵病侧重于阳者多宜先表后里，侧重于阴者，多宜先里后表。其发汗致冒而愈，里未和复汗，及战汗脉停，有出表入里两途。都是说明应当掌握病势的轻重缓急，而定表里先后之治则。

【原文】 伤寒五六日中风，往来寒热，胸胁苦满，嘿嘿不欲饮食，心烦喜呕，或胸中烦而不呕，或渴，或腹中痛，或胁下痞硬，或心下悸，小便不利，或不渴、身有微热，或咳者，小柴胡汤主之。(96)

小柴胡汤方

柴胡半斤　黄芩三两　人参三两　半夏半升，洗　甘草，炙　生姜各三两，切　大枣十二枚，擘

上七味，以水一斗二升，煮取六升，去滓，再煎取三升，温服一升，日三服。若胸中烦而不呕者，去半夏、人参，加瓜蒌实一枚；若渴，去半夏，加人参合前成四两半、瓜蒌根四两；若腹中痛者，去黄芩，加芍药三

两;若胁下痞硬,去大枣,加牡蛎四两;若心下悸、小便不利者,去黄芩,加茯苓四两;若不渴,外有微热者,去人参,加桂枝三两,温覆微汗愈;若咳者去人参、大枣、生姜,加五味子半升、干姜二两。

提示:少阳病的主治证及或然证。

析义:1. 伤寒五六日中风　①原因:伤寒中风者能成为少阳病。②少阳病多属续发性。③有倒装句法。

2. 主证的机制

往来寒热——正邪分争
胸胁苦满——邪热壅于少阳经
嘿嘿不欲饮食——邪热内郁,胸中气机不宣,影响于胃
心烦——热迫胸心
喜呕——胃气上逆

3. 治法　用小柴胡汤和解表里,疏利三焦,调达升降,扶正祛邪。

4. 副证的证治　①或胸中烦而不呕——邪热郁于胸,胃气未逆,热郁则不宜甘补,去人参,不逆则不须辛散,去半夏,加瓜蒌实清热解结。②或渴——木火内盛,津虚气燥,去半夏之燥;加人参甘润,瓜蒌根凉胃生津。③或腹中痛:木火乘脾,去黄芩苦寒,因不利脾阳,加芍药疏肝和脾止痛。④或胁下痞硬:邪热与水饮聚于少阳,去大枣甘能壅满,加牡蛎咸以软坚。⑤或心下悸,小便不利——决渎失职,水蓄不行,去黄芩以欲得寒则停;加茯苓以欲得淡渗则利。⑥或不渴身有微热,兼表加桂枝解表,去人参,恐滞邪气。⑦或咳——肺寒气逆,去人参、大枣甘壅恐助气逆;去生姜、换干姜加五味——温肺降逆。

【原文】　血弱气尽,腠理开,邪气因入,与正气相搏,结于胁下。正邪分争,往来寒热,休作有时,默默不欲饮食,脏腑相连,其痛必下,邪高痛下,故使呕也,小柴胡汤主之。服柴胡汤已,渴者,属阳明,以法治之。(97)

提示:小柴胡证的病理及转属阳明的治法。

析义:1. 承上条而解释少阳发病之原因机制等。

2. 原因　血弱气尽及以下三句,说明少阳病形成与正虚邪入正邪相争有关。

3. 机制

往来寒热——正邪分争
胸胁满——结于少阳部位
嘿嘿不欲饮食，喜呕腹痛——肝胆(脏腑)相连，能影响于脾胃，或下阻而为腹痛，或上逆而为呕

4. 治法　和解少阳，主以小柴胡汤。

5. 转归　①如服柴胡汤已——渴——阳明——以治法之。②此渴与少阳或渴证不同。

【原文】 得病六七日，脉迟浮弱，恶风寒，手足温。医二三下之，不能食，而胁下满痛，面目及身黄，颈项强，小便难者，与柴胡汤，后必下重。本渴饮水而呕者，柴胡不中与也，食谷者哕。(98)

提示：伤寒表里证误下致变的柴胡疑似证。

析义：1. 原来证

得病六七日：脉迟手足温——太阴；浮弱恶风寒——太阳——表里证

2. 误下后的机制

不能食——医二三下重伤胃气
胁下满痛——下后脾虚肝气横逆
面目身黄——邪陷太阴湿郁
颈项强——表亦未解
小便难——脾不转输(参 278 条“伤寒脉浮而缓，手足温者，系在太阴。太阴当发身黄，若小便自利，不能发黄”)

治法：温中或双解，不可与小柴胡汤。

3. 与柴胡汤后的变证　①下重——脾虚气陷。②与热利下重不同(参 371 条)。

4. 小柴胡之禁忌　①本渴而饮水呕：一参《金匮》“先渴却呕者，为水停心下，此属饮家”条。是脾虚水停，胃失和降，不可妄用小柴胡汤。②误与柴胡则中气益虚，寒饮水逆——哕证。

【原文】 伤寒四五日，身热恶风，颈项强，胁下满，手足温而渴者，小柴胡汤主之。(99)

提示：三阳证见，治从少阳。

析义：1. 证候

三阳证
- 身热恶风颈项强——太阳
- 胁下满——少阳
- 手足温而渴——阳明

2. 机制　说明感邪数日后，病入少阳，但太阳之表证既未解而阳明的津液又伤。

3. 治法　①用汗解又有里证，用清下又非阳明大热，故采用从枢转而外达的方法，以少阳为主。②当宗加减法。

4. 辨证　与上条手足温辨，并参 278 条。

【原文】 伤寒，阳脉涩，阴脉弦，法当腹中急痛，先与小建中汤，不差者，小柴胡汤主之。(100)

提示：少阳里虚寒，用先补后和法。

析义：1. 证候

伤寒
- 阳(浮取)脉涩——气血虚
- 阴(沉取)脉弦——少阳病

（以上）少阳里虚寒

2. 机制
- 阳脉涩——气血虚寒，脉现不利
- 阴脉弦——病入少阳，脉现主脉
- 腹中急痛——脾气虚，肝气横逆

3. 补充　当有少阳证：①以方测证；②以脉括证。

4. 治法

(1)
- 先与小建中
- 再与小柴胡

（以上）先补后和从内之外的治法

(2) 小建中饴糖为主，大甘之味益中气，培气血之源；桂枝汤加芍调和营卫，制肝和脾缓急止痛

5. 辨证　与小柴胡汤或然证腹痛辨：①无脉涩；②腹痛较和。

【原文】 伤寒中风，有柴胡证，但见一证便是，不必悉具。……(101 上)

提示：辨柴胡汤的使用法。

析义：1. 原因　伤寒或中风而致人发病。

2. 主要精神　说明只要病入少阳见到有柴胡证，虽不全备，但可用和解的柴胡汤。

3. 有正面又有反面　反之如有柴胡类似证也不可用柴胡汤。上条“得病六七日，脉迟浮弱……柴胡不中与也”(98条可参)。

4. 但见一证便是　①37条“胸满胁痛”；②99条“胁下满”；③149条“呕而发热”；④143条“胸胁下满”；⑤144条“寒热，发作有时”可参。另有谓五大主证全具再兼一或然证。郑重光以“往来寒热”是主证，此外兼胸满……之一，均非是。

【原文】　……凡柴胡汤病证而下之，若柴胡证不罢者，复与柴胡汤，必蒸蒸而振，却复发热汗出而解。(101下)

提示：辨误下后服柴胡汤的机转。

析义：1. 柴胡证当和反下——逆治。

2. 机制　误下后证有变有不变：①267条“若已吐下、发汗、温针、谵语，柴胡汤证罢，此为坏病”，已变。②本条未变，由于正气因下而损，汤后正气振奋与邪相争而发生战汗，94条“太阳病，脉阴阳俱停，必先战慄汗出而解”是。③虽证情未变，但治法不合理，故154条仍重复提到。

【原文】　伤寒二三日，心中悸而烦者，小建中汤主之。(102)

小建中汤方

桂枝三两，去皮　甘草二两，炙　大枣十二枚，擘　芍药六两　生姜三两，切　胶饴一升

上六味，以水七升，煮取三升，去滓，内饴，更上微火消解，温服一升，日三服。呕家不可用建中汤，以甜故也。

提示：伤寒心中悸而烦的证治。

析义：1. 伤寒中气虚证。

2. 机制

心中悸——中气虚，气血不足 }
伤寒烦——邪欲内扰 } 伤寒中虚证

3. 辨证　与少阳心下悸心烦有不同。

王宇太：“先烦而后悸属热(265条)，先悸而后烦属虚”(即本条)。

4. 治法 益其中气，补气血生化之源，扶正兼祛邪，里和而表解。《金匮·血痹虚劳篇》“虚劳里急，悸，衄，腹中痛，梦失精，四肢酸疼，手足烦热，咽干口燥，小建中汤主之。”可参。

【原文】 太阳病，过经十余日，反二三下之，后四五日，柴胡证仍在者，先与小柴胡。呕不止，心下急，郁郁微烦者，为未解也，与大柴胡汤，下之则愈。(103)

大柴胡汤方

柴胡半斤 黄芩三两 芍药三两 半夏半升，洗 生姜五两，切 枳实四枚，炙 大枣十二枚，擘

上七味，以水一斗二升，煮取六升，去滓，再煎，温服一升，日三服。一方加大黄二两。若不加，恐不为大柴胡汤。

提示：少阳兼里实的证治。

析义：1. 太阳病过经——太阳——太阳病。

2. 机制 (1) 下后柴胡证仍在，仍与和解，故先与小柴胡。

(2) 兼里实证 {呕不止、心下急、郁郁微烦} 邪热郁于阳明，胃气上逆

说明大柴胡既有少阳又有里实，136条，“伤寒十余日，热结在里，复往来寒热，与大柴胡汤”可参。165条“伤寒发热，汗出不解，心下痞硬，呕吐而下利者，大柴胡汤主之”亦可参较。

3. 治法 因病兼里实，故去人参甘草的甘缓留邪，加枳实芍药去热滞，缓急迫，甚则加大黄，是一方二法，亦是双解之剂。

【原文】 伤寒十三日不解，胸胁满而呕，日晡所发潮热，已而微利，此本柴胡证，下之以不得利，今反利者，知医以丸药下之，此非其治也。潮热者，实也，先宜服小柴胡汤以解外，后以柴胡加芒硝汤主之。(104)

柴胡加芒硝汤方

柴胡二两十六铢 黄芩一两 人参一两 甘草一两，炙 生姜一两，切 半夏二十铢，本云五枚，洗 大枣四枚，擘 芒硝二两

上八味，以水四升，煮取二升，去滓，内芒硝，更煮微沸，分温再服。

不解，更作。

臣亿等谨按，《金匮玉函》方中无芒硝。别一方云，以水七升，下芒硝二合，大黄四两，桑螵蛸五枚，煮取一升半，服五合，微下即愈。本云，柴胡再服，以解其外，余二升加芒硝、大黄、桑螵蛸也。

提示：误用丸药下后的治法。

析义：少阳里实分三段：

1. 伤寒十三日不解｛胸胁满而呕；日晡所发潮热｝少阳阳明并病

2. (1)以上既有少阳，又兼阳明。所谓柴胡证，当指大柴胡说。

(2) 已而微利，通过问诊知医以丸药下之：①丸药性缓，留中而不去，不能荡涤肠胃，故虽微利而前证依然存在。②一说当时丸药多用巴豆甘遂类毒性下剂。

3. 误治后变证及用药救治之法　潮热者实也，若有少阳证先宜服小柴胡解外，后用柴胡加芒硝汤兼治里实。

柴胡加芒硝汤｛
小柴胡——三分之一以治少阳｝和解微兼泻热去实
加芒硝——用亦量小以治阳明｝和解微兼泻热去实
后纳芒硝：①芒硝易化；②误下后意在中和｝

【原文】 伤寒十三日，过经谵语者，以有热也，当以汤下之。若小便利者，大便当硬，而反下利，脉调和者，知医以丸药下之，非其治也。若自下利者，脉当微厥，今反和者，此为内实也，调胃承气汤主之。(105)

提示：太阳转属阳明误用丸药攻下后的证治。

析义：1. 太阳转属阳明证治

｛伤寒十三日——约略之数
谵语——病转阳明
小便自利——水渗膀胱
大便当硬——燥屎内结
脉必沉实——燥热结实｝

治当苦寒攻下，因燥实内结，宜用承气汤类。

2. 误用丸药攻下后证治

而反下利——热结旁流
脉来沉实(脉调和者)——阳明腑实,即所谓脉证相合

盖丸药性缓,肠中坚实之物未去,而胃气受到损伤。

“今反和者,此为内实”,说明本证误治后病机及应对之法,盖本证下利,脉来调和,是胃有热实,而非虚寒,但因丸药误下,胃气徒伤,故当调和胃气,用调胃承气汤。

3. “脉当微厥”解　是说脉微而肢厥。一说微与厥均指脉象。两相比较,当以前说比较符合实际。

4. 鉴别　本条与104条柴胡加芒硝汤证均为丸药误下后的证治,但病机证治不同。

【原文】 太阳病不解,热结膀胱,其人如狂,血自下,下者愈。其外不解者,尚未可攻,当先解其外;外解已,但少腹急结者,乃可攻之,宜桃核承气汤。(106)

桃核承气汤方

桃仁五十个,去皮尖　大黄四两　桂枝二两,去皮　甘草二两,炙　芒硝二两

上五味,以水七升,煮取二升半,去滓,内芒硝,更上火,微沸下火,先食温服五合,日三服,当微利。

提示:太阳病不解的蓄血证治。

析义:1. 病因　太阳病不解,内热郁于少腹膀胱部位,邪热与瘀血初结而成蓄血。

2. 机制
- 其人如狂——瘀热结于血分,心主血,血热上灼影响神明。《素问·调经论》所谓“血并于阴,气并于阳,故为惊狂”
- 少腹急结——热盛血瘀结于少腹

钱天来:“太阳在经之表邪未解,故热邪随经内入于腑,而瘀热结于膀胱,则热在下焦,血受煎迫,故溢回肠,其所不能自下者,蓄积于少腹而急结也。……历见蓄血必从大便而出,未见有伤寒蓄血而出于小便者,若果出于小便,何反用桃仁承气及抵当通其大便乎?”可参。

3. 治法　①血自下,下者愈,与太阳病脉浮紧,发热,身无汗,自

衄者愈的机转同（47 条）；②外未解当先解外；③外已解，或只见蓄血乃可攻之。

用桃核承气——调胃承气加桂枝、桃仁。调胃承气清热和胃通便，桂枝通阳行气，桃仁解凝破瘀，则奏清热解结消瘀活血之功。

【原文】 伤寒八九日，下之，胸满烦惊，小便不利，谵语，一身尽重，不可转侧者，柴胡加龙骨牡蛎汤主之。（107）

柴胡加龙骨牡蛎汤方

柴胡四两　龙骨　黄芩　生姜，切　铅丹　人参　桂枝，去皮　茯苓各一两半　半夏二合半，洗　大黄二两　牡蛎一两半，熬　大枣六枚，擘

上十二味，以水八升，煮取四升，内大黄，切如棋子，更煮一两沸，去滓，温服一升。本云，柴胡汤今加龙骨等。

提示：伤寒下后邪入少阳表里虚实错杂证证治。

析义：1. 原因　伤寒八九日误下后，邪热入于少阳及表里虚实错杂证。

2. 机制

胸满——少阳邪热未解
烦惊——心无所主，神明不安。成无己："心恶热而神不安也"
小便不利——三焦决渎失职
谵语——胃热
一身重不可转侧——①枢机不利；②表不解；③热盛伤气

3. 治法　以攻补兼施敛散互用法，以和解少阳为主，而又和表清里，安定神明。

结语　96—107 条

理解少阳病的病因、症状、机制、治法、主方和禁例。少阳病以小柴胡汤为主方。如果兼见里实为大柴胡汤证。少阳病兼里实而正气较虚为柴胡加芒硝汤证。以少阳病为主，而证候表里并见的是柴胡加龙牡汤证，并须与后少阳病各条合参。

桃核承气证，为太阳腑病蓄血，当与后抵当证互参。

【原文】 伤寒腹满谵语，寸口脉浮而紧，此肝乘脾也，名曰纵，刺期门。(108)

提示：肝邪乘脾的证治。

析义：1. 纵　按五行生克乘侮，木邪放纵无忌，侮其所胜，脾土受制，则曰“纵”也。

2. 肝邪乘脾证治

腹满——脾主腹。木邪乘土，气机郁滞
谵语——肝主语。木盛侮土，肝风内炽
寸口脉浮而紧——《辨脉法》：“脉浮而紧者，名曰弦也。”肝乘脾故

治法：疏泄肝经实邪，宜针刺肝经募穴期门。

3. 与阳明腹满谵语辨

阳明腹满谵语——脉沉迟实大，有潮热、腹痛，是燥实阻结

肝乘脾腹满谵语——寸口脉浮而紧，无潮热腹痛，是肝邪乘脾

4. 肝邪乘脾证，临床有实有虚，虚者宜扶脾为主，实者宜泻肝为主。

【原文】 伤寒发热，啬啬恶寒，大渴欲饮水，其腹必满。自汗出，小便利，其病欲解，此肝乘肺也，名曰横，刺期门。(109)

提示：肝邪乘肺的证治。

析义：1. 横　按五行生克乘侮，木行乘金，侮其不胜，金气虚而脾无所制，横行无忌，则曰“横”也。

2. 肝邪乘肺的证治

发热恶寒——肺主皮毛。肺受肝邪所乘，毛窍开阖失司
大渴欲饮水——木火刑金，肺金灼热
其腹必满——肺主治节。肝邪乘肺，肺失通调水道功能，可有腹满与小便不利

治法：当泻肝邪，仍刺期门。

3. “自汗出，小便利，其病欲解”为倒装句法，应放在“刺期门”的后面。盖“刺期门”后，肝邪得泻，肺不受侮，毛窍通畅，水道通调，则自汗出，小便利，病欲解也。

4. 本条紧承108条肝乘脾之证治，可以对看。

【原文】 太阳病，二日反躁，凡熨其背，而大汗出，火热入胃，胃中水竭，躁烦必发谵语。十余日振慄自下利者，此为欲解也。故其汗从腰以下不得汗，欲小便不得，反呕，欲失溲，足下恶风，大便硬，小便当数，而反不数，及不多，大便已，头卓然而痛，其人足心必热，谷气下流故也。(110)

提示：太阳病误火坏证及正复欲解的证候。

析义：段落分二段：

1. 述太阳病误治经过及向愈的机转

(1) 证候 { 太阳病——表证——辛解
反躁——里热——凉解 } 熨是误治

(2) 变证：火邪入胃，胃中热盛津伤——躁烦——谵语

(3) 自愈的机转：十余日后火邪微，津液复，振慄——表解。自下利——里和——欲解

2. 补述误火后自解前的症状及病理。

(1) 机制 {
- 从腰以下不汗、欲小便不得 } 津液为热耗而不得下通
- 呕——胃热气逆
- 欲失溲足下恶风——气不得通行于下
- 大便硬小便当数，而反不数及不多——火气内燥，津液不下通，即小便数者，大便当硬也

(2) 重申自解的现象及机制：

{ 大便已头痛——阳气下降，头中阳虚
足心必热——阳气下达

【原文】 太阳病中风，以火劫发汗，邪风被火热，血气流溢，失其常度。两阳相熏灼，其身发黄。阳盛则欲衄，阴虚小便难。阴阳俱虚竭，身体则枯燥，但头汗出，剂颈而还，腹满微喘，口干咽烂，或不大便，久则谵语，甚者至哕，手足躁扰，捻衣摸床。小便利者，其人可治。(111)

提示：火逆血气流溢及其预后。

析义：1. 太阳中风宜和营卫解肌发汗，用火劫是误治。

2. 变证的机制　既受邪风又被火热，于是使气血沸腾失去了正常运行的规律。

黄——风火两阳熏灼血气流溢
衄——阳盛迫血上行损伤阳络
小便难——阴偏虚津液为热所耗
身体枯燥——气血不足（阴阳虚竭）
但头汗出剂颈而还——火热炎上
腹满微喘——热邪聚于肠胃
口干咽烂——火盛津伤
或不大便久则谵语——胃热影响神明
甚则至哕——胃败气逆
手足躁扰捻衣摸床——阴竭阳越的危证

3. 预后　小便利——津液尚未尽竭，化源未绝——可治。如果小便全无是化源已绝，亦示人治热性病存津液之旨。

【原文】　伤寒脉浮，医以火迫劫之，亡阳，必惊狂，卧起不安者，桂枝去芍药加蜀漆牡蛎龙骨救逆汤主之。(112)

桂枝去芍药加蜀漆牡蛎龙骨救逆汤方

桂枝三两，去皮　甘草二两，炙　生姜三两，切　大枣十二枚，擘　牡蛎五两，熬　蜀漆三两，洗，去腥　龙骨四两

上七味，以水一斗二升，先煮蜀漆，减二升，内诸药，煮取三升，去滓，温服一升。本云，桂枝汤今芍药加蜀漆、牡蛎、龙骨。

提示：伤寒表证误用火法亡心阳的证治。

析义：1. 伤寒脉浮当解，误用火法强发其汗，造成亡心阳的变证。

2. 机制　惊狂卧起不安——汗为心之液，亡阳则心气虚，心恶热，火热内迫，则心神浮越。

3. 辨证　①与桂枝加附子汤证不同（20 条）；②与四逆汤证不同（29 条）；③与阳明热盛而狂不同。

4. 治法　与桂枝去芍汤和荣卫，解未尽的表邪，益阳气；加龙牡镇静安神，敛浮越的心阳；蜀漆散火邪，消痰浊。本方是解未尽的表

邪、益阳镇惊、止狂救逆之剂。

【原文】 形作伤寒，其脉不弦紧而弱。弱者必渴，被火必谵语。弱者发热脉浮，解之当汗出愈。(113)

提示：温病初起误火的证候及禁忌。

析义：1. 形作伤寒的证治

原因：温病初起，风热在表，邪在卫分。

机制：
- 形作伤寒——有类似于伤寒的证候
- 脉不弦紧而弱——弱脉与伤寒脉相对而言，是温病初起脉象
- 弱者必渴——温病初起，热炽津伤
- 弱者发汗脉浮——温病初起，邪在卫分

治法：辛凉宣散，所谓“解之当汗出愈。”吴鞠通曰：“温病亦喜发汗，发汗则宜辛凉解肌。”

禁忌：不可妄以火攻取汗。

2. 误火的变证　被火必谵语——温为阳邪，火亦为阳，温病被火，火上加油，热乱心神。

“被火必谵语”句亦属倒装文法，宜接在“解之当汗出愈”句下。

3. 辨证　温病脉弱有口渴，伤寒脉紧口不渴，两者性质不同。

【原文】 太阳病，以火熏之，不得汗，其人必躁，到经不解，必清血，名为火邪。(114)

提示：火邪迫血下行。

析义：1. 太阳病当汗，以火熏之是逆治。

2. 误火后变证的机制

- 不得汗——表邪被郁，热无从出
- 躁——火热内迫，神明不安
- 清血——火迫营血，阴络受伤

以上三证：到经(火邪逆于经脉而引起的变证)不解

【原文】 脉浮热甚，而反灸之，此为实。实以虚治，因火而动，必咽燥吐血。(115)

提示：误用灸治，逼血上行而致咽燥吐血。

析义：1. 脉浮热甚——太阳表实证当汗，用灸是误治。

2. 误灸后变证的机制　咽燥吐血——邪不外泄，火热内攻，逼血

上行，损伤阳络。

3. 辨证　①与上条辨：上条是火邪下迫热伤阴络的便血证，本条是火邪上逆热伤阳络的吐血证。②与下条辨：本条是表实阳盛证，下条是阴虚火盛证，同样都不可用灸法。

【原文】　微数之脉，慎不可灸，因火为邪，则为烦逆，追虚逐实，血散脉中，火气虽微，内攻有力，焦骨伤筋，血难复也。脉浮，宜以汗解，用火灸之，邪无从出，因火而盛，病从腰以下必重而痹，名火逆也。欲自解者，必当先烦，烦乃有汗而解。何以知之？脉浮，故知汗出解。(116)

提示：阴虚内热与表证未解误用灸法的变证及自愈机转。

析义：1. 微数之脉误用灸法变证

脉 { 微——阴虚；数——内热 } 阴虚内热，治宜滋阴清热，用灸是误治

机制 { 烦逆——火邪内炽而气上逆；焦骨伤筋——津血虚阴更不足 } 追虚逐实

2. 表证误用火灸的变证

{ 脉浮——正气向外抗邪，宜发汗解表；肢体困重——气虚不运；腰以下麻痹——血亏不能濡养 } 误用火灸，阳热益盛，气血更耗，名曰“火逆”

3. 表证自愈机转

{ 脉浮——表证误灸，正气尚旺；心烦——正气来复，正邪交争；有汗——先烦后汗，正胜邪却 }

【原文】　烧针令其汗，针处被寒，核起而赤者，必发奔豚，气从少腹上冲心者，灸其核上各一壮，与桂枝加桂汤，更加桂二两也。(117)

桂枝加桂汤方

桂枝五两，去皮　芍药三两　生姜三两，切　甘草二两，炙　大枣十枚，擘

上五味，以水七升，煮取三升，去滓，温服一升。本云，桂枝汤今加桂满五两。所以加桂者，以能泄奔豚气也。

提示：表证误用烧针取汗，致发心阳虚肾气上逆的证治。

析义：1. 表证误用烧针，表既未解，又引起奔豚等变证。

2. 机制

针处核起而赤——针处受寒邪不得散	}	奔豚
气从少腹上冲——汗后心阳虚，肾寒之气上乘	}	奔豚

3. 治法　①灸其核上各一壮——散针处之寒邪。②与桂枝加桂汤——调营卫，解肌表，散寒邪，止冲逆。

4. 与 65 条茯苓桂枝甘草大枣汤证脐下悸欲作奔豚比较。

【原文】　火逆下之，因烧针烦躁者，桂枝甘草龙骨牡蛎汤主之。(118)

桂枝甘草龙骨牡蛎汤方

桂枝一两，去皮　甘草二两，炙　牡蛎二两，熬　龙骨二两

上四味，以水五升，煮取二升半，去滓，温服八合，日三服。

提示：火逆烧针出现亡心阳烦躁的证治。

析义：1. 表证用火(烧针)复下，以致发生火逆的变证。

2. 机制　烦躁——心阳受火逆而伤，神明不安。

3. 辨证　①与 64 条桂枝甘草汤心下悸欲得按辨。64 条心悸证较轻，本条烦躁证较重，故加龙牡，然同是损伤心阳之证。②与 112 条桂枝去芍加蜀漆龙牡救逆汤辨，救逆汤证有表未解，其惊狂较本条烦躁重，但亦是损伤心阳。

4. 治法　潜阳镇逆，宁心益阳。

【原文】　太阳伤寒者，加温针必惊也。(119)

提示：太阳伤寒误用温针的变证。

析义：1. 太阳伤寒病邪在表当汗，用温针是逆治。

2. 机制　惊——心主神明。心恶热，火邪内迫，神明不安。

结语　108—119 条

本章主要讨论的是火逆证。所谓“火逆”，就是指或熏或熨或用烧针后而引起的一种变证。火逆不仅伤阳，更能伤阴。现代火治虽少用，但治外感病有时用辛温燥烈药逼汗，仍同于犯火逆之禁。

理解桂枝去芍药加蜀漆龙骨牡蛎救逆汤，桂枝甘草龙骨牡蛎汤，桂枝加桂汤的主治证。

【原文】 太阳病，当恶寒发热，今自汗出，反不恶寒发热，关上脉细数者，以医吐之过也。一二日吐之者，腹中饥，口不能食；三四日吐之者，不喜糜粥，欲食冷食，朝食暮吐。以医吐之所致也，此为小逆。(120)

提示：太阳病误吐致脾胃气虚的证候。

析义：1. 成因　表病误吐，得自汗出而表解；因吐而脾胃伤，为里未和。

2. 变证的机制

脉细数——细为液少，数为有热(虚燥)
一二日吐之，腹中饥，口不能食——脾阳未损，胃气受伤
三四日吐之，欲食冷食——胃液不足
朝食暮吐——脾阳受伤
} 小逆

3. 辨证　①一般胃热能消谷，胃寒不能食(参194条)。②食入即吐为胃热，朝食暮吐为脾寒。

【原文】 太阳病吐之，但太阳病当恶寒，今反不恶寒，不欲近衣，此为吐之内烦也。(121)

提示：太阳病误吐致内热生烦。

析义：1. 成因　表病当汗而误吐，表虽解而引起内烦的变证。

2. 机制

不恶寒——表已解
不欲近衣(恶热)——阳明特征
内烦——误吐津伤胃燥生热
} 胃热气津受伤之证

3. 治法　益气生津，清热止烦，《金鉴》谓宜竹叶石膏汤。

【原文】 病人脉数，数为热，当消谷引食，而反吐者，此以发汗，令阳气微，膈气虚，脉乃数也。数为客热，不能消谷，以胃中虚冷，故吐也。(122)

提示：汗后引起胃中虚冷的脉证。

析义：1. 成因　汗后引起胃中虚冷的吐证。

2. 机制　①发汗使在表的阳气微，胸膈的阳气虚。②脉数是虚燥的假象，胃中虚冷是实情。因胃中虚冷不能消谷，故吐，此与 76 条“发汗后水药不得入口为逆”机制略似。

3. 辨证　脉数有表里虚实不同。

【原文】　太阳病，过经十余日，心中温温欲吐，而胸中痛，大便反溏，腹微满，郁郁微烦。先此时自极吐下者，与调胃承气汤。若不尔者，不可与。但欲呕，胸中痛，微溏者，此非柴胡汤证，以呕故知极吐下也。调胃承气汤。（123）

提示：吐下致变及辨调胃承气汤与小柴胡汤的使用方法。

析义：1. 太阳病误用吐下致变证治

吐下津伤胃燥成实：
- 太阳病过经十余日——表证已去，病转他经
- 心下温温欲吐——邪蕴胃脘
- 胸中痛——气逆胸中
- 大便反溏——吐下伤中，胃肠余热
- 腹微满——热邪郁滞
- 郁郁微烦——阳明胃热

治法：泻热和胃，与调胃承气汤。

2. “若不尔者，不可与”，当指太阳表病误用吐下致变，病转胃肠燥热而说，否则不可与调胃承气汤。

3. 辨调胃承气汤及小柴胡汤使用法

（1）反复申辩“但欲呕，胸中痛，便溏”是吐下津伤，病在胃肠，不在脏腑，故“非柴胡证”，而不能用小柴胡汤。

（2）“以呕故知极吐下”，说明病本吐下胃气损伤，热聚胃腑而胃气上逆，宜用调胃承气汤。

结语　120—123 条

阐明误用吐法后病机的转化，有寒证与热证的不同。分析误治后而引起的呕吐证，有虚寒也有实热。其脉数为客热，为胃中虚冷，使人了解诊法必须脉证合参，才能得出正确的结论。

【原文】　太阳病六七日，表证仍在，脉微而沉，反不结胸，其人发

狂者，以热在下焦，少腹当硬满，小便自利者，下血乃愈。所以然者，以太阳随经，瘀热在里故也，抵当汤主之。(124)

抵当汤方

水蛭，熬　虻虫各三十个，去翅足，熬　桃仁二十个，去皮尖　大黄三两，酒洗

上四味，以水五升，煮取三升，去滓，温服一升。不下，更服。

提示：太阳随经瘀热在里的蓄血证治。

析义：1. 成因　太阳随经瘀热在里而为蓄血。

2. 证候　少腹硬满发狂，小便自利。

3. 机制
- 少腹硬满——瘀热结于下焦血分
- 发狂——血热互结影响神明
- 小便利——病不在气分

4. 辨证　(1) 与结胸证辨：
- 结胸脉沉紧，证有从心下至少腹硬满痛不可近(上焦)
- 蓄血脉沉，证有少腹硬满，发狂或喜忘(下焦)

(2) 与桃核证(106条)辨：从证情治法方药分析，同是蓄血，但桃核证轻而本证重。

5. 与蓄水证辨　蓄水证见外有表证，内有蓄水，证有脉浮、发热、小便不利，没有神志症状。

6. 脉象　脉沉而微，乃脉沉滞不起之象，与下文脉沉结相发，少阴病脉沉微。

7. 治法　①蓄血重证里急治里。②破瘀血泄结热。

【原文】　太阳病身黄，脉沉结，少腹硬，小便不利者，为无血也。小便自利，其人如狂者，血证谛也，抵当汤主之。(125)

提示：辨蓄血证治。

析义：1. 成因　太阳随经瘀热在里的蓄血证。

2. 辨证　与阳黄证辨：
- 太阳病身黄，脉沉结，少腹满小便不利——阳黄
- 太阳病身黄，脉沉结，少腹硬小便自利——蓄血

蓄血以发狂为特征，阳黄有目黄。

3. 机制　蓄血发黄：①病久；②热蒸血瘀，营气不能敷布——发黄。

4. 其他同上条。

【原文】 伤寒有热，少腹满，应小便不利，今反利者，为有血也，当下之，不可余药，宜抵当丸。(126)

抵当丸方

水蛭二十个，熬　虻虫二十个，去翅足，熬　桃仁二十五个，去皮尖　大黄三两

上四味，捣分四丸，以水一升，煮一丸，取七合服之，晬时当下血，若不下者，更服。

提示：蓄血病及其缓治法。

析义：1. 成因　表热随经入里而为血结。

2. 证候　伤寒有热，少腹满，小便利(当有发狂或如狂喜忘证)。

3. 辨证　①与蓄水证辨：

伤寒少腹满小便利——蓄血
伤寒少腹满小便不利——蓄水

②与桃核、抵当汤证辨：

桃核承气汤证——少腹急结——如狂
抵当汤证——少腹硬满——发狂
抵当丸证——少腹满——发狂(省文)

桃核承气汤——服后当微利
抵当汤——不下更服
抵当丸——晬时当下血

【原文】 太阳病，小便利者，以饮水多，必心下悸；小便少者，必苦里急也。(127)

提示：辨水停的部位及症状。

析义：1. 太阳病初病不欲饮，欲饮是胃燥当少少与饮以和其胃(参71条)，今饮水多遂成停水的变证。

2. 饮水多，心下悸，小便利(对举而言)——胃阳不充水停心下。

3. 饮水多，苦里急，小便不利——水蓄膀胱。

4. 治法　注家有谓上段是茯苓甘草汤证，下条是五苓证，可以备参(参 73 条)。

结语　124—127 条

理解太阳腑病蓄血的病因、证候、脉象、机制和治法及抵当汤、抵当丸、桃核承气汤三方，在临床实践中治疗蓄血，应当如何区别运用。

辨蓄水证与蓄血证的不同处，重点在小便利与小便不利。但蓄水证亦有小便利，须审辨。

第四章

辨太阳病脉证并治下

【原文】 问曰:病有结胸,有脏结,其状何如?答曰:按之痛,寸脉浮,关脉沉,名曰结胸也。(128)

何谓脏结?答曰:如结胸状,饮食如故,时时下利,寸脉浮,关脉小细沉紧,名曰脏结。舌上白苔滑者,难治。(129)

提示:辨结胸与脏结的主要脉证。

析义:1. 辨证　结胸与脏结:

脉证:
- 结胸证心下硬痛,大便结,寸脉浮,关脉沉(沉紧)
- 脏结证如结胸状,时时下利,饮食如故,寸脉浮,关脉小细沉紧

机制:
- 结胸属阳属热属实,病在胸——结胸
- 脏结属阴属寒属实,病在脏——脏结

脉象:
- 结胸寸脉浮,是邪热在上;关脉沉(紧)主水结于心下
- 脏结寸脉浮,主阳虚于上;关脉小细沉紧主寒结于里(小细是眼目)

治法:
- 结胸可攻
- 脏结温化,若见舌苔白滑,为中虚寒甚,正虚邪结——攻补两难——难治

2. 结胸与脏结,有可治证,亦有危重证。

【原文】 脏结无阳证,不往来寒热,其人反静,舌上苔滑者,不可攻也。(130)

提示:脏结证不可攻。(承前条辨脏结证及治法)

析义:1. 辨证

- 无阳证——非太阳
- 不往来寒热——非少阳
- 反静——非阳明

以上病为阴结属脏

2. 机制　舌上苔滑——中阳气衰寒气凝滞之象。

3. 治法　不可攻。当与温补运化之法。

【原文】　病发于阳，而反下之，热入因作结胸；病发于阴，而反下之，因作痞也。所以成结胸者，以下之太早故也。……(131 上)

提示：结胸及痞证的成因和症状。

析义：1. 成因

太阳病误下 ｛ 病人胃阳素盛且有痰饮，下后阳邪内陷，如与水相结——病发于阳——结胸
　　　　　　 病人胃阳不足，内无水饮，误下后胃不和，邪热结于心下——病发于阴——痞

结胸与痞有误下也有不误下而得，如 135 条结胸证，157 条生姜泻心证可参。

2. 辨证　结胸与痞证不同。

3. 治法　结胸当下，但不能下之过早，痞则不可下。

【原文】　……结胸者，项亦强。如柔痉状，下之则和，宜大陷胸丸。(131 下)

大陷胸丸方

大黄半斤　葶苈子半升，熬　芒硝半升　杏仁半升，去皮尖，熬黑

上四味，持筛二味，内杏仁、芒硝，合研如脂，和散，取如弹丸一枚，别捣甘遂末一钱匕，白蜜二合，水二升，煮取一升，温顿服之，一宿乃下，如不下，更服，取下为效，禁如药法。

提示：结胸病偏于上的证治。

析义：1. 症状　结胸项亦强如柔痉状。

2. 机制　热与水结，病偏于上。

3. 治法　①邪偏于上宜缓，用丸不用汤。②清热泄水去实破结，治结胸证在上者。③从大陷胸汤加宣肺降逆药。

【原文】　结胸证，其脉浮大者，不可下，下之则死。(132)

提示：结胸证脉浮大，禁用下法。

析义：1. 结胸当下与禁下之脉

｛ 结胸之脉沉紧——脉证相合——当下
　 结胸之脉浮大——脉证不相合——禁下

2. 浮大有二种

大而无力——邪气虽实正气已虚 大而有力——表邪未罢未全入里	误下必引起变证

【原文】 结胸证悉具，烦躁者亦死。(133)

提示：辨结胸危候。

析义：1. 结胸证悉具——心下痛按之石硬，或项强如柔痉状，或不大便，舌上燥而渴，日晡小有潮热，从心下至少腹硬满而痛不可近——邪气极实，邪结甚深。

2. 烦躁者死——正不胜邪，正气欲散，下之则正虚不支，不下则邪实不去。

尤在泾："伤寒邪欲入而烦躁者，正气与邪争也。邪既结而烦躁者，正气不胜，而将欲散乱也"。

【原文】 太阳病，脉浮而动数，浮则为风，数则为热，动则为痛，数则为虚，头痛发热，微盗汗出，而反恶寒者，表未解也。医反下之，动数变迟，膈内拒痛，胃中空虚。客气动膈。短气烦躁，心中懊憹。阳气内陷，心下因硬，则为结胸，大陷胸汤主之。若不结胸，但头汗出，余处无汗，剂颈而还，小便不利，身必发黄。(134)

大陷胸汤方

大黄六两，去皮　芒硝一升　甘遂一钱匕

上三味，以水六升，先煮大黄取二升，去滓，内芒硝，煮一两沸，内甘遂末，温服一升。得快利，止后服。

提示：辨太阳病误下而形成(结胸与发黄)的两种变证。

析义：段落分三段。

1. 第一段，"太阳病"至"表未解也"，是太阳中风表未解证。

2. 第二段，"医反下之"至"大陷胸汤主之"

动数变迟——下后表邪内陷 膈内拒痛——正邪相争，拒于胸膈 短气躁烦懊憹——膈为邪踞，升降被阻 心下硬痛——水热互结于心下	胃中空虚，阳气内陷， 客气动膈，——结胸

3. 第三段"若不结胸"至"身必发黄"

机制：下后热入胃中与湿相合：

$$\left.\begin{cases}\text{头汗出——湿热郁蒸于上}\\ \text{无汗——湿热不得外越}\\ \text{小便不利——湿热不得下泄}\end{cases}\right\}\text{发黄}$$

【原文】 伤寒六七日，结胸热实，脉沉而紧，心下痛，按之石硬者，大陷胸汤主之。(135)

提示：表邪入里，水热结实的结胸脉证和治法。

析义：1. 成因　结胸有因下而得，亦有不因下而得，本条是不因下而成的结胸证。

2. 性质　“热实”与141条“寒实结胸”正对说。

3. 脉象　沉紧——沉主里，紧主水，实主痛。

4. 证候　心下痛按之石硬——阳邪内陷，热与水结于心下。

5. 治法　用大陷胸汤利水泄热，破坚解结。

【原文】 伤寒十余日，热结在里，复往来寒热者，与大柴胡汤；但结胸，无大热者，此为水结在胸胁也，但头微汗出者，大陷胸汤主之。(136)

提示：辨少阳里实与热实结胸证。

析义：段落分二段。

1. 大柴胡证

$$\left.\begin{cases}\text{往来寒热——少阳病}\\ \text{热结在里——里实证}\end{cases}\right\}\text{少阳兼阳明}$$

当参103条“呕不止，心不急，郁郁微烦”及大便结等证。又165条“伤寒发热，汗出不解，心中痞硬，呕吐而下利，”并可互参。

2. 大陷胸证

$$\left.\begin{cases}\text{结胸——热已成实}\\ \text{无大热——表热入里}\\ \text{头汗出——郁蒸于上}\end{cases}\right\}\text{水热结于胸胁}$$

3. 两证同为阳邪入里，柴胡证亦有心下痞硬，但大陷胸是心下痛，大柴胡有往来寒热，大陷胸无表证。

又本条与134条湿热发黄均有头汗出，但发黄有小便不利，本证无。

【原文】 太阳病，重发汗而复下之，不大便五六日，舌上燥而渴，日晡所小有潮热，从心下至少腹硬满而痛，不可近者，大陷胸汤主之。(137)

提示：辨阳明腑病与热实结胸证。

析义：1. 成因　辨本证当是外有表邪，内有水饮，重汗复下后表邪内陷与水相结而成结胸证。

2. 汗下后 {表邪入里与水相结 / 津液受伤邪从燥化} 舌上燥而渴，日晡小有潮热，从心下至少腹硬满痛不可近之证

3. 辨证　①阳明证在腹，本证在心下。②阳明证有潮热谵语，本证小有潮热而无谵语。

【原文】 小结胸病，正在心下，按之则痛，脉浮滑者，小陷胸汤主之。(138)

小陷胸汤方

黄连一两　半夏半升，洗　瓜蒌实，大者一枚

上三味，以水六升，先煮瓜蒌，取三升，去滓，内诸药，煮取二升，去滓，分温三服。

提示：小结胸病的脉证治法。

析义：

1. 原因　误下或未下阳邪入里与痰相结而成。

2. 脉象　浮滑 {浮——阳热 / 滑——有痰}

3. 证候　正在心下，按之则痛——痰热互结于心下。

4. 辨证　(1)与大陷胸证辨：①病因；②脉象；③证候；④治法。(2)与痞证辨：痞证心下痞，一般按之柔软而不痛。

5. 治法：清热化痰解结而用小陷胸汤。

【原文】 太阳病，二三日，不能卧，但欲起，心下必结，脉微弱者，此本有寒分也。反下之，若利止，必作结胸；未止者，四日复下之，此作协热利也。(139)

提示：太阳病误下后成结胸或协热利的病变。

析义：1. 机制

太阳病二三日——邪在表
不能卧但欲起心下必结——因心下有结满，卧则气壅更甚
脉微弱——寒分（久寒宿饮，即痰饮也，以痰饮本寒，故曰寒分）

2. 误下的变证　①利止必作结胸——表邪内陷与饮相结。②未止四日复下作协热利——脾阳受伤，表邪未罢——外热挟里寒而下利（参163条桂枝人参汤证）。

【原文】　太阳病，下之，其脉促，不结胸者，此为欲解也。脉浮者，必结胸。脉紧者，必咽痛。脉弱者，必两胁拘急。脉细数者，头痛未止。脉沉紧者，必欲呕。脉沉滑者，协热利。脉浮滑者，必下血。（140）

提示：太阳病误下后以脉判断不同的病变。

析义：1. 太阳病当发汗以祛邪，若误用下法，可造成不同的变证。

2. 以脉说明变证，举例如次

其脉促——脉来急促，显示阳气向上向外，能抗邪外出，邪未陷胸中，则不结胸，而病欲解
脉浮者——下后脉浮，邪盛入里，与痰水互结，则为结胸
脉紧者——紧为表寒，下后寒邪入里，逼迫下焦虚阳上冲，则作咽痛
脉弦者——下后邪传少阳，枢机不利，则两胁拘急
脉细数者——脉细为虚，脉数为热，下后虚阳躁动而上冲，则头痛不止
脉沉紧者——下后伤阳，阳虚不化，寒饮内停，饮逆于上，则为欲呕
脉沉滑者——沉主里实，滑为阳脉，误下则邪热入里，脾胃失运，水谷下趋而为协热利
脉浮滑者——误下后邪热入里，伤及血络，而有下血

3. 临证治病，还在脉证合参，不可以脉断病。本条以脉言证，历来医家见解不一，今录于此，仅供参考。

【原文】　病在阳，应以汗解之，反以冷水潠之，若灌之，其热被劫

不得去，弥更益烦，肉上粟起，意欲饮水，反不渴者，服文蛤散；若不差者，与五苓散……（141上）

提示：表证误用冷水潠灌引起变证的治法。

析义：1. 成因　表病不从汗解而用冷水潠灌的变证。

2. 机制

弥更益烦——阳热被逼
肉上粟起——水寒客于皮肤，汗孔闭而肌肤冷缩
意欲饮水反不渴——表邪不解，阳郁于里，有化热之势

3. 治法　外解表寒，内清郁热。

4. 辨误　柯琴："文蛤一味为散，此等轻剂，恐难胜湿热之重邪。《金匮》云：'渴欲饮水而贪饮者，文蛤汤主之，兼治微风，脉紧头痛'，审证用方，则移彼方于此可也。其方即麻黄汤去桂枝加石膏、姜枣，此亦大青龙之变局也。"

5. 如转为太阳蓄水——五苓散。

【原文】　……寒实结胸，无热证者，与三物小陷胸汤，白散亦可服。（141下）

提示：辨寒实结胸治法。《玉函》及《千金翼》无"陷胸汤"及"亦可服"数字。

析义：1. 证候　结胸（心下硬痛大便不通），无热证（无烦躁舌上燥而渴等证）。

2. 机制　徐大椿："此云寒实乃水气寒冷所结之痰饮也。"痰饮结聚胸中成实。

3. 辨证　与热实结胸对举。

4. 脉象　《金鉴》作沉紧。

5. 治法　宣肺解结，破水寒结实。

结语：128—141条

理解结胸证的病因、证候、机制、脉象、治法、主方和预后，并分析大陷胸汤、大陷胸丸、小陷胸汤三证的不同处，及与寒实结胸三物白散证的区别。

脏结与结胸证的相似处，是“如结胸状”；不同之处是阴寒脏结，治法不可下。

文蛤散当宗柯韵伯说：是《金匮》文蛤汤，并区别与五苓散主治证的不同处。

【原文】 太阳与少阳并病，头项强痛，或眩冒，时如结胸，心下痞硬者，当刺大椎第一间、肺俞、肝俞，慎不可发汗；发汗则谵语，脉弦。五日谵语不止，当刺期门。（142）

提示：太少并病治用针刺法。

析义：1. 机制

太少并病：
- 头项强痛——太阳
- 眩冒——少阳
- 时如结胸、心下痞硬——邪气内结，经气不舒

2. 治法　①用针治：刺大椎第一间——第七颈椎与第一胸椎之间，督脉经穴，有退热解表的作用。肺俞——第三、四胸椎之间，两侧旁开一寸五分，主治肺疾患。肺俞——第九椎下两侧旁开一寸五分，主治胸肋疾患。以上二穴属太阳经。②禁例：禁汗。

3. 误汗后的变证　脉弦谵语——邪热入于肝经，治法当刺期门，以泻其实。

【原文】 妇人中风，发热恶寒，经水适来，得之七八日，热除而脉迟身凉。胸胁下满，如结胸状，谵语者，此为热入血室也，当刺期门，随其实而取之。（143）

提示：辨热入血室及使用的刺法。

析义：1. 血室　①冲为血海，属奇经八脉之一。生理上，女子主营造经水，生育胚胎。《素问上古天真论》：“二七而天癸至，任脉通，太冲脉盛，月事以时下，故有子”。与肝有联系，因冲为血海，肝主藏血之故。妇人患外感，病因经水适来或适断，容易使邪热陷入血室。《素问·骨空论》：“冲脉者，起于气街并少阴（一作阳明）之经，挟脐上行，至胸中而散。”②指子宫。③有指肝经。

2. 机制

妇人中风发热恶寒——有表证
七八日热除而脉迟身凉——邪热内陷，热与血结
胸胁满如结胸状——血结不行
谵语——血热上扰神明
（以上合为）热入血室

3. 治法　刺期门。期门，经穴名，左右各一穴，在乳下二寸处，属足厥阴肝经募穴，肝藏血，刺以泻血实。

【原文】　妇人中风，七八日续得寒热，发作有时，经水适断者，此为热入血室，其血必结，故使如疟状，发作有时，小柴胡汤主之。(144)

提示：热入血室证用和解法。

析义：1. 病因　妇人中风七八日，续得定时的发热恶寒，是得病之初。月事已来，既病之后，七八日内传之期。经水适断——热入血室与血相结之证。

2. 机制　寒热发作有时如疟状——热入血室，与血相结，邪阻血道，正气不通——①邪正交争；②正气外出祛邪。

3. 治法　顺其势而导之。

【原文】　妇人伤寒，发热，经水适来，昼日明了，暮则谵语，如见鬼状者，此为热入血室。无犯胃气，及上二焦，必自愈。(145)

提示：热入血室的自愈证。

析义：1. 病因　妇人伤寒发热，因经水适来，使邪热陷于血室。

2. 机制

昼日明了——病不在阳，不在气分
暮则谵语如见鬼状——病在阴，在血分，血热上干扰乱神明，为热入血室另一特征

3. 辨证　①与干姜附子汤“昼日烦躁不得眠”，“夜而安静”辨，参61条。②与承气证“独语如见鬼状”辨(212条)。

4. 治法　①无犯胃气及上二焦。②必自愈：因经行不断，邪有出路，与(106条)桃核证“血自下，下者愈”机制略似。③不愈当随证施治。

结语:142—145 条

理解太阳少阳并病的机制证候及不可发汗而用针刺的理由。

热入血室,为妇人患伤寒,适值月经期间,而引起病机变化的一种证候。以胸胁下满,寒热发作有时,昼日明了,夜则谵语等为特征。治法或宜针刺,或宜和解,而有汗吐下三禁。其辨虚实,当以全部证情来决定,不必以经水适来或适断而分。

【原文】 伤寒六七日,发热微恶寒,支节烦疼,微呕,心下支结,外证未去者,柴胡桂枝汤主之。(146)

柴胡桂枝汤方

桂枝一两半,去皮　黄芩一两半　人参一两半　甘草一两,炙　半夏二合半,洗　芍药一两半　大枣六枚,擘　生姜一两半,切　柴胡四两

上九味,以水七升,煮取三升,去滓,温服一升。本云人参汤,作如桂枝法,加半夏、柴胡、黄芩。复如柴胡法,今用人参,作半剂。

提示:太阳兼少阳的证治。

析义:1. 病因　伤寒六七日病已由表入里。

2. 证候

伤寒{发热微热寒,支节烦疼——太阳; 微呕,心下支结——少阳}二阳并病

3. 辨证　程知:"此邪入少阳,而太阳未去也。发热……支节烦疼,太阳证也。乃恶寒而微,但支节烦疼而不头项强痛,则太阳证亦少减矣。呕而支结,少阳证也,乃呕逆而微,但结于心下之偏旁,而不结于两胁之间。则少阳亦尚浅也……太少并阳轻证。"

4. 治法　太少双解,小柴胡半剂解少阳,桂枝汤半剂解太阳。

【原文】 伤寒五六日,已发汗而复下之,胸胁满微结,小便不利,渴而不呕,但头汗出,往来寒热,心烦者,此为未解也,柴胡桂枝干姜汤主之。(147)

柴胡桂枝干姜汤方

柴胡半斤　桂枝三两(去皮)　干姜二两　瓜蒌根四两　黄芩三

两　牡蛎二两(熬)　甘草二两(炙)

上七味,以水一斗二升,煮取六升,去滓,再煎取三升,温服一升,日三服,初服微烦,复服汗出便愈。

提示:少阳病兼水饮微结证治。

析义:1. 病因

伤寒五六日{已发汗——表证当解；复下之——里实当和}病入少阳

2. 机制

往来寒热——正邪分争
心烦——木火内郁
胸胁满结——少阳兼水饮微结
小便不利——水饮内停
渴而不呕——水结津液不升,胃气不逆
但头汗出——郁热上蒸

3. 治法　和解少阳,兼化水饮。

参96条或然证"或胁下痞硬……心下悸,小便不利……"等症治法。

【原文】 伤寒五六日,头汗出,微恶寒,手足冷,心下满,口不欲食,大便硬,脉细者,此为阳微结,必有表,复有里也。脉沉,亦在里也,汗出为阳微,假令纯阴结,不得复有外证,悉入在里,此为半在里半在外也。脉虽沉紧,不得为少阴病,所以然者,阴不得有汗,今头汗出,故知非少阴也,可与小柴胡汤。设不了了者,得屎已解。(148)

提示:辨阳微结与纯阴结的脉证。

析义:段落分三段。

1. "伤寒"至"有表复有里也",言阳微结的脉证

伤寒{微恶寒(发热)——表证；手足冷,心下满,不欲食,大便硬——里证；头汗出——郁热上越；脉细(沉紧细)——气血不畅}阳微结,气血失其正常运行

2. "脉沉亦在里也"至"故知非少阴也",辨阳微结与纯阴结　①少

阴纯是里证，本证有里证复有表证。②少阴阴寒内盛不得有汗，本证有头汗出(少阴有头汗出，多出现危证)。

3.“可与小柴胡汤”至末句，说明阳微结的治法 ①半在里半在外，宜用小柴胡和解。②设不了了者，当微通其大便，得屎而解。

【原文】 伤寒五六日，呕而发热者，柴胡汤证具，而以他药下之，柴胡证仍在者，复与柴胡汤。此虽已下之，不为逆，必蒸蒸而振，却发热汗出而解。若心下满而硬痛者，此为结胸也，大陷胸汤主之。但满而不痛者，此为痞，柴胡不中与之，宜半夏泻心汤。(149)

半夏泻心汤方

半夏半升，洗 黄芩 干姜 人参 甘草，炙 各三两 黄连一两 大枣十二枚，擘

上七味，以水一斗，煮取六升，去滓，再煎取三升，温服一升，日三服。

提示：少阳病与结胸、痞三种的辨证。

析义：1. 伤寒呕而发热，是病在少阳兼里实，亦宜大柴胡和解兼下，误下容易引起变证。

2. 误下有三种不同的机转 ①下后少阳证仍在，仍可与柴胡汤。但因下后正气受伤，故发生战汗，与101条机制相同。②下后如胸中有水气，阳热陷入与水相结，而有心下硬痛证，可与大陷胸汤。③如下后胃不和，气滞于中，而有心下满而不痛的痞证，宜用半夏泻心汤辛开苦泄，降逆消痞，和中止利。

参《金匮》：“呕而肠鸣，心下痞者，半夏泻心汤主之”条。

【原文】 太阳少阳并病，而反下之，成结胸，心下硬，下利不止，水浆不下，其人心烦。(150)

提示：太少并病误下成结胸证。

析义：1. 太少并病法当两解，反下是误治。

2. 变证的机制

结胸心下硬——邪热陷入与水相结
下利不止——正虚于下
不浆不下——邪逆于上
心烦——气结于中

3. 辨证要点　①三焦气阻水道不行与水相结成结胸。②脾胃阳气大伤。③正虚邪实难治。

【原文】　脉浮而紧，而复下之，紧反入里，则作痞，按之自濡，但气痞耳。(151)

提示：痞的成因与症状。

析义：1. 成因　脉浮而紧(表脉当括有表证)而反下之，误下表邪内入，陷于心下，而成痞证。

2. 机制　胃气因下而伤，表邪又复内陷，气滞于中，阻碍升降之路——痞。

3. 证候　气痞是无形的气，而不是有形之结，用手按呈柔软状态，无痛感。

4. 辨证　与结胸证辨。

【原文】　太阳中风，下利呕逆，表解者，乃可攻之。其人漐漐汗出，发作有时，头痛，心下痞硬满，引胁下痛，干呕短气，汗出不恶寒者，此表解里未和也，十枣汤主之。(152)

十枣汤方

芫花，熬　甘遂　大戟

上三味等分，各别捣为散，以水一升半，先煮大枣肥者十枚，取八合，去滓，内药末，强人服一钱匕，羸人服半钱，温服之，平旦服。若下少，病不除者，明日更服，加半钱。得快下利后，糜粥自养。

提示：太阳中风引动悬饮的证治。

析义：1. 中风并水饮证

太阳中风——表有风邪
下利呕逆——里有水饮

2. 机制

呕逆——水邪上逆于胃
下利——水邪下迫于肠
短气——气机被阻，升降失常
漐漐汗出，发作有时——正邪相争，阳气被阻
头痛——水气上逆
心下痞硬满，引胁下痛——水饮停于胸胁

即悬饮证。《金匮》：“水流在胁下，咳唾引痛，谓之悬饮。病悬饮者，十枣汤主之”

3. 辨证　与结胸证辨。

4. 治法　①表解乃可治里。②治悬饮用十枣汤，为泻水峻药，取其逐水涤饮。③得快下利后，糜粥自养。

【原文】　太阳病，医发汗，遂发热恶寒，因复下之，心下痞，表里俱虚，阴阳气并竭，无阳则阴独，复加烧针，因胸烦，面色青黄，肤瞤者，难治；今色微黄，手足温者，易愈。(153)

提示：汗下烧针后的变证及其预后。

析义：

1. 太阳病误治后变证

汗下致变：
- 发热恶寒——汗后表证仍在，仍可表散
- 心下痞——表证误下，脾胃受损，气机痞塞
- 无阳则阴独——表邪内陷，表证已罢，只有心下痞里证

（以上）表里俱虚，阴阳气并竭

烧针致变：
- 胸烦——火邪内攻，心神不安
- 面色青黄——肝气乘脾，木克脾土
- 肤瞤——阳虚不能煦化

2. 预后
- 面色青黄、肤瞤：肝气乘脾，木克脾土，脏气大衰——难治
- 面色微黄、手足温者：胃气犹存，阳气得复——易愈

3. 汗下致变心下痞者，可酌用半夏泻心汤类方剂。

【原文】　心下痞，按之濡，其脉关上浮者，大黄黄连泻心汤主之。(154)

大黄黄连泻心汤方

大黄二两　黄连一两

上二味，以麻沸汤二升，渍之须臾，绞去滓，分温再服。

臣亿等看详大黄黄连泻心汤，诸本皆二味，又后附子泻心汤，用大黄，黄连，黄芩，附子，恐是前方中亦有黄芩，后但加附子也，故后云附子泻心汤，本云加附子也。

提示:热痞的证治。

析义:1. 成因　表病误下或不下,都能使热滞于心下而为痞证。

2. 心下痞(心下,是心之下,胃之上脘。胃居心之下,故曰心下),按之濡,心下有痞满的感觉,但按之柔软不硬,无痛感。关上脉浮,关上候中焦脾胃病,浮主阳邪盛。

3. 机制　邪热聚于心下所致。

4. 治法　①清热消痞。②用大黄黄连麻沸汤泡服。《金匮》:"只取其无形之气,不重在有形之味。"使药力只清中焦无形热结,而不使其泻下。

【原文】 心下痞,而复恶寒汗出者,附子泻心汤主之。(155)

附子泻心汤方

大黄二两　黄连一两　黄芩一两　附子一枚,炮,去皮,破,别煮取汁

上四味,切三味,以麻沸汤二升渍之,须臾,绞去滓,内附子汁,分温再服。

提示:热痞兼表阳虚证治。

析义:1. 机制

心下痞——邪热聚于心下
恶寒汗出——表阳虚不能卫外

2. 辨证　①与前证辨;②与164条心下痞兼表未解证辨:"伤寒大下后复发汗,心下痞而复恶寒者,表未解也……"

3. 治法　清热消痞,并扶阳气:

三黄——汤泡——清热消痞
附子——别煮——固表扶阳

【原文】 本以下之,故心下痞,与泻心汤。痞不解,其人渴而口燥,烦,小便不利者,五苓散主之。(156)

提示:水停心下的痞证和治法。

析义:1. 病因　表证误下,邪热内入于腑而有痞证。

2. 机制

痞不解——水饮内停于心下
小便不利——水饮内阻于膀胱
渴，口燥，烦——水停津液不行

3. 辨证　与泻心证辨。

4. 治法　化气利水，通里和表。

【原文】 伤寒汗出，解之后，胃中不和，心下痞硬，干噫食臭，胁下有水气，腹中雷鸣，下利者，生姜泻心汤主之。(157)

生姜泻心汤方

生姜四两，切　甘草三两，炙　人参三两　干姜一两　黄芩三两　半夏半升，洗　黄连一两　大枣十二枚，擘

上八味，以水一斗，煮取六升，去滓，再煎取三升，温服一升，日三服。附子泻心汤，本云加附子。半夏泻心汤、甘草泻心汤，同体别名耳。生姜泻心汤，本云理中人参黄芩汤，去桂枝、术，加黄连并泻肝法。

提示：胃中不和水饮食滞成痞的证治。

析义：1. 成因　伤寒汗解后胃中不和，水食不化，气机阻滞而致痞证。亦说明是不由误下致痞。

2. 机制

心下痞硬——气滞内结
干噫食臭——谷食不消
胁下有水气——水蓄不行
腹中雷鸣——肠间水阻气击
下利——水气下趋
（以上）因胃不和而寒热气结，水食不消

3. 治法　和胃消痞，散水止利，用生姜泻心汤。

4. 辨证　与半夏泻心、甘草泻心证辨。

【原文】 伤寒中风，医反下之，其人下利日数十行，谷不化，腹中雷鸣，心下痞硬而满，干呕，心烦不得安。医见心下痞，谓病不尽，复下之，其痞益甚，此非结热，但以胃中虚，客气上逆，故使硬也，甘草泻心汤主之。(158)

甘草泻心汤方

甘草四两，炙　黄芩三两　干姜三两　半夏半升，洗　大枣十二

枚，擘　黄连一两

上六味，以水一斗，煮取六升，去滓，再煎取三升，温服一升，日三服。

臣亿等谨按：上生姜泻心汤法，本云理中人参黄芩汤，今详泻心汤以疗痞，痞气因发阴而生，是半夏、生姜、甘草泻心三方，皆本于理中也，其方必各有人参，今甘草泻心中无者，脱落之也。又按《千金》并《外台秘要》治伤寒𧏾食用此方皆有人参，知脱落无疑。

提示：胃虚气逆痞利俱甚的证治。

析义：1. 成因　表证误下而胃虚，健运失常，遂成痞与下利证。谓病不尽，一下再下，遂痞与下利更加剧。

2. 机制

下利日数十行，谷不化 腹中雷鸣	寒在下，水寒下趋	胃虚健运失常所致
心下痞硬而满 干呕，心烦不得安	热在上，客气上逆	

3. 辨证　谷不化与下利清谷辨。

4. 复下后变证　①举痞以概其余；②未酿成别的变证。

5. 治法　和中益胃，止呕利消痞。

6. 其他　本方应有人参，①据其他泻心条；②据《金匮》文。

【原文】　伤寒服汤药，下利不止，心下痞硬。服泻心汤已，复以他药下之，利不止。医以理中与之，利益甚。理中者，理中焦，此利在下焦，赤石脂禹余粮汤主之。复不止者，当利其小便。(159)

赤石脂禹余粮汤方

赤石脂一斤，碎　太一禹余粮一斤，碎

上二味，以水六升，煮取二升，去滓，分温三服。

提示：辨下利不止下焦滑脱的治法。

析义：1. 伤寒服药后而下利不止，心下痞硬，如夹有表证，当用桂枝人参汤两解，或生姜、甘草泻心汤类选用。

2. 复下利益甚，应用理中无效。理中当应用于脾阳虚的脏寒证，今是下焦约束无权的滑脱下利固无效。

3. 再次误下，遂至引起下焦约束无权，肠滑失禁，故用赤石脂禹余粮汤，以固滑涩肠止利。

4. 如是水谷清浊不分，泌别失职，也可用渗利小便法。

5. 辨证要点　①伤寒误下的下利不止证。②泻心条重在痞，本条重在利。③以误下为例，说明应用各种相应方法以御变。

《本草》云："涩可固脱，石脂之涩以收敛之；重可镇怯，禹余之重，可镇固之。"

【原文】　伤寒吐下后，发汗，虚烦，脉甚微，八九日心下痞硬，胁下痛，气上冲咽喉，眩冒，经脉动惕者，久而成痿。(160)

提示：伤寒误用吐下发汗，表里俱虚，失治致痿。

析义：1. 成因　太阳表证误用吐下发汗，致表里俱虚，阴阳伤损。

2. 机制

虚烦——正虚邪扰
脉甚微——阳气受伤
八九日心下痞硬——阳虚不能制水，水逆心下
胁下痛——水停胁下
眩冒——水饮上逆
经脉动惕——阳不足以温煦，液不足以濡润
久而成痿——阳气阴液亏损，肌体失所濡养，力乏筋软

3. 与67条苓桂术甘汤证辨　本条与67条同为伤寒误用吐下，津气受损，而以阳虚为主，水气上逆。67条有心下逆满，气上冲胸，起则头眩，发汗则动经，身为振振摇；本证则心下痞硬，气上冲咽喉，胁下痛，虚烦，脉甚微，久而成痿，病情较重。

4. 治法　汪苓友："又按此条论，仲景无治法。《补亡论》常器之云，可茯苓甘草白术生姜汤。郭白云云，当作茯苓桂枝白术甘草汤。"聊供参考。

【原文】　伤寒发汗，若吐若下，解后，心下痞硬，噫气不除者，旋覆代赭汤主之。(161)

旋覆代赭汤方

旋覆花三两　人参二两　生姜五两　代赭一两　甘草三两，炙

半夏半升，洗　大枣十二枚，擘

上七味，以水一斗，煮取六升，去滓，再煎取三升。温服一升，日三服。

提示：伤寒汗吐下后噫气不除的治法。

析义：1. 成因　伤寒汗吐下后，胃虚气逆痰饮内聚的痞证及治法。

2. 机制

心下痞硬——胃不和痰饮内聚
噫气不除——胃气上逆，浊气不降

3. 辨证　与生姜泻心证辨。

①生姜泻证有下利而本证无；②生姜泻心证为干噫食臭，而本证只是噫气不除；③胃不和的痞证同。

4. 治法　和中益胃，涤饮降逆。

【原文】　下后不可更行桂枝汤，若汗出而喘，无大热者，可与麻黄杏子甘草石膏汤。(162)

提示：下后邪热壅肺作喘的证治。

析义：1. 成因　太阳病下后，邪热不解，内迫于肺。

2. 机制

汗出而喘——肺热壅盛，热迫津泄
无大热——表无大热，而里热壅盛
或有咳嗽、口渴、苔黄、脉数——里热证象

3. 治法　清宣肺热。

4. 与63条麻杏甘石汤证辨　本条与63条文义相近，证候、病机相同，故治法不殊。

【原文】　太阳病，外证未除，而数下之，遂协热而利，利下不止，心下痞硬，表里不解者，桂枝人参汤主之。(163)

桂枝人参汤方

桂枝四两，别切　甘草四两，炙　白术三两　人参三两　干姜三两

上五味，以水九升，先煮四味，取五升，内桂，更煮取三升，去滓，温服一升，日再夜一服。

提示:里寒表热下利的证治。

析义:1. 成因　太阳病误下外证未除,而里证又起的协热利证。

2. 机制

表不解——表证仍在
利下不止——清阳下陷
心下痞硬——浊阴上逆
脾阳虚,升降失序,挟热利清浊易位

3. 治法　①表里两解法;②解表温里,和中止利。

4. 辨证　①与误下用四逆汤辨:91 条“伤寒医下之,续得下利,清谷不止……”②与葛根芩连证辨:34 条“太阳病桂枝证,医反下之,利遂不止,脉促者,表未解也,喘而汗出者,葛根黄芩黄连汤主之。”

【原文】 伤寒大下后,复发汗,心下痞,恶寒者,表未解也。不可攻痞,当先解表,表解乃可攻痞。解表宜桂枝汤,攻痞宜大黄黄连泻心汤。(164)

提示:痞证兼表证的治法。

析义:1. 成因　伤寒大下复汗,邪既内陷,表亦不解。

2. 机制

心下痞——误下胃虚邪陷
恶寒(发热)——表证仍在
有表里证

3. 治法　先表后里。

4. 辨证　与附子泻心证辨。

【原文】 伤寒发热,汗出不解,心下痞硬,呕吐而下利者,大柴胡汤主之。(165)

提示:少阳兼里实的证治。

析义:1. 成因　伤寒发热汗出不解——由表而入少阳。149 条,“呕而发热,柴胡汤证具”,379 条“呕而发热,小柴胡汤主之”,可参。

2. 机制

伤寒发热汗出——少阳
心下痞硬——气滞于中
呕吐、下利——升降不利:上逆则呕,下迫则利
少阳兼里实

3. 辨证　①当参热结在里，往来寒热，呕不止，心下急，郁郁微烦等证。②其下利，大便多臭秽气，小便赤，腹痛拒按，口苦苔黄，肛门灼热，或虽泻下而便仍不爽。

4. 治法　和解兼攻下。

【原文】　病如桂枝证，头不痛，项不强，寸脉微浮，胸中痞硬，气上冲喉咽，不得息者，此为胸有寒也。当吐之，宜瓜蒂散。(166)

瓜蒂散方

瓜蒂一分，熬黄　赤小豆一分

上二味，各别捣筛，为散已，合治之，取一钱匕，以香豉一合，用热汤七合，煮作稀糜，去滓，取汁和散，温顿服之。不吐者，少少加，得快吐乃止。诸亡血虚家，不可与瓜蒂散。

提示：痰饮壅塞于胸膈的证治。

析义：1. 本条是痰饮壅塞于胸膈证　《活人书》谓："痰饮之为病，状类伤寒，能令人憎寒发热，但头不痛项不强为异。"

2. 机制　参 324 条"饮食入口即吐，心中温温欲吐，复不能吐"，355 条"心下满而烦，饥不能食者"。

胸中痞硬——痰涎或宿食壅塞于膈上，阻碍气机
气上冲咽喉不得息——痰随气逆并有上越之势

3. 脉象　寸脉微浮，①方中行："寸候身半以上，微浮邪自内出也。"②非太阳表脉。

4. 治法　在上者因而越之。

【原文】　病胁下素有痞，连在脐旁，痛引少腹，入阴筋者，此名脏结，死。(167)。

提示：脏结的痞属极危险。

析义：1. 素有痞因感新寒而致脏结证

胁下有痞连在脐旁——阳衰阴盛，肝脾不和
痛引少腹，下入阴筋——阴寒内乘肝肾，真气结而不通
（以上两项）死证

2. 辨证　与 130 条、131 条脏结证的比较。

结语：146—167 条

本章重点讨论的是痞证。痞多由误下而得，也有不因下而成。其

主要有邪热陷于心下成痞的大黄黄连泻心汤证；有兼表阳虚的附子泻心汤证，有下后胃虚邪热内人，以呕为主的半夏泻心汤证；有痞利俱甚，并见干呕心烦不安的甘草泻心汤证；有伤寒解后，水食不化，干噫食臭，肠鸣下利的生姜泻心汤证；也有噫气不除的旋覆代赭汤证。

其次，当反复辨明各种痞证的不同类型，如痰饮或宿食壅塞胸膈的瓜蒂散证，水饮阻塞于胸胁间（悬饮）的十枣汤证，水停于下，不能化气，结于心下的五苓证；更有表证屡下，表里不解的桂枝人参汤证；以及吐下发汗，表里俱虚的心下痞证等等。

大、小柴胡汤、柴胡桂枝汤、柴胡桂枝干姜汤，其主治证中，虽有痞硬的类似证，仍应与少阳病合看。

另外，下利证有寒热交错当用泻心的，有脾胃虚寒宜用理中的，有下焦滑脱须与固涩的；有泌别失职应用分消的，都应详细分析。

【原文】 伤寒若吐若下后，七八日不解，热结在里，表里俱热，时时恶风，大渴，舌上干燥而烦，欲饮水数升者，白虎加人参汤主之。（168）

提示：伤寒吐下后津伤化燥，热入阳明的证治。

析义：1. 成因　伤寒吐下后，伤津化燥，邪热入于阳明。

2. 机制

热结在里——里，指阳明经言
表里俱热——阳明经热，身热汗出，反恶热，烦渴，由里热太盛，腾达于外，《阳明篇》所谓蒸蒸发热、自里达外之热
时时恶风——热极汗多肌疏
大渴欲饮水数升、舌上干燥烦——胃热津伤

3. 辨证　与太阳中风证辨。

4. 治法　清阳明大热，兼生津液。

【原文】 伤寒无大热，口燥渴，心烦，背微恶寒者，白虎加人参汤主之。（169）

提示：伤寒热入阳明，表无大热的证治。

析义：1. 机制

伤寒无大热——由表入里，由太阳而入阳明
口燥渴心烦——阳明里热炽甚，气液受伤
背微恶寒——里热太甚，汗出肌疏

2. 辨证　①与太阳表证恶寒辨；②与少阴背恶寒辨（305 条附子汤证）。

3. 治法　清热生津。

【原文】 伤寒，脉浮，发热无汗，其表不解，不可与白虎汤。渴欲饮水，无表证者，白虎加人参汤主之。（170）

提示：阳明经热津伤的证治及禁例。

析义：分两段。

1. 表证未解不可用白虎汤　①伤寒脉浮发热无汗——表实证当用麻黄汤发汗。②前证如见渴——宜双解法，辛凉清解。③如误用白虎，能使阳热被遏，表邪不泄，易引起变证。

2. 白虎加人参汤的主治证

无表证——阳明里热
渴欲饮水——津液受伤

【原文】 太阳少阳并病，心下硬，颈项强而眩者，当刺大椎、肺俞、肝俞，慎勿下之。（171）

提示：太少并病的针刺疗法及禁例。

析义：1. 太少并病

项强——太阳病
颈强
心下硬　}少阳病
眩

2. 治法　针刺大椎、肺俞、肝俞，以泻太少之邪。

3. 辨证　本条与 142 条之证相同，治法相同。惟 142 条因头项强痛而申言禁汗，本条因心下硬而禁言禁下，为互文见义笔法，说明太少并病汗下皆为禁忌。

【原文】 太阳与少阳合病，自下利者，与黄芩汤；若呕者，黄芩加半夏生姜汤主之。（172）

黄芩汤方

黄芩三两　芍药二两　甘草二两，炙　大枣十二枚，擘

上四味，以水一斗，煮取三升，去滓，温服一升，日再夜一服。

黄芩加半夏生姜汤方

黄芩三两　芍药二两　甘草二两，炙　大枣十二枚，擘　半夏半升，洗　生姜一两半　一方三两，切

上六味，以水一斗，煮取三升，去滓，温服一升，日再夜一服。

提示：太阳少阳合病，火邪迫于肠胃下利或呕的证治。

析义：1. 太阳与少阳合病

头痛发热——太阳
口苦脉弦数——少阳
二阳合病因下利，病势偏重于里

2. 机制　小便赤，大便利而不畅，或腹痛，泻出物及肛门有灼热感，是热利的标志。

自下利
或呕
少阳火邪太甚，热迫肠胃，上逆则呕，下迫则利

3. 辨证　合病下利证辨：如 32 条葛根汤，太阳阳明合病下利，是治表；256 条阳明少阳合病用大承气汤，是重在阳明里实；本证用黄芩汤重在清解少阳里热。

4. 治法　甘苦合化清热坚阴止利，呕加降逆止呕药。

【原文】 伤寒胸中有热，胃中有邪气，腹中痛，欲呕吐者，黄连汤主之。(173)

黄连汤方

黄连三两　甘草三两，炙　干姜三两　桂枝三两，去皮　人参二两　半夏半升，洗　大枣十二枚，擘

上七味，以水一斗，煮取六升，去滓，温服，昼三夜二。

提示：辨伤寒上热下寒的证治。

析义：1. 成因　伤寒阳气内郁于胸中而形成升降失常，上热下寒证。

2. 机制

腹中痛——胃中有邪气(寒并连肠说)——阴无从上达
欲呕吐——胸中有热(胃上脘)——阳不得下通
上热下寒

3. 治法　以寒温互用甘苦并施之剂，取黄连半夏清热降逆而止呕吐，桂枝干姜温寒散郁而止腹痛，合人参甘草大枣益胃和中，而治阳郁于里、脾胃升降失序的上热下寒证。

【原文】　伤寒八九日，风湿相搏，身体疼烦，不能自转侧，不呕，不渴，脉浮虚而涩者，桂枝附子汤主之。若其人大便硬，小便自利者，去桂加白术汤主之。(174)

桂枝附子汤方

桂枝四两，去皮　附子三枚，炮，去皮，破　生姜二两　切　大枣十二枚　擘　甘草二两　炙

上五味，以水六升，煮取二升，去滓，分温三服。

去桂加白术汤

附子三枚，炮　去皮，破　白术四两　生姜三两，切　甘草二两，炙　大枣十二枚，擘

上五味，以水六升，煮取二升，去滓，分温三服。初一服，其人身如痹，半日许复服之，三服都尽，其人如冒状，勿怪，此以附子、术，并走皮内，逐水气未得除，故使之耳。法当加桂四两。此本一方二法，以大便硬，小便自利，去桂也；以大便不硬，小便不利，当加桂。附子三枚，恐多也，虚弱家及产妇，宜减服之。

提示：辨风湿相搏于肌表的证治。

析义：段落分两段。

1. 桂枝附子汤证

(1) 机制：

身体疼烦脉浮虚——风 不能自转侧脉涩——湿	阳气衰微，风寒湿留着于肌表，可有汗出

(2) 辨证：①与伤寒脉浮紧身疼痛不同。②与桂枝去芍加附子汤证的比较。(22 条)

(3) 治法：温经助阳，散风去湿通痹。

2. 去桂加白术汤证

(1) 证候：风湿证见大便硬小便利。

(2) 机制：①风气去，湿邪存，阳气得通，有下泄之机。②脾为湿

困，健运失常。

（3）治法：去桂枝走表驱风，加白术健脾内消。

【原文】 风湿相搏，骨节疼烦，掣痛不得屈伸，近之则痛剧，汗出短气，小便不利，恶风不欲去衣，或身微肿者，甘草附子汤主之。（175）

甘草附子汤方

甘草二两，炙　附子二枚，炮，去皮，破　白术二两　桂枝四两，去皮

上四味，以水六升，煮取三升，去滓，温服一升，日三服。初服得微汗则解，能食，汗出复烦者，将服五合。恐一升多者，宜服六七合为始。

提示：风湿相搏于关节的证治。

析义：1. 病因　风寒湿邪蓄于关节。

2. 机制

骨节疼烦，掣痛不得屈伸，近之则痛剧——风湿留注关节
汗出恶风，不欲去衣——风气胜，肌不固，阳气亦衰
短气小便不利身微肿——湿气胜，阳气不煦化，湿滞不行

3. 风湿成　①风胜则卫气不固，湿胜则水气不行。②阳衰。

4. 辨证　与上条比较：

上条风湿着于肌表，里证较少——稍轻
本条风湿着于关节，里证较多——较重

5. 治法　①祛风寒湿扶助阳气。②上证风湿尚在外，利其速去，故用附子多是取其速去。此因风湿已及里，风湿不能俱出，故以甘草、附子为主，附子量并减于前方。周扬俊所谓“和中之力短，恋药之用长”也，“恐一升为多，宜服六七合，全是不欲尽剂之意。”

【原文】 伤寒脉浮滑，此以表有热，里有寒，白虎汤主之。（176）

白虎汤方

知母六两　石膏一斤，碎　甘草二两，炙　粳米六合

上四味，以水一斗，煮米熟汤成，去滓，温服一升，日三服。

臣亿等谨按前篇云，热结在里，表里俱热者，白虎汤主之。又云其表不解，不可与白虎汤。此云脉浮滑，表有热，里有寒者，必表里字差矣。又阳明一证云，脉浮迟，表热里寒，四逆汤主之。又少阴一证云，

里寒外热，通脉四逆汤主之。以此表里自差，明矣。《千金翼》云白通汤，非也。

提示：阳明病表里俱热的脉证和治法。

1. 勘误　表有热，里有寒，此系宋版《伤寒论》原文，显然有误。“里有寒”当作“里有热”，即“表里俱热”之意。

2. 伤寒可作广义言

伤寒脉 { 浮——热盛于外；滑——热盛于里 } 表里俱热

3. 本条举脉略证，当以方测证，并参看有关条文，方能辨证周详。

4. 治法　辛寒清热。

【原文】 伤寒脉结代，心动悸，炙甘草汤主之。(177)

炙甘草汤方

甘草四两，炙　生姜三两，切　人参二两　生地黄一斤　桂枝三两，去皮　阿胶二两　麦门冬半升，去心　麻仁半升　大枣三十枚，擘

上九味，以清酒七升，水八升，先煮八味取三升，去滓，内胶，烊消尽，温服一升，日三服。一名复脉汤。

提示：心血不足心阳不振的证治。

析义：1. 机制

{ 脉结代；心动悸 } 心虚血少心阳不振，感邪后气血更不足，不能正常循行，因而出现歇止之脉，同时有心动悸不安的症状

2. 部位　在虚里处，“胃之大络，名曰虚里，贯膈络肺，出于左乳下，其动应衣，脉宗气也。”(《素问·平人气象论》)

3. 辨证　①停饮：“以饮水多必心下悸”(127 条)；②邪热：“胃不和，烦而悸”(265 条)；③中虚：如“伤寒二三日，心中悸而烦，小建中汤主之”(102 条)。

4. 治法　通阳复脉，滋阴和血。

【原文】 脉按之来缓，时一止复来者，名曰结。又脉来动而中止，更来小数，中有还者反动，名曰结，阴也。脉来动而中止，不能自还，因而复动者，名曰代，阴也。得此脉者必难治。(178)

提示：承上条辨结、代脉及预后。

析义：1. 结脉　①王士彦："大小不定，往来不拘，数至时一止。"②孙思邈："脉来动而中止，按之小数中能还者，举指则动。"是结脉脉跳动中暂时歇止后再动，至数及歇止中间无一定规律。

2. 代脉　杨仁斋："动而中止，不能自还，因而复动，由是复止，寻之久乃起，有更代之意。"

3. 预后　因脉之搏动，由营卫气血调协之功，如果阴阳失调，气血不能正常运行则难治。

结语：168—178 条

理解伤寒表证伤津化燥，邪入于里，成为阳明经证的原因，及白虎和白虎加人参汤的主证、脉象、治法和禁例。

太阳少阳合病，有用针刺，有用黄芩汤清里热，说明治法当因证而设，不可拘于某一方面。其黄连汤主治上热下寒证。

辨风湿病的成因和主要脉证，区别桂枝附子汤、去桂加白术汤、甘草附子汤三方的主治证，并与《金匮》湿病篇互参。

明了炙甘草汤证的成因和主要脉证，辨析结代两脉的同异脉形。

第五章

辨阳明病脉证并治

【原文】 问曰:病有太阳阳明,有正阳阳明,有少阳阳明,何谓也?答曰:太阳阳明者,脾约是也;正阳阳明者,胃家实是也;少阳阳明者,发汗利小便已,胃中燥烦实,大便难是也。(179)

提示:阳明病按成因不同分为三类。

析义:1. 成因 ①太阳阳明——因病人胃阳素盛,脾阴素弱,脾不转输约束津液,以致肠道干燥,大便秘结。是太阳方受邪气,而阳明已成内实之证。②正阳阳明——肠胃本自有热(《活人书》谓“病本谷盛气实”),又邪入化燥,因燥热与糟粕相结,以至形成内实之证。③少阳阳明——少阳法当和解,汗、利小便徒伤胃中津液,以至火燥相合,发生大便难证。

2. 机制 ①总的说来:说明转属阳明的病机不离津亏、胃热、失治、误治几方面。②转成阳明内实,当根据结实的程度来辨证→脾约→大便难→胃家实。③阳明的来路有自受及太少两经的转属。

【原文】 阳明之为病,胃家实是也。(180)

提示:阳明病提纲。

析义:1. 阳明之为病即统括手足阳明说。

2.《灵枢·本输》:“大肠小肠皆属于胃。”本论谓“胃中必有燥屎五六枚”,是有燥屎在胃中。故胃家即括肠说。

3. 实,即邪气旺盛的意思。《素问·通评虚实论》:“邪气盛则实”。余无言:“食物积滞而实者,实也,热邪积滞而实者,亦实也。食物积滞而实者,承气证;热邪积滞而实者,白虎证”。胃家实有广狭两义,本条为提纲,即指整个阳明说。

【原文】 问曰:何缘得阳明病?答曰:太阳病,若发汗,若下,若利小便,此亡津液,胃中干燥,因转属阳明,不更衣,内实,大便难者,此名阳明也。(181)

提示:误治伤津化燥转属阳明。

析义:1. 成因　由太阳病经过发汗或下或利小便而转属成阳明病。

2. 机制

太阳病汗下后{损伤胃中津液；表邪乘机内入}与阳明燥热合而为阳明病

3. 辨证

{不更衣——轻；大便难——稍重；内　实——最重}肠胃干燥成实为阳明病

【原文】 问曰:阳明病外证云何?答曰:身热,汗自出,不恶寒,反恶热也。(182)

提示:阳明病主证。

析义:1. 机制

{身热——热盛于里而发扬于外；汗出——内热迫蒸,津液外溢；不恶寒——表证已罢；反恶热——里热必显}阳明外证

2. 辨证　(1)与太阳中风证辨:①阳明身热,是蒸蒸发热,与太阳中风翕翕发热不同。②中风汗出较微,而发热恶寒并见,阳明汗出濈濈然,而不恶寒。

(2)辨阳明经证与腑证。

【原文】 问曰:病有得之一日,不发热而恶寒者何也?答曰:虽得之一日,恶寒将自罢,即自汗出而恶热也。(183)

提示:阳明病初起夹有表证。

析义:1. 阳明病特点是不恶寒反恶热。

2. 阳明初感有恶寒是有表证。

3. 如果燥热内盛恶寒即罢,即转为汗出恶热的阳明病。

【原文】 恶寒何故自罢?答曰:阳明居中,主土也,万物所归,无所复传,始虽恶寒,二日自止,此为阳明病也。(184)

提示:承上节申述阳明病。

析义:1. 胃为水谷之海,居体之中部。所谓胃为戊土,位处中州,五脏六腑、四肢百骸皆资生于胃。

2. 阳明胃主燥,燥化太过,则表里之邪都容易入胃而成为阳明病。

3. 既为阳明病,邪从燥化,自不恶寒。

【原文】 本太阳初得病时,发其汗,汗先出不彻,因转属阳明也。伤寒发热无汗,呕不能食,而反汗出濈濈然者,是转属阳明也。(185)

提示:太阳病汗不如法,或邪热亢盛转属阳明的原因机制和症状。

析义:分两段:

1. 因太阳发汗,汗出不彻,使邪未去,入里化热,转属阳明(参48条),当属二阳并病例。

2. 伤寒发热无汗,为太阳表实,呕不能食为胃气不和。如果失治,亦可转入阳明。阳明有其特征,如反汗出濈濈然等。

3. 太阳转属阳明有因　①胃强脾弱因表证误治后能入阳明,如179条。②有表证因汗、下、利小便,伤津化燥而入阳明,如181条。③有因表病发汗不彻,或表病失治而入阳明,即如本条。

【原文】 伤寒三日,阳明脉大(186)

提示:阳明病主脉。

析义:1. 伤寒——广义。

2. 伤寒三日　①代表病势发展与病变的次序。②日数不可拘,如一日太阳,二日阳明说。

3. 脉大——浮取沉取皆洪大有力。

4. 机制　①生理——阳明为多血多气之经。②病理——邪气盛正气实,表里俱热,脉证相应则大。

【原文】 伤寒脉浮而缓,手足自温者,是为系在太阴。太阴者,身当发黄,若小便自利者,不能发黄,至七八日,大便硬者,为阳明病也。(187)

提示:太阳兼表转属阳明证。

【原文】 伤寒转系阳明者,其人濈濈然微汗出也。(188)

提示:伤寒转系阳明之证。

析义:两条合并一处讨论。

1. 证候{伤寒脉浮而缓——感受外邪；手足自温——太阴里证}太阴兼表证

2. 机制{
手足温——太阴为至阴之脏,受外邪不能发热。又因脾主四肢,则仅能表现于手足而自温
发黄——湿盛阳衰不能温运,寒湿滞于里则发黄。如果脾阳有权能转输则不发黄,若小便自利不能发黄
}

3. 转属　亦可转为阳明病,如湿已化燥,大便硬结者是。

4. 转属阳明,除里证有大便硬外,在表也有濈然汗出的证候与之相应。

结语　179—188条

本章主要讨论的是阳明病的成因、来路、主要脉证和病理机制等。

阳明病因邪从燥化,热盛于里,故以胃家实为提纲。所谓提纲,当包括经证和腑证说。

阳明病来路,说明不仅太阳或少阳,因误治或失治,伤津化燥,可转为阳明病;即三阴病由虚而实,也可转为阳明病。所谓"阳明居中,主土也,万物所归,无所复传"者是。

【原文】 阳明中风,口苦咽干,腹满微喘,发热恶寒,脉浮而紧,若下之,则腹满小便难也。(189)

提示:阳明表邪未解,当慎用下法。

析义:1. 证候　阳明兼有太阳、少阳证:

三阳合病{阳明中风,腹满微喘——阳明；口苦咽干——少阳；发热、恶寒、脉浮紧——太阳}虽入阳明,但病势重在表未解

2. 机制

{
阳明中风——阳明证而由中风所引起
口苦咽干——胆热则口苦,咽为胆之使
发热、恶寒、脉浮紧——太阳表证未罢
}

3. 治法　①不可下。②《金鉴》:“当审表里施治。太阳阳明病多,则以桂枝加大黄汤两解之;少阳阳明病多,则以大柴胡汤和而下之。”可供参考,但不能肯定。

4. 误下后的变证

腹满甚——表邪乘虚内陷
小便难——下多亡津液

【原文】 阳明病,若能食,名中风;不能食,名中寒。(190)

提示:辨阳明中风和中寒证。

析义:1. 证候

阳明病：
中风能食——瘀热在里证
中寒不能食——胃中虚冷证

2. 机制：
风属阳——阳化谷——能食
寒属阴——阴不化谷——不能食

程郊倩:“阳明经病……错综之邪,从何辨之?辨之于本因之寒热耳。本因有热,则阳邪应之,阳化谷,故能食,就能食者,名曰中风,犹云热则生风,其实乃瘀热在里证也。本因有寒,则阴邪应之,阴不化谷,故不能食,就不能食者,名曰中寒,犹云寒则召寒,其实乃胃中虚冷证也。寒热于此辨,则胃气之得中与失过于此验,非教人以能食不能食处,辨及中风中寒之来路也。”

【原文】 阳明病,若中寒者,不能食,小便不利,手足濈然汗出,此欲作固瘕,必大便初硬后溏。所以然者,以胃中冷,水谷不别故也。(191)

提示:阳明中寒欲作固瘕病症。

析义:1. 证候　阳明中寒证。

2. 机制（胃中冷,水谷不别）：
不能食——胃中虚冷,寒不杀谷
小便不利——阳衰气不化水
手足濈然汗出——阴寒内盛,阳气不固
欲作固瘕——阴寒内结,大便初硬后溏

3. 释词　①固瘕:是由于寒湿不适,水谷不消,与脏气相搏,结于腹内的疾患。②水谷不别:大便中谷物不化,与积水混在一处。

【原文】 阳明病，初欲食，小便反不利，大便自调，其人骨节疼，翕翕如有热状，奄然发狂，濈然汗出而解者，此水不胜谷气，与汗共并，脉紧则愈。(192)

提示：阳明中风水湿从表自愈证。

析义：1. 病因　阳明初起，感受风邪，并有水湿郁于肌肉关节间。

2. 机制

翕翕如有热状、骨节疼——风湿在表，郁于肌肉骨节

小便不利、大便自调——水湿郁于里。《金鉴》："湿家之为病，小便不利，大便反快"类是

欲食——①风邪杀谷。②胃气强能逐邪外运

3. 机转

奄然发狂、濈然汗出而解、脉紧——因胃气盛，谷气实，邪无从留，故能产生一种战汗机制，使风湿之邪，从外而解

4. 辨证　与上条辨：同有小便不利。

上条：中寒不食，大便初硬后溏

本条：中风能食，兼湿而大便自调

【原文】 阳明病，欲解时，从申至戌上。(193)

提示：阳明病欲愈的大致时间。

析义：1. 申至戌上　指申、酉、戌三个时辰，即 15 时至 21 时前的 6 个小时。此时间太阳逐渐西下至没落，自然界阳气逐渐衰减，而阴气初升。

2. 阳明病欲解——阳明阳热亢盛，若乘自然界阳气衰减，则在里之邪热受遏，而人体之阴气借天欲复，而有利于泄热于外。

3. 另说阳明胃属燥金——金气旺盛在申酉时，据天人相应，则此时人体正气可借助于自然旺气，而有利于阳明病解。

4. 张隐庵说："经云日西而阳气衰，阳明之所主也。从申至戌上，乃阳明主气之时，表里之邪欲出，必随旺时而解。"

【原文】 阳明病，不能食，攻其热必哕，所以然者，胃中虚冷故也。

以其人本虚，攻其热必哕。（194）

提示：胃中虚冷证不能食禁用下法。

析义：1. 证候　阳明病不能食，是胃中虚冷证。

2. 机制
- 不能食——中虚而不能健运水谷
- 哕　——胃败气逆

3. 辨证
- 阳明病，潮热、谵语、大便结，不能食——可攻
- 阳明病，无潮热、谵语、大便结，不能食——不可攻

【原文】　阳明病，脉迟，食难用饱，饱则微烦，头眩，必小便难，此欲作谷瘅。虽下之，腹满如故，所以然者，脉迟故也。（195）

提示：阳明脉迟欲作谷瘅证。

析义：1. 证候　阳明中寒欲作谷疸证。

2. 机制

<table>
<tr><td>脉迟——虚寒本脉</td><td rowspan="6">欲作谷疸证</td></tr>
<tr><td>食难用饱——中虚不能健运</td></tr>
<tr><td>饱则微烦——食郁中虚不化</td></tr>
<tr><td>头眩——清阳不升</td></tr>
<tr><td>小便难——浊阴不降</td></tr>
<tr><td>腹满——寒湿壅阻，浊气不消</td></tr>
</table>

3. 谷瘅　《金鉴》："风寒相搏，食谷即眩，谷气不消，胃中苦浊，浊气下流，小便不通，阴被其寒，热流膀胱，身体尽黄，名曰谷疸。"又"谷疸之为病，寒热不食，食即头眩，心胸不安，久久发黄为谷疸，茵陈蒿汤主之。"

4. 辨证　与260条辨："伤寒七八日，身黄如橘子色，小便不利，腹微满者，茵陈蒿汤主之。"此为阳明湿热蕴结，而195条为寒湿谷疸，当温中散寒祛湿为正治。

5. 治法　①禁下。②宜温中健运，宜理中、四逆加厚朴、神曲、茵陈之属。

【原文】　阳明病，法多汗，反无汗，其身如虫行皮中状者，此以久虚故也。（196）

提示：久虚之人患阳明病的外证。

析义：1. 阳明病法多汗——里热熏蒸，津液被迫外泄。

2. 机制　反无汗，其身如虫行皮中状 { 津液不足；阳虚失其温化之力 } 久虚

3. 辨证　与23条桂麻各半汤“不能得小汗出，身必痒”辨。23条为邪郁肌表，宜小发汗以祛邪。本条正虚液亏，宜养津液而扶正。

【原文】　阳明病，反无汗，而小便利，二三日呕而咳，手足厥者，必苦头痛；若不咳不呕，手足不厥者，头不痛。(197)

提示：阳明中寒寒饮上逆证。

析义：1. 成因　阳明中寒，胃中虚冷，寒饮内蓄。

2. 机制

阳明病
- 反无汗——胃中虚冷，无所蒸化
- 而小便利——中焦虚寒，未影响膀胱气化
- 二三日呕而咳——寒饮上逆，犯及肺胃
- 手足厥者——中寒饮阻，阳气不达四末
- 必苦头痛——水寒上逆，直犯清空之所

治法：温胃化饮。可用吴茱萸汤类。

3. 胃中虚寒未发水饮证

- 不咳、不呕——无饮上逆
- 手足不厥——中阳能布
- 头不痛——饮不上攻

4. 三阳头痛辨
- 太阳头痛——头项为主
- 阳明头痛——额颅为主
- 少阳头痛——多在两侧

【原文】　阳明病，但头眩，不恶寒，故能食而咳，其人咽必痛；若不咳者，咽不痛。(198)

提示：阳明中风热邪上逆证。

析义：1. 原因　阳明中风感邪后入里化热。

2. 机制

头眩——风热上干
不恶寒——表证已罢
能食——胃热消谷
咳——风热逆肺
咽痛——肺胃里热上扰

3. 若不咳咽不痛——说明肺胃邪热不上扰，则自不咳，咽自不痛。

【原文】 阳明病，无汗，小便不利，心中懊憹者，身必发黄。(199)

提示：阳明病湿热发黄证。

析义：1. 原因　阳明病热与湿合而为发黄。

2. 机制

无汗——湿热不得外越
小便不利——湿热不得下泄
心中懊憹——湿热郁而内扰心胸
发黄——湿热郁蒸而外溢肌表

3. 辨证　与栀豉证辨。

【原文】 阳明病被火，额上微汗出，而小便不利者，必发黄。(200)

提示：阳明病被火的发黄证。

析义：1. 原因　阳明病即内热证，误用火法，使火与热合，热遏于里而益甚。

2. 机制

额上微汗出——湿热相蒸，湿郁热蒸上逆 ｝发黄
小便不利——湿热相蒸，湿郁热蒸而不下泄 ｝

3. 辨证　与第6条"若被火者微发黄色"证辨。

【原文】 阳明病，脉浮而紧者，必潮热，发作有时，但浮者，必盗汗出。(201)

提示：辨阳明病脉浮紧与脉但浮及其证候。

析义：1. 阳明病脉浮紧证。

阳明病
- 脉
  - 浮——阳明热盛，充斥表里内外
  - 紧为邪实，胃肠结滞
- 必潮热 / 发作有时 ｝潮热盛于申酉时，是阳明腑实燥结之象

2. 若其脉不紧而浮

阳明病{脉但浮——里热虽盛，而腑未结实
必盗汗出——阳明里热，迫津外泄

3. 辨证　①与太阳表病辨脉浮紧。②与阴虚盗汗证辨。

【原文】 阳明病，口燥，但欲漱水，不欲咽者，此必衄。(202)

提示：阳明热在血分循经致衄的辨证。

析义：1. 原因　阳明病热在血分。

2. 机制

阳明病——热入血分
口燥欲漱水不欲咽——因血属阴其性濡润，血被热蒸，营气上潮，与《温病条辨》"太阴温病，舌绛而干，法当渴，今反不渴者，热在营中也"的机制略似
衄——阳明经起于鼻交頞中，热邪循经上扰损伤阳络所致

3. 辨证{阳明病热在气分，耗及津液而口燥渴饮
阳明病热在血分，蒸灼营液，则口燥不欲饮

【原文】 阳明病，本自汗出，医更重发汗，病已差，尚微烦不了了者，此大便硬故也。以亡津液，胃中干燥，故令大便硬。当问其小便日几行，若本小便日三四行，今日再行，故知大便不久出。今为小便数少，以津液当还入胃中，故知不久必大便也。(203)

提示：根据小便的多少以推测大便硬的程度。

析义：分三段：

1. 原因　阳明病大便硬，有热结与津液竭两种，热结当参照腑实治法，津液竭不可寒下，本条属于后者。

2. 机制　发汗太过，津液损伤，而致肠胃干燥，形成大便硬证。

3. 辨证　阳明病一般小便数大便硬，今小便数少，是津液当还入自润，故知大便不久自出。

总的说来，与热结大便硬证不同，不可攻下，当复津液。

【原文】 伤寒呕多，虽有阳明证，不可攻之。(204)

提示：阳明病机在上不可攻下。

析义：1. 呕证　①太阳病：桂枝证有干呕，麻黄证有呕逆。②少阳病：喜呕为少阳主证。③阳明：胃寒、胃热，胃有停水，均能致呕。

2. 机制　呕多病机在上焦胸膈，虽有阳明证，邪未结于腹，故不可攻下。

【原文】　阳明病，心下硬满者，不可攻之，攻之利遂不止者死，利止者愈。(205)

提示：阳明病腑未成实禁下。

析义：1. 属阳明腑未成实，禁用攻下。

2. 辨证　①与结胸心下硬满而痛证辨。②与痞心下硬满辨(痞无阳明证)。③与腑实可攻证辨。

3. 误下后的转归

{误下后脾胃受伤，邪气内陷，利不止——死
{误下后腐秽去后，胃气未绝，利止——愈

【原文】　阳明病，面合色赤，不可攻之，必发热，色黄者，小便不利也。(206)

提示：阳明病邪热在经禁下。

析义：1. 证候　阳明里热兼有表热。

2. 机制

{阳明病——里热
{面合色赤——①表热郁于肌表，邪不外透，与“二阳并病面色缘缘正赤”的机制相同(参48条)。②阳明经热未全入腑

3. 治法{先表后里 / 清解经热}禁下

4. 误攻后的变证——发黄。

5. 发黄的机制

{发热 / 小便不利}误用攻下，损伤脾胃，湿热郁滞，熏蒸肝胆。参199、200条

结语　189—206 条

理解阳明的变证和不可攻下证。

阳明病因误治或失治，使热不得外越，湿不得下泄，郁而为黄。阳明病热在血分，随经上逆，发而为衄，并辨析“口燥，但欲漱水，不欲咽”，与热在气分渴而引饮不同。

阳明腑实，治宜攻下。如果病机在上，邪入尚浅的，腑未成实，即使兼有表证的，都不可用攻下，误下必引起变证。

【原文】 阳明病，不吐不下，心烦者，可与调胃承气汤。(207)

调胃承气汤方

甘草二两，炙　芒硝半升　大黄四两，清酒洗

上三味，切，以水三升，煮二物至一升，去滓，内芒硝，更上微火一二沸，温顿服之，以调胃气。

提示：胃实热郁心烦的治法。

析义：1. 证候　阳明腑实证。

2. 机制　①不吐不下心烦——胃实热郁。②当有调胃承气证。

3. 辨证　与虚烦证辨。

4. 治法　与调胃承气汤，清热泄实。

【原文】 阳明病，脉迟，虽汗出，不恶寒者，其身必重，短气，腹满而喘，有潮热者，此外欲解，可攻里也。手足濈然汗出者，此大便已硬也，大承气汤主之；若汗多，微发热恶寒者，外未解也，其热不潮，未可与承气汤；若腹大满不通者，可与小承气汤，微和胃气，勿令至大泄下。(208)

大承气汤方

大黄四两，酒洗　厚朴半斤，炙，去皮　枳实五枚，炙　芒硝三合

上四味，以水一斗，先煮二物，取五升，去滓，内大黄，更煮取二升，去滓，内芒硝，更上微火一两沸，分温再服。得下，余勿服。

小承气汤方

大黄四两　厚朴二两，炙，去皮　枳实三枚，大者，炙

上三味，以水四升，煮取一升二合，去滓，分温二服。初服汤当更

衣,不尔者尽饮之。若更衣者,勿服之。

提示:辨阳明病可攻与不可攻的证治。

析义:段落:分三段解释

1. 一段“阳明病”至“大承气汤主之”

(1) 辨脉迟——按之有力。原因腑气不行,脉道郁滞不利的缘故。

(2) 机制:汗出不恶寒——外证已解。

身重短气,腹满而喘,手足濈然汗出,大便硬——里实已成,是大承气证。

2. 二段“若汗多”至“未可与承气汤”

汗多微发热恶寒——外证未解
其热不潮——里实未成
} 未可与承气汤

3. 三段“若腹大满”至“勿令至大泄下” 若腹大满不通,未至手足濈然汗出,是里虽实满,而燥结不甚,故只宜小承气微和胃气,勿令大下。

【原文】 阳明病,潮热,大便微硬者,可与大承气汤,不硬者,不可与之。若不大便六七日,恐有燥屎,欲知之法,少与小承气汤,汤入腹中,转矢气者,此有燥屎也,乃可攻之。若不转矢气者,此但初头硬,后必溏,不可攻之,攻之必胀满不能食也。欲饮水者,与水则哕。其后发热者,必大便复硬而少也,以小承气汤和之。不转矢气者,慎不可攻也。(209)

提示:辨大小承气汤的使用方法及误治后的变证。

1. 辨大承气汤的应用范围

阳明病潮热——腑实燥结
{ 大便硬者——与大承气汤
{ 大便不硬——不可与之

2. 以小承气汤试探燥实

不大便六七日
恐有燥屎
} 少与小承气汤
{ 汤入腹中转矢气者——是肠中有燥屎,服汤后浊气下趋,可攻
{ 汤入腹中不转矢气——是肠中燥屎未成,大便初硬后溏,则不可攻之

3. 不转矢气误攻后的变证

服小承气汤不转矢气——大便初硬后溏而妄攻：
- 腹满不能食——脾阳损伤,浊气壅滞
- 欲饮水者,与水则哕——胃中虚冷,水入不化,胃气上逆

4. 下后津伤邪热复结的证治

- 其后发热者——下后津伤,邪热复聚
- 大便复硬而少——津伤热结,燥屎内阻

治法:与小承气汤以和下之。

末句“不转矢气者,慎不可攻也”是重申诫语,反复说明不可妄攻之义。

5. 对“大便微硬”的理解

本条“大便微硬”之“微”字,疑系衍文。因“不硬者不可与之”,正与“大便硬者,可与大承气汤”文字对勘。柯琴将此句改为“大便硬者,可与大承气汤”可谓一证。

【原文】 夫实则谵语,虚则郑声。郑声者,重语也。直视谵语,喘满者死,下利者亦死。(210)

提示:辨谵语和郑声及其死候。

析义:1. 辨谵语郑声

(1) 谵语——胡言妄语,声粗有力,多是阳热内盛影响神明。多见于阳热里实证。成无已“由邪气盛而神识昏也”是。

(2) 郑声——语无次序,声音低微,多是心肾大虚,神明无主。多见于阴寒里虚证。成无已谓:“由精气夺而声不全”。

二者多是神识昏乱,证情比较严重。

(3) 当综合其他脉证:谵语郑声,相似难辨,须用外证与脉以别之。若大小便利,手足冷,脉微细,必郑声也;大便秘,小便赤,手足温,脉洪数,必谵语也。

2. 谵语死证

- 谵语——阳热上扰神明,直视——阳热盛阴液竭:死
- 谵语——阳热亢于上,下利——阴液泄于下:死

【原文】 发汗多，若重发汗者，亡其阳，谵语。脉短者死，脉自和者不死。(211)

提示：亡阳谵语凭脉辨吉凶。

析义：1. 证候　谵语有虚实，本条谵语属亡阳虚证。

2. 机制　①汗为阴液，亦赖阳气蒸腾宣发而出，可以说明阴阳互补的关系。②误汗后阴液竭而引起心阳外亡，心神浮越而发生谵语。

3. 辨证　虚证谵语与热实谵语不同。

4. 预后

脉短——津液虚，心气竭——死
脉自和——阴阳未离决，生气犹存——不死

自和：柯韵伯："虽津液妄泄而不甚脱。"汪苓友："言脉与病不相背也"。

谵语有虚实，不独有阳盛证，并有亡阳证，可以说明阴阳互补的作用。

【原文】 伤寒，若吐若下后，不解，不大便五六日，上至十余日，日晡所发潮热，不恶寒，独语如见鬼状。若剧者，发则不识人，循衣摸床，惕而不安，微喘直视，脉弦者生，涩者死。微者，但发热谵语者，大承气汤主之。若一服利，则止后服。(212)

提示：阳明腑证正虚邪实危候的治法和预后。

析义：段落分三段。

1. "伤寒"至"如见鬼状"，总述误治后的变证。

(1) 原因：吐下后津液受伤，邪热内入阳明，化燥成实。

(2) 机制
不大便五六日至十余日
不恶寒
日晡所发潮热
独语如见鬼状
——表证已罢，里实已成，浊热上干，神明被扰，已是阳明腑实重证

2. "若剧者"至"涩者死"，分析最严重的证并用脉诊以断其预后。

(1)
发则不识人
循衣摸床惕而不安
微喘直视
——阳热过亢，阴液耗竭，心神不安，肝风内动

（2）微喘直视，与210条“直视谵语喘满者死”证辨。

（3）预后
- 脉弦——阴精未绝，正气独存——生
- 脉涩——阳亢阴竭，正气已绝——死

3. “微者”至末句，辨证情较轻及服大承气汤的方法　①微者，但发热谵语呼应第一段，未到第二段的地步，可用大承气汤；②一服利止后服，即中病即止之义。③微者——泄下结热，重用大承气泻阳救阴。

【原文】　阳明病，其人多汗，以津液外出，胃中燥，大便必硬，硬则谵语，小承气汤主之。若一服谵语止者，更莫复服。（213）

提示：阳明病多汗伤津致便硬谵语的治法。

析义：1. 机制

- 阳明病——腑实
- 多汗——里热外蒸
- 大便硬——津液干燥
- 谵语——胃热灼心

柯韵伯：“多汗是胃燥之因，便难是谵语之根”

2. 辨证　与上条大承气证比较。

3. 治法　①用小承气苦寒以去实热，苦辛以通气滞和胃气。②一服谵语止，更莫复服。

【原文】　阳明病，谵语，发潮热，脉滑而疾者，小承气汤主之。因与承气汤一升，腹中转气者，更服一升，若不转气者，勿更与之。明日又不大便，脉反微涩者，里虚也，为难治，不可更与承气汤也。（214）

提示：辨小承气的脉证及使用法。

析义：1. 证候　阳明病，谵语，潮热，脉滑疾——小承气证。

2. 机制　阳明病，潮热谵语——里热成实。

脉滑疾——里热但结未甚。

3. 辨证　以脉与大承气证辨，208条脉迟与本条脉滑疾辨。

4. 服汤后对病情的观察

（1）
- 腹中转矢气——硬便已结，再进二服，使燥实得泄而自愈
- 腹中不转矢气——大便未结，不可再服
- 服汤后不大便——里实证在

（2）
- 脉微——气虚
- 脉涩——血虚

邪实正虚，攻补两难——难治。当参后世治法。

【原文】 阳明病，谵语，有潮热，反不能食者，胃中必有燥屎五六枚也；若能食者，但硬耳，宜大承气汤下之。(215)

提示：以能食不能食，辨燥结的微甚。

析义：1. 本条有倒序法，“大承气汤下之”当在“燥屎五六枚也”下。

2. 阳明腑实重证。

3. 机制

阳明病——里热腑实
谵语——浊热上干
潮热——热实在里
不食——肠胃实甚
（以上）大承气证

4. 辨证　如能食是燥结未甚，只大便结硬——小承气证。

【原文】 阳明病，下血谵语者，此为热入血室，但头汗出者，刺期门，随其实而泻之，濈然汗出则愈。(216)

提示：阳明病热入血室证治。

析义：1. 成因　阳明病，燥热深入血分。

2. 机制

热入血室：
下血——热邪灼伤胞络
谵语——血热上扰心神
但头汗出——热入血分，津液受伤但燥热上蒸

3. 治法　刺期门，期门乃肝经募穴，在乳头中线直下第六肋间隙，刺之能借其畅条达之力，宣泄胞宫血中之热，热从外散，则可濈然汗出病解。

【原文】 汗出谵语者，以有燥屎在胃中，此为风也。须下者，过经乃可下之。下之若早，语言必乱，以表虚里实故也。下之愈，宜大承气汤。(217)

提示：辨表虚里实是否当下的证治。

析义：1. 本条有倒装文法，“下之愈，宜大承气汤”，应接在“过经乃可下之”后读。

2. 成因　此条为太阳中风表虚与阳明里实燥结证。

3. 机制

汗出——太阳表虚。或伴有恶风寒、头痛、脉浮等
谵语——阳明腑实。或伴有腹满硬痛不大便等
治法：表里同病，一般当先解表，后攻其里，表证去后，若纯见阳明里实，方宜大承气汤，故曰“过经乃可下之”

4. “下之若早”变证

语言必乱｛神识昏糊、谵语加重｝表证未罢，过早攻下，表邪内陷，胃热愈炽，是表虚里实，不当下而误下过也

【原文】　伤寒四五日，脉沉而喘满，沉为在里，而反发其汗，津液越出，大便为难，表虚里实，久则谵语。（218）

提示：里实误汗成大便难谵语证。

析义：1. 证候｛伤寒四五日脉沉——主病在里；喘满——主里热甚｝

2. 辨证　①与36条“太阳阳明合病，喘而胸满，用麻黄汤”证辨。②此条表虚里实与上条涵义不同。

3. 机制

汗后｛津液越出——表虚；便难谵语——里实｝里热愈甚

【原文】　三阳合病，腹满身重，难以转侧，口不仁，面垢，谵语遗尿。发汗则谵语。下之则额上生汗，手足逆冷。若自汗出者，白虎汤主之。（219）

提示：三阳合病证治。

析义：1. 证候　邪热偏重于阳明经热证。

2. 机制｛
腹满——热盛胃气内壅
身重难转侧——热盛伤气
口不仁（言语不利，食不知味）——胃热液干
面垢——邪热郁蒸
谵语——热扰神明
遗尿——热盛神昏
自汗出——里热内盛，津液外泄
｝阳明经热证

3. 治法　清解阳明经热。

4. 误治后的变证

(1) 误汗——谵语甚——津液更伤,燥热更盛。

(2) 误下:①额上生汗,手足逆冷——阳液下泄,阳气无所附而上冒。②有谓此乃阴盛阳微证,以《金鉴》解为妥。

【原文】 二阳并病,太阳证罢,但发潮热,手足漐漐汗出,大便难而谵语者,下之则愈,宜大承气汤。(220)

提示:太阳转阳明胃实的证治。

析义:1. 证候　二阳并病、太阳证罢、阳明腑实已成证。

2. 机制
- 潮热——邪热入腑
- 手足漐漐汗出——邪热内蒸
- 大便难——腑实
- 谵语——里热上熏

3. 辨证
- 48 条二阳并病——表证未罢,用小发汗法
- 本条二阳并病——表证已罢,纯属阳明里实,用下法

结语　207—220 条

本章主要讨论的是阳明腑实三承气证。阳明腑实燥热盛而胃(肠)不和的是调胃承气证;痞满较甚的是小承气证;痞满燥实坚证候俱急的是大承气证。并要根据热势轻重,病情缓急,而定区别运用的准则。

谵语与郑声,从语言、病态以及所反映的证候,大致有虚实之分。但谵语也有虚证,仲景提出死证几条,值得注意。

三阳合病,实际是阳明经热证,故用白虎为主治。

【原文】 阳明病,脉浮而紧,咽燥口苦,腹满而喘,发热汗出,不恶寒,反恶热,身重。若发汗则躁,心愦愦,反谵语。若加烧针,必怵惕,烦躁不得眠。若下之,则胃中空虚,客气动膈,心中懊憹,舌上胎者,栀子豉汤主之。(221)

若渴欲饮水,口干舌燥者,白虎加人参汤主之。(222)

若脉浮发热，渴欲饮水，小便不利者，猪苓汤主之。(223)

猪苓汤方

猪苓，去皮　茯苓　泽泻　阿胶　滑石，碎　各一两

上五味，以水四升，先煮四味，取二升，去滓，内阿胶烊消，温服七合，日三服。

提示：阳明经证及误治后的变证。

析义：1. 阳明经热证

(1) 机制
- 阳明病——阳明病经热
- 脉浮而紧——浮是内热外迫，紧是邪实(非太阳表实)
- 咽燥口苦——里热上炎
- 腹满而喘——胃气窒而不行
- 身重——热盛阻气
- 汗出，身热，不恶寒，反恶热——阳明外证

(2) 辨证：与三阳合病条证辨：
- 合病——腹满身重，难转侧，口不仁，面垢，谵语，遗尿，自汗出——病较重
- 本条——咽燥口苦，腹满而喘，身重，阳明外候——病较轻

2. 误治后的变证

(1) 误汗——烦躁，心愦愦，谵语——津液更伤，燥热更盛。

(2) 误温针——怵惕，烦躁不得眠——火与热合，心神被扰，胃热更盛。

(3) 误下：①经热忌下。②下后阳明邪热一部分可从下而出，但下后胃中空虚，余热乘胃虚而犯胃及胸膈，出现有心烦懊侬舌上胎等变证。治宜栀豉汤以清热除烦。③如果出现渴欲欲水，口干舌燥，是下后津液更伤，燥热仍盛，则于白虎中加人参生津。④如果下后脉浮发热，是阳明经热仍在；小便不利，渴欲欲水，是热瘀于里，与下焦水气相结，宜滋阴利水，用猪苓汤。

【原文】 阳明病，汗出多而渴者，不可与猪苓汤，以汗多胃中燥，猪苓汤复利其小便故也。(224)

提示：猪苓汤的禁忌。

析义：1. 证候　阳明病汗出多而渴——阳明里热津伤证。

2. 机制　燥热内盛，津液受伤。

3. 治法　①柯韵伯：汗多而渴当白虎汤，胃中燥当承气汤，具在言外。②喻嘉言：阳明主津液者也……热邪传入阳明，必先耗其津液，加以汗多夺之于外，复利小便夺之于下，则津液有立亡而已，故示戒也。

4. 总义　①说明阳明病以清燥热护津液为首要。②猪苓汤非阳明病正治法。

【原文】　脉浮而迟，表热里寒，下利清谷者，四逆汤主之。(225)

提示：表热里寒证治。

析义：

1. 机制 { 浮——表热——假热
迟——里寒——下利清谷（真寒）

2. 治法　当急救其里，用四逆汤。

【原文】　若胃中虚冷，不能食者，饮水则哕。(226)

提示：辨胃中虚冷饮水则哕证。

析义：1. 证候　胃中虚冷证。

2. 机制 { 不能食者——阳明中寒
饮水则哕——胃中虚寒，饮水不化，胃气上逆

3. 治法　《金鉴》：若其人胃中虚冷，不能食者，虽不攻其热，饮水则哕，盖以胃脘虚冷，复得水寒，故哕也，宜理中汤加丁香、吴茱萸，温而降之可也。

【原文】　脉浮发热，口干鼻燥，能食者则衄。(227)

提示：辨阳明气分热盛动血致衄。

析义：1. 机制

{ 脉浮发热——阳明气分热盛，气血涌动，则脉浮而洪大；里热外扬则有发热
口干鼻燥——邪热循经上扰
能食者则衄——邪在气分未入于腑则能食；气分邪热波及血分则鼻衄

2. 与太阳表病辨脉浮发热　太阳病脉浮发热，必与恶寒并见；阳明病脉浮发热，必不恶寒，而反恶热，且脉必浮大有力。

3. 与226条辨能食不能食　226条胃中虚冷则不能食；本条阳明气分热盛则能食。

【原文】　阳明病，下之，其外有热，手足温，不结胸，心中懊憹，饥不能食，但头汗出者，栀子豉汤主之。（228）

提示：阳明病下后余热未清的证治。

析义：1. 下后余热未清留扰胸膈证。

2. 机制

{外有热，手足温——余热未净
懊憹，饥不能食——余热扰胸

3. 辨证　①与少阳、太阴手足温辨：少阳手足温（99条），是病涉阳明热轻；太阴手足自温（187、278条），是病在太阴感受外邪。②与结胸证辨。

4. 治法　清热宣郁除烦。

【原文】　阳明病，发潮热，大便溏，小便自可，胸胁满不去者，与小柴胡汤。（229）

提示：阳明病柴胡证未去的证治。

析义：

1. 证候{阳明病——发潮热
少阳病——胸胁满不去}病及阳明，腑实未成，而少阳邪郁

2. 机制　虽见潮热里实证现，但大便溏，小便自可，与阳明病大便硬，小便数不同，且胸胁满是少阳主证，说明病势仍重在少阳之表。

3. 治法　①用小柴胡和解；②仍是宗表未解当先解表的法则。

【原文】　阳明病，胁下硬满，不大便而呕，舌上白苔者，可与小柴胡汤。上焦得通，津液得下，胃气因和，身濈然汗出而解。（230）

提示：阳明病中的小柴胡证。

析义：

1. 证候　少阳阳明兼见证，病机偏重在少阳。

2. 机制
- 胁下硬满——少阳经受邪
- 不大便而呕——木火犯胃，胃气上逆
- 舌苔白——①热未入腑；②上焦水气不行

3. 辨证　与腑实证辨：
- 阳明腑实——腹满，不大便，舌苔黄燥
- 本条——胸胁满，不大便而呕，舌苔白

4. 治法　宜和解为主。

5. 服药后的效果
- 上焦气机得通——胸胁满可去
- 津液得下——大便自行
- 胃气和——呕止

（以上三者）全身气机流畅，自可濈然汗解

【原文】 阳明中风，脉弦浮大而短气，腹都满，胁下及心痛，久按之气不通，鼻干不得汗，嗜卧，一身及目悉黄，小便难，有潮热，时时哕，耳前后肿，刺之小差，外不解，病过十日，脉续浮者，与小柴胡汤。(231)

提示：辨阳明中风兼太阳、少阳证治。

析义：1. 阳明中风受邪后证

（1）三阳合病
- 阳明中风——阳明受邪
- 脉
  - 弦——少阳主脉
  - 浮——太阳主脉
  - 大——阳明主脉

（2）阳明证
- 短气——热盛伤气
- 腹满——浊热壅滞
- 鼻干——热干于上
- 一身及目悉黄——热灼肝胆
- 潮热——阳明里热
- 嗜卧——热蒙心神
- 时时哕——热蒸气逆

（3）少阳证
- 胁下及心痛——热聚心胁
- 久按之气不通——邪热壅滞
- 小便不利——枢机不利，三焦水道失调
- 耳前后肿——热郁少阳，经脉受阻

(4) 太阳证{脉浮、不得汗}太阳未罢，表气郁闭

2. 治法

(1) 三阳证见，先用刺法，以泄经络郁闭阳热，待病情缓解，再观其变，相机治之。

(2) 刺后外不解，是刺后里热已去，外与里相对言，非太阳证不解。

(3) 病过十日，其脉续浮，是刺后太阳之浮已去，十日后再现，当是弦而见浮，以少阳为主，则主以小柴胡汤和解枢机，祛邪外出。

【原文】 脉但浮，无余证者，与麻黄汤。若不尿，腹满加哕者，不治。(232)

提示：承上条辨里证去而表未解的证治及预后。

析义：1. 表未解证治

{脉但浮——指用刺法后，病经十日，里证已去，而表证尚在

无余证——无阳明、少阳证}

治法：以麻黄汤发汗解表。其义与 37 条"……设胸满胁痛者，与小柴胡汤，脉但浮者，与麻黄汤"大体相同。

2. 承 231 条辨预后

{若不尿——甚于小便难，是三焦壅滞，邪无出路

腹满加哕——甚于时时哕，是胃气衰败，邪实正虚。《素问·宝命全形论》："痛深者，其声哕。人有此三(疑衍)者，是为坏腑，毒药无治，短针无取，此皆绝皮伤肉，血气争黑。"故"不治"也}

【原文】 阳明病，自汗出，若发汗，小便自利者，此为津液内竭，虽硬不可攻之，当须自欲大便，宜蜜煎导而通之，若土瓜根及大猪胆汁，皆可为导。(233)

蜜煎导方

食蜜七合

上一味，于铜器内，微火煎，当须凝如饴状，搅之勿令焦著，欲可丸，并手捻作挺，令头锐，大如指，长二寸许。当热时急作，冷则硬。以

内谷道，以手急抱，欲大便时乃去之。

土瓜根方已佚

猪胆汁方

又大猪胆一枚，泻汁，和少许法醋，以灌谷道内，如一食顷，当大便出宿食恶物，甚效。

提示：阳明病导法。

析义：

1. 机制 {阳明病自汗出 / 发汗小便自利} 津液内竭，肠道干燥——大便硬

2. 辨证　①与脾约证辨（247条）；②与阳明承气证辨；③当须自欲大便，指硬粪迫于肛门，便意频繁，欲解不得，是辨证耳目。

3. 治法　不可攻下，宜用导法。

【原文】 阳明病，脉迟，汗出多，微恶寒者，表未解也，可发汗，宜桂枝汤。（234）

提示：阳明病兼太阳表虚的证治。

析义：

1. 机制 {阳明病脉迟——里热成实 / 汗出多，微恶寒——中风表虚} 阳明兼表

2. 治法　宗表未解仍当先解表之例。

3. 与208条“阳明病脉迟”辨：208条阳明病脉迟，其迟而有力，虽汗出不恶寒，并有阳明里实见证，则可攻里也。本条阳明病脉迟，乃太阳中风缓脉之所变，其迟而不紧又与阳明燥热洪数对举言，故有汗出多微恶寒，是以太阳表证为主，则不可下，而当表解。

【原文】 阳明病，脉浮，无汗而喘者，发汗则愈，宜麻黄汤。（235）

提示：阳明病兼太阳表实的证治。

析义：

1. 机制 {阳明病——胃热成实 / 脉浮无汗而喘——太阳表实} 阳明病兼太阳表实

2. 治法　仍当先表后里，因无汗故用麻黄汤。

【原文】 阳明病，发热汗出者，此为热越，不能发黄也。但头汗

出，身无汗，剂颈而还，小便不利，渴引水浆者，此为瘀热在里，身必发黄，茵陈蒿汤主之。(236)

茵陈蒿汤方

茵陈蒿六两　栀子十四枚，擘　大黄二两，去皮

上三味，以水一斗二升，先煮茵陈减六升，内二味，煮取三升，去滓，分三服。小便当利，尿如皂荚汁状，色正赤，一宿腹减，黄从小便去也。

提示：阳明瘀热在里发黄的证治。

析义：1. 证候　阳明热瘀在里与湿相合而为黄证。

2. 机制

(1) 发热汗出——热越于外；小便利——湿泄于下｝不能发黄

(2) 但头汗出，身无汗，齐颈而还——热不外越；小便不利——湿不下行；渴引水浆——瘀热内盛｝发黄

3. 症状的补充　(1) 黄色：身黄如橘子色。(2) 有腹满(参见 260 条)。

4. 治法　用茵陈蒿汤苦寒通降，使病邪从二便排出，热泄湿利，里解表和而黄退。

结语　221—236 条

本章主要阐述的是阳明兼证和变证。

阳明病兼太阳表虚证用桂枝汤；兼表实证用麻黄汤；兼少阳病用小柴胡汤，亦是表未解当先解表的法则。因此，不可认桂、麻、柴胡是阳明病的方剂。

阳明下后，余热留扰上焦胸膈是栀豉证；中焦热盛而津液不足，是白虎加人参汤证；水热结于下焦，是猪苓汤证。当辨析猪苓证的渴与阳明病汗出而渴的不同。

阳明中寒，则为哕，为下利；热与湿合则发黄；热邪干营则为衄。其导法是适用于津液不足而大便硬证，与燥热成实的腑证又有不同。

【原文】 阳明证，其人喜忘者，必有蓄血。所以然者，本有久瘀血，故令喜忘。屎虽硬，大便反易，其色必黑者，宜抵当汤下之。(237)

提示：阳明蓄血的证治。

析义：1. 证候　阳明蓄血证。

2. 机制

喜忘——瘀热在血中扰乱神明（《素问·调经论》"血并于下，气并于上，乱而喜忘"）

屎虽硬，大便黑反易——离经之血溢于肠间，故其色黑；大便虽硬，因血是流质，故排出反易

3. 辨证　①与太阳蓄血辨：太阳蓄血多是瘀热随经入里与血相结，其证少腹硬满，如狂发狂，并以小便利与蓄水作鉴别。本证是阳明蓄血，其证喜忘，并以大便硬色黑排出反易瘀血特征，与阳明腑实作区别。②与腑实证辨：王宇泰："邪热燥结，色未尝不黑，但瘀血则溏而黑腻如漆，燥结则硬而黑晦如煤，以此为明辨也。"

【原文】 阳明病，下之，心中懊憹而烦，胃中有燥屎者可攻。腹微满，初头硬，后必溏，不可攻之。若有燥屎者，宜大承气汤。(238)

提示：阳明病下后，心中懊侬，有燥屎者可攻。

析义：1. 辨证

(1) 辨有无燥屎证：

阳明病下后
- 心中懊侬而烦，腹胀满，大便硬，有燥屎——可再下
- 心中懊侬而烦，腹微满，大便初硬后溏——不可下

(2) 辨下后心烦懊侬证：参见 228 条。

下后心烦懊侬
- 腹胀满，大便硬——实热——大承气证
- 无腹胀满，大便硬——虚热——栀豉证

2. 其他　阳明病下之，注家多据 208、209 条用小承气汤试探法，可供参考。

【原文】 病人不大便五六日，绕脐痛，烦躁，发作有时者，此有燥屎，故使不大便也。(239)

提示：辨燥屎证。

析义：1. 机制

- 病人不大便五六日——热邪在里
- 绕脐痛——肠内燥屎内结，气滞不行
- 烦躁——胃不和而影响神明
- 发作有时——屎气攻冲，燥屎不出，则烦躁等相应而发

2. 燥屎的意义　燥屎内结，是阳明腑实无疑。

3. 验燥屎的方法　①209 条以服汤后矢气转否，验燥屎的有无。②此以绕脐痛烦躁为辨燥屎的要点，与 241 条“大下后，六七日不大便，烦不解，腹满痛者，此有燥屎也”意义一样。

4. 治法　张志聪：“不言大承气者，省文也，上文云若有燥屎者，宜大承气汤。此接上文而言，此有燥矢，则亦宜大承气明矣。”

【原文】 病人烦热，汗出则解，又如疟状，日晡所发热者，属阳明也。脉实者，宜下之；脉浮虚者，宜发汗。下之与宜大承气汤，发汗宜桂枝汤。(240)

提示：以脉证之虚实辨汗下之治法。

析义：1. 病人烦热汗后证

病人烦热：
- 病在太阳—汗出即解
- 又如疟状—表邪未尽
- 日晡所发热—里实已成

}表里证见

2. 表里证见脉之虚实治法

表里证见：
- 脉实者—病转阳明腑实，宜大承气汤下之
- 脉浮虚者—病以表证为主，宜桂枝汤发汗

3. 本证似为太阳阳明并病，而有表里传变之征，并有偏表偏里之不同，故治有汗下之异。然汗下法之选择，又当根据脉之虚实(参考相关证候)而辨别使用。

【原文】 大下后，六七日不大便，烦不解，腹满痛者，此有燥屎也，所以然者，本有宿食故也，宜大承气汤。(241)

提示：下后燥屎复结的证治。

析义：1. 成因　阳明病大下后燥屎未尽，邪热复集。

2. 机制

下后六七日不大便——实热又结
烦不解——热无从泄
腹满痛——燥屎复结
} 此有燥屎

3. 辨证　①与 79 条“伤寒下后，心烦腹满，卧起不安”之栀子厚朴汤证辨。②与小承气汤证辨。

【原文】　病人小便不利，大便乍难乍易，时有微热，喘冒，不得卧者，有燥屎也，宜大承气汤。(242)

提示：喘冒不得卧有燥屎的证治。

析义：1. 阳明腑实证一般的情况　潮热，谵语，腹满痛，不大便。

2. 机制
小便不利——津液内亡
大便乍难——大便燥结
大便乍易——少量津液当还入胃
微热——里热甚，表无大热
喘冒——热邪不下泄而上逆
不得卧——胃不和
} 此有燥屎也

3. 当结合腹满痛等证考虑。

【原文】　食谷欲呕，属阳明也，吴茱萸汤主之。得汤反剧者，属上焦也。(243)

吴茱萸汤方

吴茱萸一升，洗　人参三两　生姜六两，切　大枣十二枚，擘

上四味，以水七升，煮取二升，去滓，温服七合，日三服。

提示：辨呕证的寒热。

析义：1. 机制　食谷欲呕——胃家虚冷之证。虚则不能纳谷，寒则胃气上逆(或中有寒饮)。

2. 治法　温中化饮，降逆止呕。

3. 辨证　徐灵胎：“上焦指胸中，阳明乃中焦也。”说明呕有上中之分，寒热之别。

【原文】　太阳病，寸缓关浮尺弱，其人发热汗出，复恶寒，不呕，但心下痞者，此以医下之也。如其不下者，病人不恶寒而渴者，此转属阳明也。小便数者，大便必硬，不更衣十日，无所苦也。渴欲饮水，少少

与之，但以法救之。渴者，宜五苓散。(244)

提示：太阳病误下致痞与病转阳明的辨证。

析义：1. 太阳病误下成痞证

太阳病：
- 寸缓关浮尺弱——中风浮缓之脉
- 发热汗出恶寒——中风表虚之证
- 不呕——无少阳阳明证
- 心下痞——表证误下，外邪内陷，气机闭阻

治法：先解其表，如桂枝汤类；后治其痞，如泻心汤类。(参考 164 条)

2. 太阳转属阳明证

太阳病未误下 { 不恶寒、口渴 } 阳明经热，腑未成实

3. 转属阳明另类辨证

(1) 辨脾约证 { 小便数者、大便必硬、不更衣十日、无所苦也 } 胃热津亏，脾土受约，宜麻子仁丸润下

(2) 胃燥口渴与水停口渴辨：

渴欲饮水：
- 胃中干燥，宜少少与饮之
- 水气内停，宜五苓散化气行水

4. 本条对杂病之辨证有一定指导意义，有学者认为本条内容脱失不全，可阙疑待考。

【原文】 脉阳微而汗出少者，为自和也，汗出多者，为太过。阳脉实，因发其汗，出多者，亦为太过。太过者，为阳绝于里，亡津液，大便因硬也。(245)

提示：汗多津伤引起便硬。

析义：1. 脉阳（浮取）微而汗出少——①表气虽虚，病邪不甚。②正能胜邪，邪去而正不伤——“自和”。

2. 太过 { 脉阳微而汗出多、阳脉实发汗出多 } 津液亡于外，阳气绝于里，而形成大便硬证

3. 治法　汪琥谓宜用麻仁丸。备考。

【原文】 脉浮而芤，浮为阳，芤为阴，浮芤相搏，胃气生热，其阳则绝。（246）

提示：辨阳明胃热津亏的脉证。

析义：1. 芤　脉轻按浮大，重按中空，有如葱管，多出现于亡血及阴竭的证候。

2. 机制 { 浮为阳——阳气盛——胃气生热 / 芤为阴——阴血虚——阴液不足 } 其阳则绝

【原文】 趺阳脉浮而涩，浮则胃气强，涩则小便数，浮涩相搏，大便则硬，其脾为约，麻子仁丸主之。（247）

麻子仁丸方

麻子仁二升　芍药半斤　枳实半斤，炙　大黄一斤，去皮　厚朴一尺，炙，去皮　杏仁一升，去皮尖，熬，别作脂

上六味，蜜和丸如梧桐子大，饮服十丸，日三服，渐加，以知为度。

提示：脾约证治。

析义：1. 成因　脾约证由发汗太过与津血素亏而致者。

2. 释趺阳　即冲阳，穴名。在足背上第二、第三蹠骨间，属足阳明胃经，古人用以诊候脾胃的疾病。

3. 机制

趺阳脉 { 浮——胃气强（胃热盛） / 涩——津液不足 } 大便硬、小便数的脾约证

4. 辨证　①与承气证辨。②与导法辨。

5. 治法　用麻子仁丸以润肠滋燥为主，而又以小承气清热去实，行气导滞。

6. 以知为度　大便利，腹中和，则为知也。

【原文】 太阳病三日，发汗不解，蒸蒸发热者，属胃也，调胃承气汤主之。（248）

提示：太阳病汗后转属阳明证治。

析义：1. 成因　太阳病发汗不解，由胃燥热盛，表证虽罢，里实证

现，太阳病转阳明。

2. 机制 {蒸蒸发热——热气上行貌，言热自内腾达于外，犹蒸炊然
属胃也——指蒸蒸发热乃胃燥热盛所致}

3. 证候　当有汗出濈濈、心烦、谵语、大便硬等证。

4. 辨证　①与太阳中风发热辨。②与阳明经证辨。③与大、小承气证辨。

【原文】 伤寒吐后，腹胀满者，与调胃承气汤。(249)

提示：吐后腹胀满的治法。

析义：1. 成因　伤寒吐后 {在上的邪热由吐可解
在下的邪热化燥成实} 阳明胃实证

2. 机制　吐后腹胀满——胃燥内实。

3. 辨证　与66条厚朴生姜半夏甘草人参汤证辨。

4. 主证　当有调胃各证。

5. 治法　①吐后胃虚，虽有邪热内聚，不宜峻下而宜和下。②用调胃承气去实热和胃气。

【原文】 太阳病，若吐若下若发汗后，微烦，小便数，大便因硬者，与小承气汤和之愈。(250)

提示：太阳病误治伤津成里热便硬的证治。

1. 机制 {微烦——邪热内扰
小便数——热盛津液下泄
大便硬——燥实内结}

2. 辨证　与调胃证辨：调胃证以津伤燥热盛为主，小承气证以津伤气滞为主。

【原文】 得病二三日，脉弱，无太阳、柴胡证，烦躁，心下硬。至四五日，虽能食，以小承气汤少少与，微和之，令小安，至六日，与承气汤一升。若不大便六七日，小便少者，虽不受食，但初头硬，后必溏，未定成硬，攻之必溏，须小便利，屎定硬，乃可攻之，宜大承气汤。(251)

提示：辨大小承气汤的使用法。

析义：1. 辨小承气汤的使用法

得病二三日 → 证实脉虚：
- 脉弱——里证之脉，乃正气不足
- 无太阳、柴胡证——病非太阳、少阳
- 烦躁、心下硬——邪热内扰，燥屎阻滞
- 至四五日、虽能食——燥实不甚，胃热便硬，尚能纳谷

治法：①先与少量小承气汤微和胃气，使病势稍挫，让病人以小安。②与少量承气汤后：

至六日，仍烦躁；心下硬，不大便——再与小承气汤一升

用药如此慎重，是因其人脉虚。若妄用攻伐，恐大便"易动故也"（参太阴病280条）。

2. 辨大承气汤使用法

不大便六七日：
- 不可攻之：
  - 小便少——津液未大伤，尚可还入胃肠
  - 虽不能食——大便初头硬，难受水谷
  - 初头硬、后必溏——燥屎未定成硬，津液尚能还入肠中
- 乃可攻之，宜大承气汤：
  - 若误攻之——损伤脾胃阳气——大便溏
  - 须小便利——胃中津液偏渗于膀胱
  - 屎定硬——阳明燥屎已成
  - 不能食——是有燥屎

3. 辨证

（1）辨能食不能食
- 能食——大便硬
- 不能食——燥屎内结

（2）辨小便利与不利
- 小便利——津液偏渗于膀胱，大便成硬
- 小便少——津液还行于肠中，大便初硬后溏

【原文】 伤寒六七日，目中不了了，睛不和，无表里证，大便难，身微热者，此为实也，急下之，宜大承气汤。（252）

提示：目中不了了，睛不和，为急下存阴证之一。

析义:1. 成因　伤寒六七日,邪热由表入里,而为里热实证。

2. 机制

目中不了了(视物不清楚) 睛不和(目珠不灵活)	燥热极,阴液耗 精气不上注于目	热邪伏里、阳亢阴竭的重证
身微热——表热入里		
大便难——腑邪成实		

3. 治法　急下泻阳救阴。

4. 辨证　要处理好慎下与急下的关系。

【原文】 阳明病,发热汗多者,急下之,宜大承气汤。(253)

提示:发热汗多,为急下存阴证之二。

析义:1. 证候　阳明腑实热亢津液外泄证。

2. 机制　发热汗多——①热亢汗泄,肠胃干燥而大便结硬。②汗液外泄,津液耗竭,也引起燥热更盛。③除发热汗多,当有大便不通,腹满痛,谵语,烦躁等证。

3. 辨证　①与白虎证辨。②与213条“阳明病,其人多汗,以津液外出,胃中燥,大便必硬,硬则谵语,小承气汤主之”辨。

4. 治法　急下泻阳救阴。

【原文】 发汗不解,腹满痛者,急下之,宜大承气汤。(254)

提示:发汗不解,腹满痛,为急下存阴证之三。

析义:1. 成因　邪热急结入里证。

2. 机制
- 发汗不解——津液已从外夺
- 腹满痛——胃热燥化成实

→ 急下证

3. 对急下证的认识　①攻下有常法与变法。②急下证既有条文所举证,又有胃实可下证。③急下的目的在泻阳救阴。

【原文】 腹满不减,减不足言,当下之,宜大承气汤。(255)

提示:腹满不减的证治。

析义:1. 机制　腹满不减——肠中有燥屎结实。

2. 辨证　①与虚寒腹满证辨。②与阳明经证腹满辨(见219、221条)。

3. 宜大承气汤　当具有大承气证,“宜”尚有斟酌之义也。非痞满燥实俱盛不可滥用之。

【原文】 阳明少阳合病，必下利。其脉不负者，为顺也。负者，失也，互相克贼，名为负也。脉滑而数者，有宿食也。当下之，宜大承气汤。(256)

提示：阳明少阳合病宜下的证治。

析义：1. 合病

阳明少阳合病 { 阳明病——身热汗出腹满等证
少阳病——口苦咽干等证

2. 顺与负　顺与负(失)，是用五行学说诊脉辨证，以判疾病的顺逆：

当下证 { 见阳明实大之脉，与证相合——顺
见少阳弦脉，土为木克，与证不合——负(失)

3. 今脉滑数，内有宿食，是与阳明热合，故当下，以大承气汤(为顺)。

4. 辨证　合病下利有用葛根汤(32 条)；有用黄芩汤(172 条)；也有用大承气汤。同是下利，说明从复杂的病候中，当根据病势的轻重而决定治法。

结语　237—256 条

重点反复辨别三承气证，使能进一步掌握病情和区别使用方法，但仍需与前各证互参。其急下三条，说明承气固应慎用，然病到阳亢阴竭，则应放手急下，使人明确辨证施治的重要。

又大便结硬的脾约证，蓄血的抵当证，虽属热结，究与阳明腑实证不同。其吴茱萸汤主治的是阳明中寒证。

【原文】 病人无表里证，发热七八日，虽脉浮数者，可下之。假令已下，脉数不解，合热则消谷喜饥，至六七日不大便者，有瘀血，宜抵当汤。(257)

提示：辨阳明腑实与有瘀血的证治。

析义：1. 阳明腑实可下证

病人无{表证——无发热、恶寒、头痛等太阳证；里证——无腹满硬痛、潮热、谵语等阳明里证}

发热七八日、脉浮数——热盛于里，蒸腾于外

大便秘结——联系下文可知

治法：《医宗金鉴》："是胃热实也，以大承气汤下之。"

2. 血瘀热结证

假令已下、脉数不解——气分热去，血热不减

合热则消谷喜饥——是热不在阳明气分，未成腑实，而热在血分。"合犹并也，言热气并于胃为消谷善饥"（尤在泾）

至六七日不大便——血分之热合于肠，血瘀热结

治法：攻下瘀血，宜抵当汤。

3. 本证瘀血脉证，当参有关蓄血证条文，即瘀血与热相结特征：如少腹急结或硬满疼痛，喜忘或发狂，小便自利等。

4. 与237条蓄血大便反易辨

237条蓄血大便黑硬，排出反易——阳明里热，瘀血日久，离经之血与燥屎相混

本条瘀血，六七日不大便——瘀血在里，尚未离经，肠腑无所润泽

【原文】 若脉数不解，而下不止，必协热便脓血也。（258）

提示：承257条辨下后便脓血的证治。

析义：1. 机制

下后脉数不解——余热未除

下利不止——邪热下趋，迫及大肠

便脓血——热迫血行，伤及血络，血热相蒸，腐败为脓，故谓"协热便脓血也"

2. 治法　仲景未出方治，仍可清热化瘀凉血，据证选用白头翁汤、黄芩汤等。

【原文】 伤寒发汗已，身目为黄，所以然者，以寒湿在里不解故

也。以为不可下也，于寒湿中求之。（259）

提示：辨寒湿在里的发黄证。

析义：1. 成因　多由脾阳素虚，里有寒湿，伤寒汗后，在表寒邪虽去，在里中气愈虚，中虚湿滞，因而发黄。

2. 机制　发汗已身目为黄——①属阴黄。②中阳虚，寒湿盛，其色晦暗，与阳黄显明不同。③当有脉迟、腹满、便溏、舌白滑、不食等证。

3. 治法　温中化湿，照太阴病论治。

【原文】 伤寒七八日，身黄如橘子色，小便不利，腹微满者，茵陈蒿汤主之。（260）

提示：郁热发黄的证治。

析义：1. 成因　伤寒七八日，热瘀入里而为湿热发黄。

2. 机制

身黄如橘子色——湿热郁而溢于肌表（目黄）
小便不利——湿热无从下泄
腹微满——湿热郁于里

3. 治法　泄热渗湿，以茵陈蒿汤为主治。

4. 本条应与238条合看，彼重叙述病因，此重叙述症状。

【原文】 伤寒身黄发热，栀子柏皮汤主之。（261）

栀子柏皮汤方

肥栀子十五个，擘　甘草一两，炙　黄柏二两

上三味，以水四升，煮取一升半，去滓，分温再服。

提示：伤寒身黄发热的治法。

析义：1. 证候　伤寒身黄——阳黄证。

2. 机制　身黄发热——在里湿与热合，由内向外，惟未至成实。

3. 辨证　《医宗金鉴》："伤寒身热发黄者，设有无汗之表，宜用麻黄连轺赤小豆汤汗之可也；若有成实之里，宜用茵陈蒿汤下之可也。今外无可汗之表证，内无可下之里证，故惟以栀子柏皮汤清之。"

4. 治法　燥湿清热，利小便退黄。

【原文】 伤寒瘀热在里，身必黄，麻黄连轺赤小豆汤主之。（262）

麻黄连轺赤小豆汤方

麻黄二两，去节　连轺二两，连翘根是　杏仁四十个，去皮尖　赤小豆一升　大枣十二枚，擘　生梓白皮一升，切　生姜二两，切　甘草二两，炙

上八味，以潦水一斗，先煮麻黄再沸，去上沫，内诸药，煮取三升，去滓，分温三服，半日服尽。

提示：伤寒发黄从表清透的治法。

析义：1. 成因　伤寒表邪不解，瘀热在里而为阳黄。

2. 机制

伤寒（当有无汗身热表证）——表邪未解
身黄（热瘀在里与湿相合）——湿热郁而溢于肌表

3. 辨证　①与茵陈蒿汤证辨。②与栀子柏皮汤证辨。

4. 治法　从表以散热，从里以除湿，湿热两解则黄可退。

结语　257—262 条

理解阳明病发黄的成因、主证和病理机制，以及辨析湿热发黄与寒湿发黄在分经辨证上不同之点。其茵陈蒿汤、栀子柏皮汤、麻黄连轺赤小豆汤，同治阳明发黄，又当从证候的不同中，区别其主治证。

第六章
辨少阳病脉证并治

【原文】 少阳之为病，口苦，咽干，目眩也。(263)

提示：少阳病提纲。

析义：1. 提纲的重要性　使人对某经病发病的原因和病理机制有所了然。

2. 对照太阳、阳明的提纲。

3. 病位　少阳主半表半里。

4. 机制

口苦——火邪上炎。《素问·奇病论》："口苦者病名为何？何以得之？岐伯曰：病名曰胆瘅"
咽干——热灼津液
目眩——①少阳经脉起讫于目。②三焦主相火，胆属木，木火上亢

《灵枢·经别》："足少阳之正……别者……以上挟咽，出颐颔中，散于面，系目系，合少阳之外眦也。"《甲乙经》："胆者，中精之腑，五脏取决于胆，咽为之使。"

5. 主证　参见 96 条小柴胡证。

【原文】 少阳中风，两耳无所闻，目赤，胸中满而烦者，不可吐下，吐下则悸而惊。(264)

提示：少阳中风禁用吐下治法。

析义：1. 少阳中风，风邪中于少阳而发病。

2. 机制　足少阳经起于目锐眦，走于耳中，循耳前后，下胸中贯膈。

耳聋目赤——风火上壅
胸满而烦——少阳经热
} 少阳风火窜扰

3. 辨证　①与瓜蒂证心下满、饥不能食、气上冲咽喉等证辨。

②与承气证辨。

4. 治法　①宜和解。②禁吐下。

5. 吐下后的变证　损伤病人正气与津液，气血衰耗，神明无主——悸惊。

【原文】 伤寒，脉弦细，头痛发热者，属少阳。少阳不可发汗，发汗则谵语，此属胃。胃和则愈，胃不和，烦而悸。(265)

提示：少阳病禁用发汗。

析义：1. 少阳伤寒证治。

2. 本条以脉括证，参101条所谓“但见一证便是。”

3. 辨证　①三阳脉辨。②三阳头痛辨。

4. 治法　①宜和解。②禁汗。

5. 误汗后的转归

发汗后谵语{胃和——邪去病愈
胃不和——阴亢阳竭——烦悸}

6. 与上条对比{上条中风——禁吐下
本条伤寒——禁汗}

【原文】 本太阳病不解，转入少阳者，胁下硬满，干呕不能食，往来寒热，尚未吐下，脉沉紧者，与小柴胡汤。(266)

提示：太阳转少阳的脉证治法。

【原文】 若已吐下发汗温针，谵语，柴胡汤证罢，此为坏病，知犯何逆，以法治之。(267)

提示：太阳转少阳证及误治救逆法。

析义：上两条合并一处讨论。

1. 成因　由太阳而转入少阳。

2. 机制{往来寒热——正邪分争
胁下硬满——少阳经邪热
干呕不能食——木火犯胃}

3. 脉沉紧　①沉紧对浮紧说。②弦如张弓弦，紧为转索无常，二者相类。

4. 与结胸辨　结胸心下硬痛已下，无寒热证；本条胁下硬满未下，有往来寒热。

5. 误治后成坏病　参16条“太阳病已发汗……仍不解者，此为坏病……”

6. 辨证　上段未误治，病在少阳，法宜和解；本段已误治，转为坏病，随证治之。

7. 谵语　①病变示例。②说明病已不在少阳。③治法当细参全部脉证。

【原文】　三阳合病，脉浮大，上关上，但欲眠睡，目合则汗。(268)

提示：辨三阳合病的脉证。

析义：1. 三阳合病，病属阳热实证。

2. 机制

三阳合病
- 脉
  - 浮——属太阳
  - 大——属阳明
- 脉上关上——脉长直有力，与少阳弦脉同类
- 但欲眠睡——热扰神昏
- 目合则汗——热迫液泄

3. 辨证

(1) 辨目合则汗：乃盗汗之属。一般盗汗属阴虚，而本证盗汗，则为阳盛，病关少阳，寐则阳入于里，卫阳稍减而里热转盛。

(2) 辨但欲眠睡：与少阴病“但欲寐”不同。少阴病“但欲寐”，乃心肾阳虚，气血不足，虚证显然，不得有汗，毫无热象；本证“但欲眠睡”，为热盛神昏，属阳热实，寐而汗出，热象明显。

(3) 辨三阳合病：219条三阳合病，重在阳明，用白虎汤；99条三阳合病，重在少阳，用小柴胡汤；本证三阳合病，是三阳热实，未言治法，《医宗金鉴》谓“宜以柴胡、桂枝、白虎三汤酌其所当，合而用之可也。”

【原文】　伤寒六七日，无大热，其人躁烦者，此为阳去入阴故也。(269)

提示：辨表邪传里证。

析义：1. 辨证

伤寒六七日{热退身凉——邪解
无大热躁烦——阳去入阴}

2. 阳去入阴说　①由表入里。②由阳经而入阴经。除躁烦外，当综合其他脉证审辨。

【原文】 伤寒三日，三阳为尽，三阴当受邪，其人反能食而不呕，此为三阴不受邪也。(270)

提示：辨少阳不传三阴的证候。

析义：1. 伤寒三日三阳为尽——其学术渊源即根据《素问》"一日太阳……三日少阳"等说。

2. 病邪传变，必据脉证，日数不必拘，故举出病变示例。

3. 为何举"反能食而不呕"

(1) 太阴腹满而吐，食不下；少阴欲吐不吐；厥阴饥不欲食，食则吐蛔……。

(2) 传不传，重在胃气{胃气旺——能食而不呕
胃气衰——不能食而呕逆}

【原文】 伤寒三日，少阳脉小者，欲已也。(271)

提示：少阳欲愈脉象。

析义：1. 证候　伤寒三日——少阳证。

2. 机制　脉由弦而小——欲愈，是邪退正未复之象。《内经》"大则邪至，小则平"，"大则病进"是。

3. 以脉括证，非专指脉说。

【原文】 少阳病，欲解时，从寅至辰上。(272)

提示：预测少阳病欲解的有利时间。

析义：1. 寅、卯、辰　指3时至9时前的6个小时，为少阳木旺之时。卯时前后，为日出日升之时。

2. 少阳属木，其气通于春，春建于寅，是阳气生发之始。少阳若病，则可借自然界阳气升发，万物清和之时，亦即肝木旺气之助而使病解。

3. 一年四季，昼夜长短不一，综合全年，日出时间以卯为中心，早至寅，迟至辰。日没亦如此，前后跨三个时辰，故各经欲解时的三个时辰，宜以中间时辰为中心。

结语　263—272 条

理解少阳病的成因、机制、主证、主脉、治法和主方，以及在治疗中，不可施用汗吐下温针的理由。

少阳病从火化，以口苦、咽干、目眩为提纲。但必须与往来寒热、胸胁苦满、嘿嘿不欲饥食、心烦喜呕等证合参，方为全面。

少阳病传变的规律，阳盛易入阳明之腑，阴盛多及三阴之脏。但当根据现有症状，不可拘于日数。篇中指出"其人反能食而不呕，此为三阴不受邪。"可以说明病势转化的关键所在。

第七章
辨太阴病脉证并治

【原文】 太阴之为病，腹满而吐，食不下，自利益甚，时腹自痛，若下之，必胸下结硬。(273)

提示：太阴病提纲。

析义：1. 太阴病提纲包括主证。

2. 了解太阴病提纲的问题　①经——入腹属脾络胃，上膈挟咽连舌本，散舌下。②气——湿。

3. 机制

腹满而吐——寒湿阻滞，气逆于胃
食不下——寒湿阻滞，脾阳不足
自利益甚——①益甚对食不下说；②脾阳衰不能腐熟水谷
时腹自痛{脾虚寒滞；阳气忽通忽闭}腹痛时发时止

4. 辨证　与阳明病中寒类证作鉴别。

5. 治法　宜温中，忌攻下。

6. 误下后变证

胸下结硬{①中气益伤；②当参理中汤类证；③非结胸证}

【原文】 太阴中风，四肢烦疼，脉阳微阴涩而长者，为欲愈。(274)

提示：太阴中风欲愈的脉证。

析义：1. 证候

{太阴——里——脾虚；中风——表——风邪}内外合邪

2. 机制　四肢烦疼——脾阳不运而湿盛，又感受风邪，此与湿家身烦疼、四肢疼痛之义相发，亦可说明脾主四肢。

3. 脉象　阳微阴涩：阳——浮；阴——沉。乃风邪不甚，寒湿凝滞之象。

4. 欲愈证　由阳微阴涩而脉转长，长则气治，由阴转阳则为欲愈。

【原文】　太阴病，欲解时，从亥至丑上。(275)

提示：预测太阴病欲解的有利时辰。

析义：1. 亥至丑　指亥、子、丑三个时辰，即21时至次日3时前的6个小时。而子时正值夜半，为阴极阳还之时。

2. 太阴为阴中之至阴，阴极于亥，阳生于子，至丑而阳气已增。太阴病，若阴得生阳之气，则病欲解也。

3. 三阴旺时都在夜间，而施治服药则在日间，从中可以体会仲景方日夜分次进服之理，也说明夜间服药确能提高疗效，如桂枝人参汤谓日再夜一服，理中汤日三夜二服等是。

【原文】　太阴病，脉浮者，可发汗，宜桂枝汤。(276)

提示：太阴病从外解的治法。

析义：1. 证候 { 太阴病——里；脉　浮——表 } 表里合邪

2. 原因　①由外邪而引起，如274条太阴中风证。②由阴转阳，如霍乱387条"吐利止而身痛不休者，……宜桂枝汤小和之"。

3. 治法　①里证不重，以治表为宜。②"可"、"宜"有斟酌意。

【原文】　自利不渴者，属太阴，以其脏有寒故也。当温之，宜服四逆辈。(277)

提示：辨太阴下利的证治。

析义：1. 主证——自利不渴。

2. 机制　自利不渴 { 脾阳不足；寒湿气盛

3. 辨证　①与阳证自利不同。②与少阴厥阴下利辨。

4. 治法　宜温中健脾。

5. 主方　宜四逆辈：①包括理中在内。②说明太阴病的重要性。

【原文】 伤寒脉浮而缓，手足自温者，系在太阴。太阴当发身黄，若小便自利者，不能发黄。至七八日，虽暴烦下利日十余行，必自止，以脾家实，腐秽当去故也。(278)

提示：论太阴湿郁发黄证与脾家实阳复的自愈证。

析义：1. 证候 $\begin{cases}\text{伤寒脉浮缓——表}\\\text{手足自温——里}\end{cases}$ 系在太阴

2. 机制 $\begin{cases}\text{发黄——邪由表入里，与湿相合，小便不利}\\\text{不黄——湿邪从小便下泄，小便利}\end{cases}$

3. 脾家实　脾阳来复，脾气能转输→暴烦下利→腐秽去，病可愈。

【原文】 本太阳病，医反下之，因尔腹满时痛者，属太阴也，桂枝加芍药汤主之；大实痛者，桂枝加大黄汤主之。(279)

桂枝加芍药汤方

桂枝三两，去皮　芍药六两　甘草二两，炙　大枣十二枚，擘　生姜三两，切

上五味，以水七升，煮取三升，去滓，温分三服。本云：桂枝汤，今加芍药。

桂枝加大黄汤方

桂枝三两，去皮　大黄二两　芍药六两　生姜三两，切　甘草二两，炙　大枣十二枚，擘

上六味，以水七升，煮取三升，去滓，温服一升，日三服。

提示：太阳误下后转属的两种变证。

析义：分两段：1. 桂枝加芍药汤证

(1) 病因：由误下来，而不关本脏虚寒。

(2) 主证：除腹满时痛外，当有太阳表证。

(3) 机制：误下而脾气不和：①脾受肝木来乘；②气血郁滞不行——腹满时痛。

(4) 治法：仍解太阳之表，外加芍药和脾制肝、缓急止痛。

2. 桂枝加大黄证(太阳阳明证)

(1) 病因：表里相兼证，治宜先表后里。下后表证未去，里

实又甚。

(2) 主证:大实痛并表证。

(3) 机制:表证未解,里燥热实。

(4) 治法:两阳双解。

【原文】 太阴为病,脉弱,其人续自便利,设当行大黄芍药者,宜减之,以其人胃气弱,易动故也。(280)

提示:承前条言胃弱者当慎用大黄芍药法。

析义:1. 太阴为病{脉弱——太阴脉
自利——太阴证}

2. 文义承前条来,“当行大黄芍药”,“当”即指前证。

3. 指中阳不足胃气素弱的人,下后虽或暂时不见下利,而对大黄芍药等药,应当慎用。

4. 说明用苦寒药应当注意病人素来体质。

结语 273—280 条

理解太阴病的成因、机制、主证、脉象、治法、主方和治禁。太阴与阳明是表里关系,病情类似,又可互相转化。但性质完全相反,须注意审辨。明确桂枝加芍药汤证,是太阳表病不罢,又因误下损伤太阴脾气,与桂枝加大黄汤证大实痛属太阳阳明并病之例者不同。

第八章 辨少阴病脉证并治

【原文】 少阴之为病，脉微细，但欲寐也。(281)

提示：少阴病提纲。

析义：1. 提纲——少阴病属里虚证。

2. 病因 心肾虚衰：

心藏神——火——君主之官
肾藏精——水——先天之本
（以上二者合为）真阴真阳

3. 主脉 脉微细
- 微(脉极细而软或欲绝，若有若无)——阳气虚
- 细(脉小、大如微而常有，但细耳)——阴血虚

4. 机制 但欲寐——精神萎靡不振，神志恍惚，似醒非醒，似睡非睡状态——正虚邪困之象。

总的意义：①少阴病属里虚证；②宜合看又宜分看。

【原文】 少阴病，欲吐不吐，心烦，但欲寐。五六日自利而渴者，属少阴也，虚故引水自救。若小便色白者，少阴病形悉具。小便白者，以下焦虚有寒，不能制水，故令色白也。(282)

提示：辨少阴水火不济证(上热下寒证)。

析义：1. 证候 少阴虚寒，上热下寒证。

2. 机制

- 欲吐不吐，心烦——阴寒上逆，正阳被困
- 但欲寐——少阴虚寒本证
- 自利——下焦虚寒，无阳气以温
- 而渴——下焦虚寒，不能化气使津液上供，上火无阴以济
- 小便白——阳虚不能制水

3. 辨证 ①与太阴自利证辨；②与厥阴热利证辨。

4. 治法 当温下焦真阳。

【原文】 病人脉阴阳俱紧，反汗出者，亡阳也。此属少阴，法当咽

痛而复吐利。(283)

提示:辨少阴亡阳脉证。

析义:1. 机制

病人脉阴阳俱紧——寒邪直中少阴
反汗出——阴寒盛阳虚不卫外
咽痛——阴寒在下而阳浮于上,又少阴脉循咙
吐利——肾为胃之关,寒水直犯脾胃

2. 辨证　①亡阳与无阳:如 27 条讲"脉微弱者,此无阳也。"此与亡阳不同。②与表证脉阴阳俱紧辨。③咽痛:有少阴寒证与少阴虚热。

【原文】 少阴病咳而下利,谵语者,被火气劫故也,小便必难,以强责少阴汗也。(284)

提示:少阴病火劫发汗的变证。

析义:1. 证候　咳而下利,当是原发证;谵语小便难,是被火后所致。

2. 辨证　咳而下利有少阴虚寒与虚热:

(1) 虚寒——如"少阴病二三日不已,至四五日,腹痛,小便不利,四肢沉重疼痛,自下利者,此为有水气。其人或咳……真武汤主之。"(317)

(2) 虚热——如"少阴病,下利六七日,咳而呕渴,心烦不得眠者,猪苓汤主之。"(319)

3. 机制

谵语——火迫心阳外亡
小便难——津液耗竭
} 强责少阴汗也

说明少阴病当禁火迫汗。

【原文】 少阴病脉细沉数,病为在里,不可发汗。(285)

提示:少阴禁汗之脉。

析义:1. 辨证　脉沉细数见于少阴病,有虚热也有虚寒。

脉沉细数见心烦不寐——虚热——正局
脉沉细数见下利厥逆——虚寒——危证
} 不可汗

2. 治法　说明少阴属里虚证，治当禁汗。

【原文】 少阴病，脉微，不可发汗，亡阳故也。阳已虚，尺脉弱涩者，复不可下之。(286)

提示：少阴病不可汗下之脉。

析义：1. 机制

少阴病脉微——主阳气虚
少阴病尺脉弱（极软而沉细，按之欲绝指下）涩（细而迟，往来且散，或一止复来）——尺主里，弱涩主阴血虚

2. 治法　①禁汗下。②少阴病有可汗可下证。

结语：281—286 条

理解少阴病的成因、机制和主要脉证等。

少阴属心肾，为人身生命之本，阴阳气血之源。其证候大抵分阳虚寒化证与阴虚热化证两种类型。寒化证中，又可出现自利而渴及格阳咽痛等假热现象，但以小便白为辨证标准。

少阴病属阳虚或阴不足证，故禁汗下温针等治法。

【原文】 少阴病，脉紧，至七八日，自下利，脉暴微，手足反温，脉紧反去者，为欲解也。虽烦下利，必自愈。(287)

提示：少阴病下利自愈证。

析义：1. 主证　少阴病脉紧——少阴阳虚阴寒盛证。

2. 辨证　比 283 条脉同而病轻。

3. 机制

少阴病七八日 {脉紧——暴微；厥逆——肢温} 暴烦下利——自愈

与 278 条“太阴……暴烦下利日十余行，必自止”机转略同。

4. 辨证　与少阴脉紧、微辨：

如少阴病脉紧→微，不利→下利不止→肢厥不回、烦躁不宁→死证。

【原文】 少阴病，下利，若利自止，恶寒而踡卧，手足温者可治。(288)

提示：少阴病阳复者可治。

析义：1. 主证　少阴病恶寒、踡卧下利——少阴阳虚阴寒证。

2. 机制

少阴病{下利——利自止；恶寒踡卧——手足温}阳复可治

3. 辨证　钱天来："大凡热者，偃卧而手足弛散，寒则踡卧而手足敛缩。下文恶寒踡卧而手足逆冷者，即为真阳败绝而不治矣。"（参见295）

【原文】 少阴病，恶寒而踡，时自烦，欲去衣被者可治。（289）

提示：少阴病阳气欲复者可治。

析义：1. 证候　少阴病恶寒而踡——阳虚阴盛。

2. 机制　恶寒而踡——真阳不足，恶寒特甚。

3. 机转　时自烦，欲去衣被——邪将退，阳将复，可治。《千金翼方》作不可治。

4. 辨"自"字　287 条"自下利"，288 条"利自止"，289 条"时自烦"，三者表现不同，但据证分析，其预后皆为"自愈"或"可治"之证。

【原文】 少阴中风，脉阳微阴浮者，为欲愈。（290）

提示：少阴欲愈脉象。

析义：1. 少阴中风——少阴病由外来风邪而引起所致。

2. 阴阳指尺寸言　章虚谷："阳微者寸微也，阴浮者尺浮也。"（关前为阳，关后为阴）

3. 以脉辨预后　紧→微，沉→浮，为阳回欲愈证。"微"，参 287 条"脉暴微"，"脉紧反去者，为欲解也"。"浮"，参 327 条"厥阴中风，脉微浮为欲愈，不浮为未愈。"

【原文】 少阴病，欲解时，从子至寅上。（291）

提示：少阴病欲解的大概时辰。

析义：1. 子至寅　即子、丑、寅三个时辰，在 23 时后至次日 5 时前的 6 个小时。

2. 少阴病欲解时较太阴病欲解时迟一个时辰，此乃阳气生还而渐长的阶段。

3. 少阴病心肾阳虚，阴寒内盛，若得阳助，则有利于消除阴寒，而病欲解。

【原文】 少阴病，吐利，手足不逆冷，反发热者，不死。脉不至者，灸少阴七壮。(292)

提示：少阴病阳复可治，脉不至可灸。

析义：1. 主证　少阴病吐利，脉不至——阴寒暴中、脾肾阳微之证。

2. 辨证　①一般少阴阴寒证厥冷，恶寒踡卧。今手足不逆冷，反发热，是阳回不死之象。②脉绝与脉不至辨：(参 298 条)“少阴病，四逆，恶寒而身踡，脉不至，不烦而躁者死。”

3. 治法　灸少阴经穴，取其通阳复脉。

一般主张灸太溪穴，在足内踝后五分跟骨上动脉陷中。

【原文】 少阴病，八九日，一身手足尽热者，以热在膀胱，必便血也。(293)

提示：少阴阳热太过之变。

析义：1. 证候　少阴病(恶寒无热)——八九日一身手足尽热，是由阴转阳；便血是肾移热于膀胱，由脏及腑。因阳复太过，遂有此病变。

2. 治法　轻则猪苓汤，重则黄连阿胶汤可治。

3. 便血　柯琴：“下利便脓血指大便言，热在膀胱而便血，指小便言。”

【原文】 少阴病，但厥无汗，而强发之，必动其血，未知从何道出，或从口鼻，或从目出者，是名下厥上竭，为难治。(294)

提示：强发少阴汗致下厥上竭的危候。

析义：1. 证候　少阴病——阴阳俱虚、阴寒邪盛之证。

2. 机制

但厥无汗——少阴虚寒证
- 但厥——阳虚不能温煦四肢
- 无汗——阳虚不能蒸发为汗

3. 误汗后变证　①用辛温发汗，血气上逆，损伤阳络而动血。②下厥——真阳不足于下；上竭——阴虚而血又上出。

4. 或从口鼻，或从目出——少阴经脉循喉咙，挟舌本，系目系故也。

【原文】 少阴病，恶寒，身蜷而利，手足逆冷者不治。(295)

提示：少阴病纯阴无阳的危候。

析义：1. 证候　少阴病恶寒，身蜷而利，手足逆冷——纯阴无阳危证。

2. 机制 {少阴病恶寒身蜷 / 手足逆冷而利} 阴盛于内，阳衰于外，纯阴无阳

3. 辨证　①与可治证的比较：如 287—289 条利自止手足温，时自烦。②与死证的比较：如 296、297、298、299、300 条，有利止、头眩、自冒、不烦而躁，汗出，息高，烦躁不得卧寐等。

4. 治法　急宜大剂扶阳抑阴药，宜四逆加人参汤类或救于万一。

【原文】 少阴病，吐利躁烦，四逆者死。(296)

提示：少阴病，阴寒独盛，虚阳欲脱，极危之候。

析义：1. 证候　少阴病吐利四逆，是阴盛阳微；又见躁烦，是阴盛而阳欲脱之象。

2. 辨证　①躁烦与烦躁辨。②阴证与阳证辨。③与 309 吴茱萸证辨"少阴病，吐利，手足逆冷，烦躁欲死者，吴茱萸汤主之。"

【原文】 少阴病，下利止而头眩，时时自冒者死。(297)

提示：少阴病下竭上脱极危之候。

析义：1. 机制

{ {少阴病下利止——阴液固竭于下 / 头眩时时自冒——阳气脱越于上} 死证
头眩——头眩而眼黑；冒——蒙冒而昏晕。 }

2. 辨证　①与 288 条下利止可治证辨，其为利止，手足温，别无败象。②与 93 条"冒家汗出自愈"证辨，其为邪郁于表，气郁于里，正虚不甚，若正能胜邪，则汗出愈也。

【原文】 少阴病，四逆，恶寒而身踡，脉不至，不烦而躁者死。（298）

提示：少阴病阴盛阳绝极危之候。

析义：1. 机制

少阴病｛四逆恶寒身踡——阴盛阳微；不烦而躁——阳浮将越；脉不至——营卫已绝｝死证

2. 辨证 ①与296“少阴病，吐利，躁烦四逆者，死”证辨。②与292“少阴病，吐利，手足不逆冷，反发热……脉不至者”证辨。

【原文】 少阴病，六七日，息高者，死。（299）

提示：少阴病，肺气肾气俱脱极危之候。

析义：1. 息高 息指呼吸，高指吸气不能下达，息高有呼吸浅表义。是肾不纳气的表现。

2. 机制 少阴病，六七日，息高｛肾气下绝；肺气上脱｝死证

3. 辨证 与喘证辨。

4. 治法 补肾纳气。舒弛远：“能于六七日之前用真武、附子等汤，加胡巴、故纸收固肾气等药，当不有此。”

【原文】 少阴病，脉微细沉，但欲卧，汗出不烦，自欲吐，至五六日，自利，复烦躁不得卧寐者，死。（300）

提示：少阴病阴盛阳脱极危之候。

析义：1. 机制

｛少阴病，脉微细，但欲寐；汗出不烦，自欲吐｝阴盛阳微

｛欲吐——自利；不烦——复烦躁；但欲寐——不得卧寐｝少阴阴盛，阴阳俱竭

2. 说明五六日以前，治法急宜扶阳抑阴，失此则成不治之证。

结语：287—300 条

本章主要讨论的是少阴病预后。少阴预后，一般有欲愈、可治、难

治、不治、死证等分别。说明少阴为真阴真阳之本，阳回则生，阳亡则死；阴复则生，阴竭则死。在审证施治中，应当从此考虑。

【原文】 少阴病，始得之，反发热，脉沉者，麻黄细辛附子汤主之。(301)

麻黄细辛附子汤方

麻黄二两，去节　细辛二两　附子一枚　炮，去皮，破八片

上三味，以水一斗，先煮麻黄，减二升，去上沫，内诸药，煮取三升，去滓，温服一升，日三服。

提示：少阴感寒的证治。

析义：1. 机制：少阴病脉沉——少阴阳虚；始得之，反发热——表证；（二者合为）太少两感

2. 辨证

(1)“始得之”：①病得之不久；②别无里证。

(2) 与里寒外热阴盛格阳证辨：参 317 条“少阴病，下利清谷，里寒外热，手足厥逆，脉微欲绝，身反不恶寒……通脉四逆汤主之。”

3. 治法　温经助阳，托里解表。

【原文】 少阴病，得之二三日，麻黄附子甘草汤微发汗，以二三日无里证，故微发汗也。(302)

麻黄附子甘草汤方

麻黄二两，去节　甘草二两，炙　附子一枚，炮，去皮，破八片

上三味，以水七升，先煮麻黄一两沸，去上沫，内诸药，煮取三升，去滓，温服一升，日三服。

提示：少阴感寒的微发汗法。

析义：1. 机制：少阴病（脉沉）——与少阴有关；无里证（有无汗发热等表证）——外感寒邪；（二者合为）太少两感

2. 辨证

(1) 始得之与二三日：①病程稍久，正气较虚。②用轻剂。

(2) 本条微发汗用轻法，上条发汗药稍重。

(3) 本条无里证，上条脉沉发热，可互参。

3. 治法　用麻黄解表，附子炙草益阳，取微汗法。

【原文】 少阴病，得之二三日以上，心中烦，不得卧，黄连阿胶汤主之。（303）

黄连阿胶汤方

黄连四两　黄芩二两　芍药二两　鸡子黄二枚　阿胶三两，一云三挺

上五味，以水六升，先煮三物，取二升，去滓。内胶烊尽，小冷，内鸡子黄，搅令相得，温服七合，日三服。

提示：少阴感寒入里、邪随热化的证治。

析义：1. 证候　少阴病阴虚阳亢证。

2. 成因　尤在泾："少阴之热，有从阳经传来者，亦有自受寒邪，久而变热者。"

3. 机制　心中烦不得卧——陈修园："下焦水阴之气，不能上交于君火，故心中烦；上焦君火之气，不能下入于水阴，故不能卧。"心肾不交，水不升、火不降所致。

4. 辨证　与栀豉证辨。

5. 治法　滋阴降火。

【原文】 少阴病，得之一二日，口中和，其背恶寒者，当灸之，附子汤主之。（304）

附子汤方

附子二枚，炮，去皮，破八片　茯苓三两　人参二两　白术四两　芍药三两

上五味，以水八升，煮取三升，去滓，温服一升，日三服。

提示：少阴感寒入里，邪随寒化的证治。

析义：1. 证候　少阴病阳虚阴盛证。

2. 机制　口中和，背恶寒——里无热督，肾阳虚，邪从寒化。

3. 辨证　①与太阳表证"恶寒"辨。②与阳明经证"伤寒，无大热，口燥渴，心烦，背微恶寒者，白虎加人参汤主之"（169 条）辨。③与麻黄附子细辛、甘草两证比较。

4. 治法　①灸法：灸膈俞、关元穴，膈俞在第七椎下两旁，相去各一寸五分，属足太阳经。关元一穴，在腹部中行脐下三寸陷中，为三阴

任脉之会。灸法有温补壮阳的作用。②并用附子汤以扶阳抑阴。

【原文】 少阴病，身体痛，手足寒，骨节痛，脉沉者，附子汤主之。(305)

提示：承上节补叙寒化的证治。

析义：1. 机制

少阴病
身体痛
骨节痛
手足寒
脉　沉 }阳虚阴盛，阳气不运化于外，营血阻滞于内

2. 辨证　①与表证四肢身痛辨。②与四逆证辨。③与真武证辨。

3. 治法　温经逐寒，益气补虚。

【原文】 少阴病，下利，便脓血者，桃花汤主之。(306)

桃花汤方

赤石脂一斤，一半全用，一半筛末　干姜一两　粳米一升

上三味，以水七升，煮米令熟，去滓，温服七合，内赤石脂末方寸匕，日三服。若一服愈，余勿服。

提示：少阴虚寒下利便脓血的证治。

析义：1. 机制

少阴病
下利
便脓血 }脾肾阳虚，寒伤血分，下焦久利而不能固摄所致

2. 辨证　与厥阴热利便脓血辨：

本证——色泽暗晦或浅淡，其气不臭而腥，泻时滑脱不禁。

厥阴热利——色泽鲜赤，其气多臭恶气，泻时里急后重。

3. 治法　温中去寒，涩肠固脱。

【原文】 少阴病，二三日至四五日，腹痛，小便不利，下利不止，便脓血者，桃花汤主之。(307)

提示：承上条补叙虚寒下利便脓血的证治。

析义：1. 机制

腹痛——阳气微阴寒凝
小便不利——中虚水谷不别
下利不止——下焦失约
便脓血——脾虚而不统血

2. 治法　温中逐寒，涩肠固脱止利。

【原文】 少阴病，下利，便脓血者，可刺。（308）

提示：少阴下利便脓血亦可用刺法。

析义：1. 机制

下利——脾肾阳虚，统摄无权
便脓血——脾肾虚衰，久利伤络

2. 治法　用刺法，泄邪、收涩。常器之："可刺足少阴幽门、交信。"钱天来："刺少阴之井荥俞经合也。"亦可刺长强，以治泻利滑脱失禁。

3. 本条附于306、307条后，当互参。

【原文】 少阴病，吐利，手足逆冷，烦躁欲死者，吴茱萸汤主之。（309）

提示：寒邪犯胃的证治。

析义：1. 机制

吐利——脾肾阳虚，寒邪逆胃
手足逆冷——阳虚不能达于四末
烦躁欲死——阴邪内盛，阳与阴争

2. 辨证　①柯韵伯："四逆者，四肢厥冷，兼臂胫而言；此云手足，是指手足掌而言，四肢之阳犹在。"②与另二条吴茱萸证辨。③与296条"少阴病，吐利，躁烦四逆者，死"辨。④与四逆汤证辨。

3. 治法　温中益胃，降逆止呕。

【原文】 少阴病，下利咽痛，胸满心烦，猪肤汤主之。（310）

猪肤汤方

猪肤一斤

上一味，以水一斗，煮取五升，去滓，加白蜜一升，白粉五合，熬香，和令相得，温分六服。

提示：少阴阴虚咽痛的证治。

析义：1. 证候　下利伤阴，虚火上炎证。

2. 原因　①少阴阳虚，下利日久，阴液亦伤，邪从热化。②少阴邪从热化，邪热下注而下利，致成阳亢阴伤证。

3. 机制　①手少阴经脉从心系上挟咽；足少阴经脉入肺，循喉咙，其支别者，从肺出络心，注胸中。阴分虚阳热亢，可有下利、咽痛、胸满、心烦等证。②是虚热不是实热。

4. 辨证　①与黄连阿胶汤证辨。②与下寒上热的咽痛证辨。

5. 治法　滋阴润燥，和中止痛。

【原文】　少阴病，二三日，咽痛者，可与甘草汤。不差者，与桔梗汤。(311)

甘草汤方

甘草二两

上一味，以水三升，煮取一升半，去滓，温服七合，日二服。

桔梗汤方

桔梗一两　甘草二两

上二味，以水三升，煮取一升，去滓，温分再服。

提示：少阴客热咽痛的治法。

析义：1. 机制　①少阴经脉循喉咙挟舌本。客热在经而咽痛，而不关脏气之本。②无下利胸满心烦等证——轻证。

2. 治法　一味甘草甘以缓之，如不愈加桔梗兼辛以散之。吉益东洞："急迫而咽痛，甘草汤所主；加肿及脓者，桔梗汤所治。"

【原文】　少阴病，咽中伤，生疮，不能语言，声不出者，苦酒汤主之。(312)

苦酒汤方

半夏十四枚，洗，破如枣核　鸡子一枚，去黄，内上苦酒，着鸡子壳中

上二味，内半夏，着苦酒中，以鸡子壳置刀环中，安火上，令三沸，去滓，少少含咽之。不差，更作三剂。

提示:少阴病咽中伤生疮的治法。

析义:1. 机制

咽中伤生疮 不能语言声不出	或客热客于少阴经脉,或少阴虚热上炎,痰火互结,咽喉部糜烂,气机阻塞所致

2. 辨证　与甘桔汤证同而重。

3. 治法　苦酒汤以消肿解毒,化痰润燥。

【原文】 少阴病,咽中痛,半夏散及汤主之。(313)

半夏散及汤方

半夏,洗　桂枝,去皮　甘草,炙

上三味,等分。各别捣筛已,合治之,白饮和服方寸匕,日三服。若不能散服者,以水一升,煎七沸,内散两方寸匕,更煮三沸,下火令小冷,少少咽之。半夏有毒,不当散服。

提示:少阴感寒咽痛的治法。

析义:1. 成因　风寒外束而少阴咽痛。

2. 证候　唐容川:"此言外感风寒,客于会厌,干少阴经而咽痛……憎寒发呕,喉间兼红色,声音嘶破,并有痰涎,喉咽颇痛"者是。

3. 治法　①散风寒,开痰结,止咽痛。②尤在泾:少阴咽痛,甘不能缓之,必以辛散之,寒不能除者,必以温发之。盖少阴客邪,郁聚咽嗌之间,既不得出,复不得入,设以寒治,则聚益甚,投以辛温,则郁反通,《内经》微者逆之,甚者从之之意也。半夏散及汤,甘辛合用,而辛胜于甘,其气又温,不特能解客寒之气,亦能劫散咽喉怫郁之热也。

【原文】 少阴病,下利,白通汤主之。(314)

提示:少阴阴盛戴阳的证治。

【原文】 少阴病,下利脉微者,与白通汤。利不止,厥逆无脉,干呕,烦者,白通加猪胆汁汤主之。服汤脉暴出者死,微续者生。(315)

白通汤方

葱白四茎　干姜一两　附子一枚,生,去皮,破八片

上三味,以水三升,煮取一升,去滓,分温再服。

白通加猪胆汁汤方

葱白四茎　干姜一两　附子一枚,去皮,破八片　人尿五合　猪

胆汁一合

上五味，以水三升，煮取一升，去滓，内胆汁、人尿，和令相得，分温再服。若无胆，亦可用。

提示：①少阴病通阳止利法。②承上论利不止、病趋恶化的证治及预后。

析义：两条合并一处讨论。

1. 证候　少阴病，下利脉微（四肢厥冷）——阴盛戴阳证。当有面赤。

2. 机制　阴寒盛于下，阳气格于上。

3. 治法　温脾肾，通阳破阴。

4. 服汤后的变化

下利——利不止——阳微，阴欲下脱
脉微——厥逆无脉——阴阳气不相交接
干呕而烦——阴盛，阳为阴格

5. 治法　①于回阳药中用人尿猪胆汁以苦寒反佐，使同气相求，引阳入阴，即《内经》“微者逆之，甚者从之”之意。②人尿、猪胆汁可止呕除烦。

6. 服白通加猪胆汁汤后的转归

(1) 脉暴出——阴液竭，孤阳暴露于外——死

(2) 脉微续——阴液未竭，阳气渐复——生

【原文】　少阴病，二三日不已，至四五日，腹痛，小便不利，四肢沉重疼痛，自下利者，此为有水气。其人或咳，或小便利，或下利，或呕者，真武汤主之。(316)

真武汤方

茯苓三两　芍药三两　白术二两　生姜三两　切　附子一枚，炮，去皮，破八片

上五味，以水八升，煮取三升，去滓，温服七合，日三服。若咳者，加五味子半升，细辛一两，干姜一两；若小便利者，去茯苓；若下利者，去芍药，加干姜二两；若呕者，去附子加生姜，足前为半斤。

提示：少阴病阳虚水停的证治。

析义：1. 证候　少阴阳虚水停证。

2. 机制

(1) 主治证：
- 少阴病二三至四五日——邪已入里
- 腹痛下利——脏寒水湿内盛
- 小便不利——水寒阳不能化气
- 四肢沉重疼痛——水湿渗于四肢

真武汤主之

(2) 或然证：
- 咳——水寒犯肺——加细辛干姜五味子
- 小便利——不需利水——去茯苓
- 若下利——去芍药苦酸——加干姜温中
- 呕——水寒犯胃——去附子加生姜

3. 辨证　①与 82 条“太阳病发汗，汗出不解，其人仍发热，心下悸，头眩，身瞤动，振振欲擗地者，真武汤主之”辨。②与附子汤证辨：附子汤——温补以壮元阳。真武汤——温补以散水气。

【原文】 少阴病，下利清谷，里寒外热，手足厥逆，脉微欲绝，身反不恶寒，其人面色赤，或腹痛，或干呕，或咽痛，或利止脉不出者，通脉四逆汤主之。(317)

通脉四逆汤方

甘草二两，炙　附子大者一枚，生用，去皮，破八片　干姜三两，强人可四两

上三味，以水三升，煮取一升二合，去滓，分温再服，其脉即出者愈。面色赤者，加葱九茎；腹中痛者，去葱，加芍药二两；呕者，加生姜二两；咽痛者，去芍药，加桔梗一两；利止脉不出者，去桔梗，加人参二两。病皆与方相应者，乃服之。

提示：少阴病阴盛格阳的证治。

析义：1. 证候　少阴里寒外热，阴盛格阳证。

2. 机制

(1) 主证：
- 下利清谷——脾肾阳微
- 手足厥逆——阴盛阳虚
- 脉微欲绝——阳气衰极
- 里寒外热不恶寒——阴盛格阳

通脉四逆汤主之

(2) 或然证
- 面赤——戴阳——加葱通阳
- 腹痛——脾气不和——去葱加芍和脾止痛
- 干呕——胃气上逆——加生姜和胃止呕
- 咽痛——阴邪盛阳气循经上逆——去芍加桔梗宣提
- 利止脉不出——阴液枯竭——加人参益气血生津液

3. 辨证　与四逆汤证辨。

【原文】　少阴病,四逆,其人或咳,或悸,或小便不利,或腹中痛,或泄利下重者,四逆散主之。(318)

四逆散方

甘草　炙　枳实　破,水渍,炙干　柴胡　芍药

上四味,各十分,捣筛,白饮和服方寸匕,日三服。咳者,加五味子、干姜各五分,并主下利;悸者,加桂枝五分;小便不利者,加茯苓五分;腹中痛者,加附子一枚,炮令坼;泄利下重者,先以水五升,煮薤白三升,煮取三升,去滓,以散三方寸匕内汤中,煮取一升半,分温再服。

提示:辨阳郁四逆的证治。

析义:1. 证候　阳郁于里,不得外达,而致四逆证。

2. 机制

(1) 主证:除四逆(李士材:"虽云四逆,必不甚冷,或指头微温,或脉不沉微,乃阴中涵阳之证,惟气不宣达,是以逆冷。")外,当有泄利下重等证(本柯琴说)——阳郁于里,气不宣畅。

(2) 或然证
- 咳——利——水寒内犯——加五味子、干姜
- 悸——心阳不足——加桂枝
- 小便不利——水气不行——加茯苓
- 腹痛——下焦有寒——加附子
- 泄利下重——阳郁气滞——加薤白

3. 治法　宣郁通阳,疏邪利气。

【原文】　少阴病,下利六七日,咳而呕渴,心烦不得眠者,猪苓汤主之。(319)

提示:阴虚兼水热互结的证治。

析义：

1. 机制：
- 少阴病心烦不得眠——阴虚内热
- 下利——水气溢于大肠
- 咳而呕渴——水气逆于肺胃

2. 治法　滋阴清热利水。

3. 辨证　①与223条阳明病“脉浮发热，渴欲饮水，小便不利者，猪苓汤主之”辨。②与黄连阿胶汤证辨。

【原文】　少阴病，得之二三日，口燥咽干者，急下之，宜大承气汤。(320)

提示：辨少阴急下证之一。

析义：1. 证候　急下证——少阴热邪伤阴，复传阳明，阳热亢极，阴液欲竭的重证。

2. 机制

(1) 口燥咽干——少阴经脉出肺，循喉咙，挟舌本，热伤少阴，故有斯证。

(2) 应结合下两条看。

【原文】　少阴病，自利清水，色纯青，心下必痛，口干燥者，急下之，宜大承气汤。(321)

提示：辨少阴急下证之二。

析义：1. 少阴热化伤阴，并见阳明腑实而为急下证。

2. 机制

- 自利清水——所下无谷渣
- 色纯青——所下无谷色
- 心下痛——脏实内结
- 口干燥——阴液伤损

以上：暴注下迫，皆属于热

3. 治法　急下存阴。

【原文】　少阴病，六七日，腹胀不大便者，急下之，宜大承气汤。(322)

提示：辨少阴急下证之三。

析义：1. 证候　少阴热盛伤阴，邪从燥化，致阳明腑实而成急下证。

2. 机制

(1) 腹胀不大便——阳明腑实。

(2) 当联系上二条看。

【原文】 少阴病,脉沉者,急温之,宜四逆汤。(323)

四逆汤方

甘草二两,炙　干姜一两半　附子一枚,生用,去皮,破八片

上三味,以水三升,煮取一升二合,去滓,分温再服。强人可大附子一枚,干姜三两。

提示:少阴病急温之脉。

析义:1. 证候　少阴病阳虚阴盛证。

2. 机制

(1) 少阴病脉沉(微细)——阳气虚,阴寒盛。

(2) 当有四逆主证。

3. 治法　当回阳救逆,温中去寒。

【原文】 少阴病,饮食入口则吐,心中温温欲吐,复不能吐。始得之,手足寒,脉弦迟者,此胸中实,不可下也,当吐之。若膈上有寒饮,干呕者,不可吐也,当温之,宜四逆汤。(324)

提示:辨胸中实宜吐与膈上有寒饮宜温的证治。

析义:1. 胸中实宜吐证

(1) 饮食入口则吐——手足寒,脉弦迟,与少阴虚寒类似,故列入作比较。

(2) 机制
{饮食入口则吐——痰实在胸
心中温温欲吐——邪阻于上,欲吐不能
手中寒——胸阳不能四达
脉弦迟——邪实气血阻滞}胸中实

当参"胸中痞硬,气上冲喉咽,不得息"之瓜蒂散证。

(3) 治法　①在上者因而越之。②不可下。

2. 膈上有寒饮当温证

(1) 机制:少阴病干呕——少阴阳虚阴盛,寒饮上聚于膈,与胸中

实证不同。

(2) 治法:温脾肾之阳而散寒饮。

【原文】 少阴病,下利,脉微涩,呕而汗出,必数更衣,反少者,当温其上,灸之。(325)

提示:少阴下利阳虚气陷用灸的证治。

析义:1. 机制

少阴病,下利——阴盛阳微
脉微,呕而汗出——阴寒上逆,阳虚不外固
脉涩,必数更衣,反少——血虚津液受伤

2. 治法 ①灸百会穴,回阳升陷,而不碍阴液。②亦可配合汤药并施。

结语 301—325 条

明确少阴病有阳虚寒化证与阴虚热化证等。

阳虚寒化证:有表里虚寒的附子汤证;有阳虚水停的真武汤证;有阴盛阳微的四逆汤证;有里寒外热的通脉四逆汤证;有下利脉微的白通汤证;有无脉格阳的白通加猪胆汁汤证;有寒邪犯胃的吴茱萸汤证;有下焦失约,下利便脓血的桃花汤证。

阴虚热化证,有阴虚阳亢的黄连阿胶汤证;有阴虚津耗的猪肤汤证,有阴虚水结的猪苓汤证。

少阴病不可汗。初起如兼有表证,有时也可用汗法,如麻黄附子细辛汤、麻黄附子甘草汤二方,是双解法。少阴病不可下,如兼里燥成实,有时也应急下存阴,如三急下证。

另外,甘草汤、桔梗汤、苦酒汤、半夏散及汤四方,都是治少阴咽痛证。但半夏散及汤是治客寒咽痛,其余三方是以治客热为主,都应分析清楚。

第九章 辨厥阴病脉证并治

【原文】 厥阴之为病，消渴，气上撞心，心中疼热，饥而不欲食，食则吐蛔，下之利不止。(326)

提示：厥阴病提纲。

析义：1. 证候　厥阴病提纲——上热下寒证。

2. 机制

上热：
- 消渴——木火灼津，引水自救，与《金匮》"以饮一斗，小便亦一斗"的消渴证不同
- 气上撞心，心中疼热——厥阴经起足大趾……抵少腹，贯膈，邪热循经上逆（手厥阴起胸中，属心包下膈）

下寒：
- 饥而不欲食——①木受邪则妨土。②厥阴经属肝络胆，挟胃贯膈
- 食则吐蛔——胃寒蛔强食不纳，蛔闻食臭而出

以上属寒热错杂的上热下寒证。

3. 治法　寒温并用，清上热温下寒。

4. 误下后变证　下之则上热未必去，下寒必更甚。

【原文】 厥阴中风，脉微浮为欲愈，不浮为未愈。(327)

提示：厥阴见微浮脉，为欲愈的证候。

析义：1. 厥阴中风赅伤寒而言。

2. 机制

(1) 脉微浮为欲愈：一般阴证脉多见沉涩弱迟之象。如见微浮：①是阴尽阳生，所谓阴病见阳脉者生；②象征少阳冲和之气来复。

(2) 不浮为未愈：阴证阴脉，故为未愈。

【原文】 厥阴病，欲解时，从丑到卯上。(328)

提示：厥阴病欲解的有利时辰。

析义：1. 丑至卯　指丑、寅、卯三个时辰，即 1 时到 6 时前的 6 个小时。

2. 厥阴病多阳虚阴盛，其病欲解，当在阳气向旺之时，而丑至卯恰在旺时，故可望愈。

3. 从自然特性言，厥阴属乙木（阴），少阳属甲木（阳），若本经气旺时，则厥阴得阳气相助，其病可欲解于阴尽阳生之时。

4. 归纳六经欲解时，三阳经均解于昼间，即日出、日中、日没的九个时辰。三阴经均解于夜间，即夜半至日出前的四个时辰。盖昼间人体之阳气，随自然界阳气之升降而盛衰，而有助于祛邪外出；在夜间，随阳生阴长，而有助于扶助正气。其亦符合三阳病以祛邪为主，三阴病以扶正为主的治疗大法。虽然，阳经与阴经欲解在一日冥冥之中有昼夜不同，但还是应以临床实际为依据，不可过于拘执。

【原文】　厥阴病，渴欲饮水者，少少与之愈。(329)

提示：厥阴阳复的口渴证。

析义：1. 证候　厥阴阴盛阳复证。

2. 机制　厥阴病渴欲饮水，是由于阳气初复，胃中津液一时不能上承。所谓“渴欲饮水”是渴而不甚之意。

3. 辨证　①与厥阴提纲消渴不同。②与阳明大热渴烦不同。③与 360 条“下利，有微热而渴，脉弱者，今自愈”同。

4. “少少与之”的解释

少与——滋燥以和阳自愈
多与——水停饮聚，恐有停水之患

【原文】　诸四逆厥者，不可下之，虚家亦然。(330)

提示：虚寒厥逆者，不可攻下。

析义：1. 证候　厥逆有虚寒，有实热。实热治宜清下，虚寒证宜温忌攻下。本条“诸”字，当指一般虚寒证说。

2. 机制　虚寒厥逆，阴寒气盛，阳气大衰。下之阳愈不足，阴寒益甚——坏病。

3. 虚家——如亡血、或阳虚之厥，虽有假热现象，亦不可下。

结语 326—330条

理解厥阴病的性质、机制、证候、治法和禁例等等。厥阴病多见寒热错杂(上热下寒和厥热胜复),其厥、利、呕、哕四大证,又应分从阴化寒与从阳化热两方面。本厥阴病提纲是上热下寒证。

厥阴病以阳复为贵,从本章"欲解"的条文,可以得到启示。

【原文】 伤寒,先厥后发热而利者,必自止,见厥复利。(331)

提示:厥热与下利的关系。

析义:1. 证候 厥阴阴寒证(厥热胜复)。

2. 机制

(1)
- 伤寒先厥——寒入厥阴,阳为阴抑,不能充达于四肢
- 而利——阳虚阴盛,不能升清泌浊
- 后发热——邪退正复,阴极阳生

(2) 见厥复利——阳不胜阴,厥利复作

【原文】 伤寒始发热六日,厥反九日而利。凡厥利者,当不能食。今反能食者,恐为除中。食以索饼,不发热者,知胃气尚在,必愈,恐暴热来出而复去也。后三日脉之,其热续在者,期之旦日夜半愈。所以然者,本发热六日,厥反九日,复发热三日,并前六日,亦为九日,与厥相应,故期之旦日夜半愈。后三日脉之而脉数,其热不罢者,此为热气有余,必发痈脓也。(332)

提示:辨厥利能食,类似除中证。

析义:段落分三段:

1. 第1段 "伤寒"至"期之旦日夜半愈。"

机制:①发热六日,厥利九日——厥多于热,阴盛阳衰。寒中厥阴,中阳不运,不能充达四肢为厥;脾气受伤,阳气下陷则利;脾胃虚寒,运化无权,应不能食。②今能食不("不"应作"微")发热——胃气尚在,必愈。③暴热出而复去,是阳气外浮,胃阳将绝之证。④后三日,热续在,乃厥回阳复,非除中证,故期之旦日夜半愈。

2. 第2段 "所以然者"至"故期之旦日夜半愈":解上段病理机转

本发热六日，复热三日 厥九日	厥热相等，阴阳趋于平衡，故期之旦日夜半愈

3. 第3段 “后三日脉之”至末句：是阳复太过：

后三日，脉数，热不罢——阳复太过，热气有余，必有发痈脓的变证。

【原文】 伤寒脉迟六七日，而反与黄芩汤彻其热。脉迟为寒，今与黄芩汤，复除期热，腹中应冷，应不能食，今反能食，此名除中，必死。(333)

提示：误治转为除中之极危候。

析义：1. 证候 伤寒脉迟(厥热下利)——厥阴阴盛证。

2. 不与温热回阳，而用黄芩汤苦寒彻热，以寒治寒，属误治。(参见172条)

3. 误治脾阳益虚，腹中虚冷，当不能食，今能食，恐为除中。

4. 如是除中，当与上条互参。

【原文】 伤寒先厥后发热，下利必自止。而反汗出，咽中痛者，其喉为痹。发热无汗，而利必自止，若不止，必便脓血，便脓血者，其喉不痹。(334)

提示：厥阴阳复太过的两种病变(喉痹、便脓血)。

析义：1. 证候 伤寒，先厥利，后发热，利止自愈。本条是转为阳复太过的变证。

2. 机制

汗出——热势向外，津液受熏
咽痛喉痹——阳热循经上扰
无汗——热势向内
便脓血——利不止，损伤下焦阴络
便脓血者其喉不痹——热势下趋而不上逆

3. 邪热为患，总要发泄，向上向外，向内向下，视人而异。临床上邪热势盛时，亦有充斥内外、祸及上下者。故对本条文字，应当活看。

【原文】 伤寒一二日到四五日，厥者必发热，前热者后必厥，厥深者热亦深，厥微者热亦微。厥应下之，而反发汗者，必口伤烂赤。(335)

提示：厥深热深，应下禁汗。

析义：1. 证候　本条是阳气内郁、热闭于里的热厥证。

2. 机制

(1) 伤寒一二日……前热者后必厥——说明里热郁结，热势不能外达。

(2) 从表部厥冷的程度，可以测里热的重轻：厥深热亦深，厥微热亦微。

(3) 应下证：当参腹满不大便、舌黄、心烦、口渴等证。

3. 治法　厥应下(清)之。

4. 误汗后变证——阴液受伤，热邪上逆，而有口伤烂赤的变证。

【原文】 伤寒病，厥五日，热亦五日，设六日当复厥，不厥者自愈。厥终不过五日，以热五日，故知自愈。(336)

提示：厥热日数相应，为向愈的证候。

析义：1. 机制

厥(阴胜)——五日
热(阳复)——五日
} 阴阳趋于平衡，故自愈

2. 临床实践中，对此处厥与热的具体天数不必泥定，但厥热时间相对均衡者，为阴阳自和而自愈的基本条件，则信而有征。

【原文】 凡厥者，阴阳气不相顺接，便为厥。厥者，手足逆冷者是也。(337)

提示：厥证病理。

析义：1. 证候　厥，有手足逆冷的症状，但有微甚之别。

2. 原因　凡厥者 {
阴寒盛于内——寒厥
阳热郁于里——热厥

3. 机制　阴阳气不相顺接 {
阳受气于四肢——寒厥阳衰——阳不与阴相接
阴受气于五脏——热厥阳郁——阴不与阳相接

【原文】 伤寒脉微而厥，至七八日肤冷，其人躁无暂安时者，此为脏厥，非蛔厥也。蛔厥者，其人当吐蛔。今病者静，而复时烦者，此为脏寒。蛔上入其膈，故烦，须臾复止，得食而呕，又烦者，蛔闻食臭出，其人常自吐蛔。蛔厥者，乌梅丸主之。又主久利。(338)

乌梅丸方

乌梅三百枚　细辛六两　干姜十两　黄连十六两　当归四两　附子六两，炮，去皮　蜀椒四两，出汗　桂枝去皮，六两　人参六两　黄柏六两

上十味，异捣筛，合治之，以苦酒渍乌梅一宿，去核，蒸之五斗米下，饭熟捣成泥，和药令相得，内臼中，与蜜杵二千下，丸如梧桐子大。先食饮服十丸，日三服，稍加至二十丸。禁生冷、滑物、臭食等。

提示：蛔厥的辨证和治法。

析义：1. 脏厥　①伤寒脉微而厥(阴盛阳虚)——至七八日肤冷，躁无暂安时(内脏寒甚，残阳欲脱)——脏厥。②参 298 条“少阴病，四逆，恶寒而身踡，脉不至，不烦而躁者，死”。及 344 条“伤寒发热，下利厥逆，躁不得卧者，死。”

2. 蛔厥

(1) 厥而时静时烦，呕吐蛔——蛔厥。

(2) 机制：

其人吐蛔——下寒蛔不安于位，逆而吐出
心烦——胸上有热，蛔上入膈
得食而呕——下寒不能正常运化水谷

(3) 治法：①尤在泾：“蛔得甘则动，得苦则安，得酸则静，得辛则止。”柯韵伯：“蛔得酸则静，得辛则伏，得苦则下，杀虫之方，无更出其右者。”②辛温以逐寒，苦寒以清热，柔肝和胃，伏虫止呕利。

3. 辨证
脏厥——躁无暂安时——重
蛔厥——时静时烦——轻

【原文】 伤寒热少厥微，指头寒，嘿嘿不欲食，烦躁。数日小便利，色白者，此热除也，欲得食，其病为愈；若厥而呕，胸胁烦满者，其后必便血。(339)

提示：热厥轻证的两种转归。

析义：1. 证候　热厥轻证。

2. 机制

伤寒指头寒——热少厥微
嘿嘿不欲食——阳热郁于里，木火犯胃
烦躁——阳郁求伸

3. 转归

(1) 转愈：小便利色白——热邪尽除；欲得食——胃气和｝愈

(2) 转剧：
厥——厥较重，热较深
呕——木火犯胃
胸胁烦满——厥阴经挟胃贯膈，布胁肋。热郁于里，则有此证
后必便血——厥阴肝藏血，热不得泄，损伤阴络

【原文】 病者手足厥冷，言我不结胸，小腹满，按之痛者，此冷结在膀胱关元也。(340)

提示：冷结膀胱关元证。

析义：1. 证候　寒厥冷结证。

2. 机制

手足厥冷——阳气不能达于四肢
少腹满按之痛——冷结在此，阻碍下焦气化

3. 辨证　①不结胸，与结胸不同。②非太阳蓄水。③与蓄血不同。

4. 治法　通阳破阴，祛寒止痛。四逆汤类可以酌用。

【原文】 伤寒发热四日，厥反三日，复热四日，厥少热多者，其病当愈。四日至七日，热不出者，必便脓血。(341)

提示：辨厥少热多当愈与热复太过的变证。

析义：1. 证候　厥热胜复证。

2. 机制

(1) 转剧：伤寒发热四日复热四日；厥反三日｝厥少热多（阴消阳长）——愈

(2) 四日至七日热不除(热化太过,损伤阴络)——便脓血

3. 本条宜与 334 条互参,两者皆讨论阳复病愈或阳复太过的变证。

【原文】 伤寒厥四日,热反三日,复厥五日,其病为进。寒多热少,阳气退,故为进也。(342)

提示:厥多于热,主阳退病进。

析义:1. 机制

伤寒厥四日复厥五日
热反三日
}寒多热少(阴进阳退)——病进

2. 辨证　与上条厥少热多成对比。

结语　331—342 条

理解厥热胜复的关系,也就是阴阳胜复的关系。厥证多与下利并见,厥利为阴胜,发热是阳复,并以厥多热少,或热多厥少,作预测病势进退、邪正消长的方法。但阳复太过,亦能引起其他变证。

明了厥证的病因、病理机制和症状,以及对寒厥、热厥、脏厥、蛔厥等证细致的辨析。

除中是中气已绝、引食自救的一种证候,多见于伤寒危证,故于本篇见之。至于试以食物不(微)发热或暴热,是辨除中的关键。

【原文】 伤寒六七日,脉微,手足厥冷,烦躁,灸厥阴。厥不还者死。(343)

提示:寒厥阳衰阴盛,灸之厥不还者死。

析义:1. 机制

伤寒六七日
脉微
手足厥冷
}阳衰阴盛
烦躁——阳气欲脱

2. 治法　灸厥阴。常器之:可灸太冲。穴在足大趾下后二寸,或一寸半陷中。武陵陈氏云:灸厥阴,如关元、气海之类。

3. 转归{厥回——阳复——生
厥不回——阳绝——死

【原文】 伤寒发热,下利厥逆,躁不得卧者,死。(344)

提示:阴阳离绝,内真寒而外假热的危候。

析义:1. 证候　厥阴阴盛阳越死证。

2. 机制

伤寒发热——阳格于外
下利厥逆——阴盛于内　死证
躁不得卧——阳气欲脱

3. 辨证

(1) 烦躁:厥利
　阳烦——厥温利止——阳回之兆
　阴躁——厥利不减——阳越之兆

(2) 与61条“下之后,复发汗……干姜附子汤主之”,及69条“发汗,若下之,病仍不解,烦躁者,茯苓四逆汤主之”辨。

【原文】 伤寒发热,下利至甚,厥不止者,死。(345)

提示:阴阳离绝的证候。

析义:1. 证候　厥阴阳绝阴竭死证。

2. 机制

伤寒厥利
发热
　厥温利止——阳回阴退——生
　厥利至甚——阴阳离绝——死

3. 厥利与发热

(1) 厥利不止(阴寒内盛,阴竭阳绝)——死

(2) 利止厥不还
　不久厥温——愈机
　厥不温——阴阳双绝

(3) 厥温利不止
　不久利止——愈机
　利不止又厥——死

(4) 厥利均减——向愈

【原文】 伤寒六七日不利,便发热而利,其人汗出不止者,死。有阴无阳故也。(346)

提示:阴盛亡阳的危候。

析义:1. 证候　厥阴有阴无阳死证。

2. 机制

伤寒厥利
发热汗出不止 阴盛 里无阳
表无阳 死证

3. 辨证

(1) 伤寒厥利——发热汗出 汗不多,厥温利止——愈
汗不止,厥利不减——死

(2) 不愈(伤寒厥利——发热):①躁不得卧;②厥不止利至甚;③汗出不止。

【原文】 伤寒五六日,不结胸,腹濡,脉虚复厥者,不可下,此亡血,下之死。(347)

提示:阴血亏虚,慎不可下。

析义:1. 证候 血虚致厥证。

2. 机制

伤寒五六日——病已入里
不结胸——胸脘无实证
腹濡——腹无实满证
脉虚复厥——方有执:"亡音无,古通用,此肝虚则不能生血,故曰无血,非谓失血之亡血"

3. 治法 ①当养血复脉。②不可下。参330条"诸四逆厥者,不可下之,虚家亦然"。

【原文】 发热而厥,七日下利者,为难治。(348)

提示:发热厥利的难治证。

析义:1. 机制

发热而厥——阳气外越
七日下利——阴寒内盛 难治

2. 辨证

(1) 厥利——发热——阳盛阴退——愈。

(2) 与344－346条证辨:躁不得卧,厥利甚,汗不止——死。本条——难治。

结语 343－348条

厥阴是六经中最后一经,故与少阴病同多死证。其致死原因,也

不离阳亡与阴竭两个方面，亦须与少阴病死证条互参。

【原文】 伤寒脉促，手足厥逆，可灸之。(349)

提示：脉促厥逆可用灸法。

析义：1. 机制

伤寒脉促
手足厥逆 } 阳郁于里而不通

2. 治法　用灸所以引阳外出，运行阳气。

3. 辨证　①与厥而脉微，属阳虚用四逆回阳证不同。②与343条"伤寒六七日，脉微，手足厥冷，烦躁，灸厥阴"证辨。

【原文】 伤寒脉滑而厥者，里有热，白虎汤主之。(350)

提示：热厥脉证治法。

析义：1. 证候　与厥深热深、厥微热微同义（见335条），属热厥证。

2. 机制

伤寒脉滑——阳盛于里
手足厥逆——里热不能外达
当有恶热、口燥、心烦、渴饮等阳明经热证 } 真热假寒

治法：辛寒清热，用白虎汤。

【原文】 手足厥寒，脉细欲绝者，当归四逆汤主之。(351)

若其人内有久寒者，宜当归四逆加吴茱萸生姜汤。(352)

当归四逆汤方

当归三两　桂枝三两，去皮　芍药三两　细辛三两　甘草二两，炙　通草二两　大枣二十五枚，擘，一法十二枚

上七味，以水八升，煮取三升，去滓，温服一升，日三服。

当归四逆加吴茱萸生姜汤方

当归三两　芍药三两　甘草二两，炙　通草二两　桂枝三两，去皮　细辛三两　生姜半斤，切　吴茱萸二升　大枣二十五枚，擘

上九味，以水六升，清酒六升和，煮取五升，去滓，温分五服。一方，水酒各四升。

提示：厥阴血虚寒滞致厥及兼里寒的治法。

析义：1. 证候　厥阴血虚寒滞致厥证。

2. 机制

手足厥寒——血虚寒滞，气血不能温养四肢
脉细欲绝——血虚寒滞，气血不能充注于脉

3. 辨证　①辨脉细与脉微。②与四逆汤厥证辨。

4. 治法　散寒温经，养血通脉。

5. 兼久寒（或寒痰积饮）——巅顶痛，干呕，吐涎沫，少腹疝瘕痛——厥阴血虚寒凝证。治则前方加吴茱萸、生姜暖肝胃，降逆气，加清酒运行阳气，疏畅血脉，助药力之行。

6. 备考　陈平伯：仲景治四逆，每用姜附，今当归四逆汤中，并无温中助阳之品，即遇有久寒之人，但加吴萸、生姜，不用干姜、附子，何也？盖厥阴肝脏，藏营血而应肝木，胆火内寄，风火同源，苟非寒邪内犯，一阳生气欲寂者，不得用辛热之品以扰动风火。不比少阴为寒水之脏，其在经之邪，可与麻、辛、附子合用也。是以虽有久寒，不现阴寒内犯之候者，加生姜以宣泄，不取干姜之温中，加吴茱萸以苦降，不取附子之助火，分经投治，法律精严，学者当所则效也。

【原文】　大汗出，热不去，内拘急，四肢疼，又下利厥逆而恶寒者，四逆汤主之。(353)

提示：阳虚厥利的真寒假热证治。

析义：1. 证候　阴寒内盛阳格于外的真寒假热证。

2. 机制

大汗出——阳气外脱
热不去——虚阳外越
内拘急
四肢疼　}阳虚阴盛，经脉失于温煦
下利厥逆而恶寒——阳亡于表，寒盛于里

3. 内拘急　①腹内拘急。②四肢急。

4. 治法　用四逆汤温经以胜寒，回阳以敛汗。

【原文】　大汗，若大下利而厥冷者，四逆汤主之。(354)

提示：阳虚厥冷证治。

析义:1. 机制

大汗——亡其表阳
大下——亡其里阳 } 厥冷——阳气虚极阴寒邪盛——亡阳证

2. 治法　当急用四逆汤回阳救逆。

【原文】 病人手足厥冷,脉乍紧者,邪结在胸中,心下满而烦,饥不能食者,病在胸中,当须吐之,宜瓜蒂散。(355)

提示:痰厥证治。

析义:1. 证候　痰涎或宿食阻塞于胸中的实证。

2. 机制

心下满而烦(烦由于满)——邪结于胸中
饥不能食(实不在胃)——邪实于上脘
手足厥冷——胸阳不达于四肢 } 胸中实证

3. 辨脉紧　①太阳伤寒、少阴亡阳有脉紧(寒邪)。②《金匮》"脉紧如转索无常者,有宿食也",又"脉紧头痛风寒,腹中有宿食不化也。"

4. 治法　在上者因而越之。

5. 其他瓜蒂证条　与166条"胸中痞硬,气上冲喉咽不得息者",324条"饮食入口则吐,心中温温欲吐,复不能吐,……手足寒,脉弦迟者"互参。

【原文】 伤寒厥而心下悸,宜先治水,当服茯苓甘草汤,却治其厥。不尔,水渍入胃,必作利也。(356)

提示:伤寒厥而心下悸的治法。

析义:1. 证候　伤寒水停心下证。

2. 机制

心下悸——水饮停于心下
厥——胸阳不能外达 } 水饮致厥

3. 治法　①先宜治水,用茯苓甘草汤。水除则胸阳外达,悸厥可愈。如水去而厥未愈,当再治其厥。②如先治厥,不治水,不但厥未愈,反使水气内渗,注入肠胃而下利。

备考:①当参73条,"伤寒,汗出而渴者,五苓散主之;不渴者,茯苓甘草汤主之。"及127条"太阳病,小便利者,以饮水多,必心下悸"

等。②魏念廷:此厥阴预防下利之法。盖病至厥阴,以阳升为欲愈,邪陷为危机。若夫厥而下利,则病邪有陷无升,所以先治下利为第一义。无论其厥之为寒为热,而俱以下利为不可犯之证。如此条厥而心下悸者,为水邪乘心,心阳失御之故。见此则治厥为缓,而治水为急,何也?厥犹可从发热之多少,以审进退之机;水则必趋于下,而力能牵肠下坠者也。法当用茯苓甘草汤以治水,使水通而下利不作,此虽治末,实治本也。若不治水,则水渍入胃,随肠而下,必作下利。利作则阳有降无升,厥利何由而止,故治厥必先治水也。

【原文】 伤寒六七日,大下后,寸脉沉而迟,手足厥逆,下部脉不至,喉咽不利,唾脓血,泄利不止者,为难治,麻黄升麻汤主之。(357)

麻黄升麻汤方

麻黄二两半,去节　升麻一两一分　当归一两一分　知母十八铢　黄芩十八铢　萎蕤十八铢,一作菖蒲　芍药六铢　天门冬六铢,去心　桂枝六铢,去皮　茯苓六铢　甘草六铢,炙　石膏六铢,碎,绵裹　白术六铢　干姜六铢

上十四味,以水一斗,先煮麻黄一两沸,去上沫,内诸药,煮取三升,去滓,分温三服。相去如炊三斗米顷令尽,汗出愈。

提示:误下后上热下寒正虚阳郁的证治。

析义:1. 成因　伤寒六七日,里未成实,大下后中阳虚寒,邪热内陷,阳郁于里,而成上热下寒、正虚阳郁变证。

2. 机制

寸脉沉而迟——下后津伤,邪热内陷
手足厥逆——阳气不布于四末
下部脉不至——下利不止,气陷于下
喉咽不利唾脓血——津虚邪热上迫
泄利不止——中阳虚,液下脱

3. 难治　因正虚邪陷,阴阳错杂,表里不解,寒热互见,欲清热则下部有寒,欲温寒则上部有热,故云难治。

4. 治法　寒温并用,表里兼治。

【原文】 伤寒四五日，腹中痛，若转气下趣少腹者，此欲自利也。(358)

提示：伤寒欲作自利的证候。

析义：1. 机制　伤寒四五日，腹中痛，转气下趋少腹——里阳不足，阴寒太盛，水谷之气不能正常运行——利。

2. 辨证　尤在泾：下利有阴阳之分，先发热而后下利者，传经之热邪内陷，此为热利，必有内烦、脉数等证。不发热而下利者，直中之阴邪下注，此为寒利，必有厥冷、脉微等证，要在审问明白也。

3. 下趣　"趣"同"趋"，下趋，即下移之义。

【原文】 伤寒本自寒下，医复吐下之，寒格，更逆吐下，若食入口即吐，干姜黄芩黄连人参汤主之。(359)

干姜黄芩黄连人参汤方

干姜　黄芩　黄连　人参各三两

上四味，以水六升，煮取二升，去滓，分温再服。

提示：寒格证治。

析义：1. 证候　上焦有热，中焦有寒，中气紊乱，寒格吐利。

2. 机制　伤寒本自寒下(虚寒下利)，医复吐下是误治，吐下后中寒益甚，扰动厥阴相火，格热于上，若食入口即吐，下利亦甚，但重点在吐。

3. 辨证　①与 178 条"伤寒胸中有热，胃中有邪气，腹中痛，欲呕吐者，黄连汤主之"证辨。②与少阴格阳证不同。

4. 治法　用芩连清热止吐，干姜温中止利，人参益中气，使阴阳升降复常，寒热格拒自愈。

【原文】 下利，有微热而渴，脉弱者，今自愈。(360)

提示：下利阳复自愈证。

析义：1. 证候　厥阴下利，阴气盛阳气衰证。

2. 机制

下利 { 微热而渴——阳气渐复
脉　　弱——邪气已衰 } 自愈

【原文】 下利，脉数，有微热汗出，今自愈，设复紧，为未解。(361)

提示:下利阳气得通者愈。

析义:1. 证候 下利——厥阴寒利。

2. 机制

(1) 下利{脉 数——阳回之象
微热汗出——阳气得通}自愈

(2) 下利——脉复紧,阴寒犹胜,故为未解

【原文】 下利,手足厥冷,无脉者,灸之不温,若脉不还,反微喘者,死。少阴负趺阳者,为顺也。(362)

提示:厥利无脉的治法及其预后。

析义:1. 机制

{下利手足厥冷——阴寒内盛。
无 脉——阳气衰微。

与白通汤利不止,厥逆无脉……机制略似。

2. 治法 ①当用灸法急救(灸关元气海);②并用四逆姜附扶阳抑阴。

3. 预后 灸后手足温,脉还可治。灸后手足不温,脉不还,反微喘者,乃阳气上脱,属死证。

4. 病危诊脉决病法 趺阳(冲阳)足阳明经穴,足大趾次趾间上行五寸陷中。

少阴脉(太溪),足内踝后跟骨上动脉陷中。

趺阳脉候胃,少阴脉候肾,病至手部无脉,诊足部少阴脉与趺阳,脉不绝,尚可治;若趺阳盛于少阴,亦可治。

【原文】 下利,寸脉反浮数,尺中自涩者,必清脓血。(363)

提示:阳复太过热伤阴络脉证。

析义:1. 证候 下利——阴寒证。

2. 机制

下利{寸脉反浮数(寸属阳主气)——阳盛
尺中涩(尺属阴主血)——阴伤}阳复太过

热盛损伤阴络为便脓血。

参 341 条"伤寒,发热四日,厥反三日,复热四日,厥少热多者,其

病当愈。四日至七日，热不除者，必便脓血。”

【原文】 下利清谷，不可攻表，汗出必胀满。(364)

提示：虚寒下利兼表误汗后的变证。

析义：1. 证候 下利清谷——脾肾阳虚，温运失常，当温补脾肾。若兼表者，当先表后里。

2. 变证 下利兼表——误汗则阳虚更甚，虚而不运，浊阴内填，气机壅滞，则必腹胀满。

3. 本条应与372条互参：372条重在说明虚寒下利兼表的治疗原则，此条重在说明虚寒下利兼表误治后的后果。

【原文】 下利，脉沉弦者，下重也；脉大者，为未止；脉微弱数者，为欲自止，虽发热不死。(365)

提示：辨脉以决下利的轻重。

析义：1. 下利脉沉弦——沉主里，弦主痛，主拘急（木郁不达，气血郁滞）——下重（里急后重）。

2. 下利而脉大——《内经》“大则邪至”，为邪盛，为病进，故为未止。

3. “脉微弱数者，为欲自止，虽发热不死”

厥阴下利 { 微弱——邪势向衰 / 微数——正能胜邪 } 发热，内陷的阳气能升达，故不死

参360条“下利，有微热而渴，脉弱者，今自愈。”及361条“下利，脉数，有微热汗出，今自愈，设复紧，为未解。”

参考：陈念祖：《内经》肠澼身热者死，寒者生，此言虽发热不死者，以微弱数之脉，知其邪去而正将自复，热必不久而自退，正与《内经》相反也。程郊倩：反而言之，脉大身热者死，可知矣。

【原文】 下利，脉沉而迟，其人面少赤，身有微热，下利清谷者，必郁冒汗出而解，病人必微厥。所以然者，其面戴阳，下虚故也。(366)

提示：下虚戴阳得阳回必从郁冒汗出而解。

析义：1. 证候 厥阴阴寒下利证。

2. 机制
- 脉沉迟——沉主里，迟主寒
- 下利清谷——四逆主证
- 面少赤——阳戴于上
- 微厥——阳虚于里
- 微热——阳格于外

3. 必郁冒汗出而解　汪琥："仲景虽云汗出而解，然于未解之时当用何药？郭白云曰：不解，宜通脉四逆汤少与之。"

4. 辨证　①与 317 条"少阴病，下利清谷，里寒外热，手足厥逆，脉微欲绝，身反不恶寒，其人面色赤……通脉四逆汤主之"证比较。②与 297 条"少阴病，下利止而头眩，时时自冒者死"辨：上证——阴阳双绝；本证——多属正虚，人得药力之助——瞑眩现象——汗出而解。

5. 所以然者以下是自注文字——下虚。

【原文】 下利，脉数而渴者，今自愈。设不差，必清脓血，以有热故也。(367)

提示：下利阳复自愈与阳复太过。

析义：1. 证候　下利阳复自愈证。

机制：下利——脉数而渴(阴寒退，阳气复)——自愈。

2. 阳复太过证　机制：脉数而渴——阳复太过，损伤阴络，为清脓血。

参考条文：334 条："发热无汗，而利必自止，若不止，必便脓血。"363 条："下利，寸脉反浮数，尺中自涩者，必清脓血。"365 条："下利……脉大者，为未止；脉微弱数者，为欲自止，虽发热不死。"

【原文】 下利后脉绝，手足厥冷，晬时脉还，手足温者生，脉不还者死。(368)

提示：下利脉绝，脉还者生，不还者死。

析义：1. 下利——晬时脉还——阴寒暴中，阴液大量倾下，阳气有欲脱之势——重证。

2. 辨证　①钱潢："利有新久，若久利脉绝而至手足厥冷，则阳气以渐而虚，直至山穷水尽，阳气磨灭殆尽，脉气方绝，岂有复还之时。惟暴注下泄，忽得之骤利，而厥冷脉绝者，则真阳未至陡绝，一时为暴寒所中，致厥利脉伏，故阳气尚有还期，此条乃寒中厥阴，非久利也，故……若脉不见还，是孤阳已绝而死也。”②与292条“少阴病，吐利，手足不逆冷，反发热者，不死；脉不至者，灸少阴七壮”比较。③与315条“少阴病……利不止，厥逆无脉，干呕，烦者，白通加猪胆汁汤”证辨。

3. 治法　大剂姜附以救脱阳，或灸丹田、气海以急救。

4. 预后
- 晬时脉还，手足温——生
- 晬时脉不还——死

【原文】 伤寒下利，时十余行，脉反实者死。(369)

提示：正虚邪实者危。

析义：1. 证候　伤寒下利，日十余行——正虚，脉当见阴象，是为脉证相合。此脉反实，是正虚邪实证。

2. 真脏脉
- 脉来有胃气——脉来柔而和缓，病势虽危，生机犹存——不死
- 脉来无胃气（真脏脉）——脉来不柔缓，呈坚劲搏指状，胃气将绝，生机将息——死

【原文】 下利清谷，里寒外热，汗出而厥者，通脉四逆汤主之。(370)

提示：阴寒内盛逼阳外越的证治。

析义：1. 证候　厥阴阴寒内盛逼阳外越证。

2. 机制
- 下利清谷——阴盛阳微
- 汗出而厥——阳亡于外
- 里寒外热——格　　阳

（以上）通脉四逆证

3. 辨证　与317条“少阴病，里寒外热，手足厥逆，脉微欲绝，身反不恶寒，……通脉四逆汤主之”证辨。

【原文】 热利下重者，白头翁汤主之。(371)

白头翁汤方

白头翁二两　黄柏三两　黄连三两　秦皮三两

上四味，以水七升，煮取二升，去滓，温服一升，不愈，更服一升。

提示：热利下重的治法。

析义：1. 证候　厥阴热利证。

2. 机制　热利下重，程郊倩：“厥阴经邪热下入于大肠之间，肝性急速，邪热甚，则气滞壅塞，其恶浊之物急欲出而不得，故下重也”。

3. 治法　凉肝行郁，清热解毒。

【原文】 下利腹胀满，身体疼痛者，先温其里，乃攻其表，温里宜四逆汤，攻表宜桂枝汤。(372)

提示：虚寒下利兼表证的治法。

析义：1. 证候　虚寒下利兼有表证。

2. 机制
- 下利腹胀满——脾肾阳衰
- 身体疼痛——表证未解

3. 治法　里急治里，先里后表。

【原文】 下利欲饮水者，以有热故也，白头翁汤主之。(373)

提示：承 371 条辨热利证治。

析义：1. 证候　继 371 条而补充热利的症状：厥阴热利——腹痛窘迫，里急后重，利下次数频而不爽，泻下物多带冻子，或有脓血，口渴，欲饮水等。

2. 辨证　①与 306、307 条“少阴病，下利，便脓血者，桃花汤主之”等辨。②与厥阴寒利辨。

【原文】 下利谵语者，有燥屎也，宜小承气汤。(374)

提示：下利有燥屎的证治。

析义：1. 成因　黄元御：“厥阴阳复热过，传于土位，胃热而有燥屎也。”

2. 机制
- 下利——热结旁流，当有腹胀满痛，虽利不爽，潮热，舌黄，便赤等证
- 谵语——胃热而影响神明

3. 治法　泄下燥屎，行气导滞，用小承气汤。

【原文】 下利后更烦，按之心下濡者，为虚烦也，宜栀子豉汤。(375)

提示：下利后虚烦证治。

析义：1. 更烦　下利前本有烦，利止后烦更著。

2. 虚烦　①下利后虽有实邪，由下利而去。②无实邪内阻，故心

下濡。③是胃中空虚，非虚弱之虚。

3. 辨证　①与上条可攻证辨。②与太阳、阳明栀子豉汤证辨。

结语：349—375 条

反复辨明下利有寒证与热证的不同，所以章中既有阴盛阳微的通脉四逆汤证，四逆汤证；也有里热亢盛的小承气证。其白头翁汤主治亦是厥阴热利，特征是后重渴饮，若干姜芩连人参汤，则是治上热下寒、寒格吐下证。

下利，一般应根据证候，结合脉象，以判寒热、别虚实、决邪正的进退，定疾病的死生。359—368 条反复阐述，可供参考。

【原文】 呕家有痈脓者，不可治呕，脓尽自愈。(376)

提示：因痈脓致呕不可止呕。

析义：1. 呕证　有实热，有虚寒，有蓄水，有蓄脓种种不同，一般实热宜清降，虚寒宜温通。本证是痈脓致呕，故不可用普通治呕药。

2. 不可治呕，脓尽自愈

(1) 药不对证，非徒无益，恐证情加剧。

(2) 因痈脓致呕，必须使痈脓排除。

(3) 张璐："此热聚于胃，结痈脓而呕，即《内经》所谓'热聚胃口不行，胃脘为痈之候'"(见《素问·病能论》)。

3. 治法　周扬俊："总以热结于厥阴多血之脏，故无论在肺在胃，不离辛凉以开其结，苦泄以排其脓，甘寒以养其正，使脓尽而呕自止。"

【原文】 呕而脉弱，小便复利，身为微热，见厥者难治，四逆汤主之。(377)

提示：阴盛阳虚呕逆的证治。

析义：1. 证候　阴盛格阳证。

2. 机制

呕——阴寒上逆
脉弱(柔细而沉)——里虚
小便利——寒盛阳气不能内摄
厥——寒盛阳气不能外温
微热——阴盛格阳，阳气欲脱

(以上五项)——难治

3. 治法　因格阳不甚，急用四逆汤回阳救逆。

【原文】 干呕，吐涎沫，头痛者，吴茱萸汤主之。(378)

提示：厥阴病浊阴上逆的证治。

析义：1. 证候　厥阴阴寒浊阴上逆证。

2. 机制

干呕，吐涎沫——寒伤厥阴，下焦浊阴上乘清阳，厥气上逆，胃阳不布

头痛(在巅顶)——阴气上逆

肝足厥阴之脉，挟胃属肝，上贯膈，布胁肋，循喉咙之后，上入颃颡，连目系，上出额，与督脉会于巅。其支复从肝别贯膈上注肺，是肝所生病者，有胸满呕逆等证。

3. 治法　散寒止呕，和肝温胃降逆。

4. 辨证　①三条吴茱萸汤证的比较。②与桂枝证干呕辨(12条)。

【原文】 呕而发热者，小柴胡汤主之。(379)

提示：厥阴转少阳的证治。

析义：1. 机制　章虚谷："呕而发热者，邪出少阳也，少阳主升，故不下利而呕；发热者，邪势向外，故以小柴胡转少阳之枢，其邪可经表解矣。"

2. 厥阴病，有厥利呕哕四大证，一般属寒者多，如第377、378条论寒呕。但亦有厥阴寒郁化热，或阳复太过，而病转少阳成少阳热证者，即如本条。

3. 辨证　本证有呕而发热，宜与太阳中风发热、鼻鸣、干呕，太阳伤寒发热、体痛、呕逆等相辨别。

【原文】 伤寒大吐大下之，极虚，复极汗者，其人外气怫郁，复与之水，以发其汗，因得哕。所以然者，胃中寒冷故也。(380)

提示：误治伤中胃冷致哕。

析义：1. 证候

伤寒大吐大下
外气怫郁　　}表未解，里极虚

复与之水发汗因得哕：

哕——中阳极虚，胃寒气逆
汗出——表阳不固，阳气外泄

2. 备考　尤在泾：伤寒大吐大下之，既损其上，复伤其下，为极虚矣。纵有外邪怫郁不解，亦必先固其里，而后疏其表，乃复饮水，以发其汗，遂极汗出，胃气重虚，水冷复加，冷虚相搏，则必作哕。哕，呃逆也，此阳病误治，而变为寒冷者，非厥阴本病也。

【原文】　伤寒哕而腹满，视其前后，知何部不利，利之既愈。(381)

提示：哕而腹满的治法。

析义：1. 哕证　有实热，有虚寒。前条是虚寒，本条是实热。

2. 机制

哕而腹满：
大便不通——胃热气逆——当通利大便
小便不通——水气内滞——当通利小便

3. 备考　陈念祖：即一哕通结六经之证，以见凡病有虚实，不特一哕为然也。然即一哕，而凡病之虚实皆可类推矣。故于此单提哕证一条，不特结厥阴一篇，而六经之义俱从此结，煞是伤寒全部之结穴处也。

结语：376—381 条

理解呕证有厥阴浊阴上逆的吴茱萸汤证，也有由厥阴转出少阳的小柴胡证，并有阴盛阳虚格阳上逆的四逆汤证。其呕家有痈脓者，不可治呕一条，说明治病当因势利导的重要。

哕证多属虚寒，但也有实热证，仲景以虚实两例对举，说明治病不可执一。

第十章 辨霍乱病脉证并治

【原文】 问曰:病有霍乱者何? 答曰:呕吐而利,此名霍乱。(382)

提示:霍乱主证。

析义:1. 机制 ①张隐庵:"夫霍乱接于六篇之后者,霍乱为病,从内而外,伤寒从外而内也。"②《灵枢·五乱》:"清气在阴,浊气在阳,营气顺脉,卫气逆行。清浊相干,……乱于肠胃,则为霍乱。"③巢元方《诸病源候论》:"霍乱者,由人温凉不调,阴阳清浊二气,有相干乱之时,其乱在于肠胃之间者,因遇饮食而变发,则心腹绞痛。其有先心痛者,则先吐;先腹痛者,则先利;心腹并痛者,则吐利俱发。挟风而实,身发热,头痛体疼而复吐,虚者,但吐利心腹刺痛而已。亦有饮酒食肉腥脍生冷过度,因居处不节,或露卧湿地,或当风取凉,而风冷之气归于三焦,传于脾胃,……得冷得不磨,……则水谷不消化,亦令清浊二气相干,脾胃虚弱则吐利,水谷不消则心腹胀满,皆成霍乱。"④《素问·六元正纪大论》:"太阴所至,为中满霍乱吐下。"⑤《千金》:"原夫霍乱之为病也,皆因饮食,非关鬼神。夫饱食肫脍,复餐乳酪,海陆百品,无所不啖;眠卧冷席,多饮寒浆,胃中诸食,结而不("不"当作"太")多,阴阳二气,拥而反戾,阳气欲升,阴气欲降,阴阳乖隔,变成吐利。头痛如破,百节如解,遍体诸筋,皆为回转,论证虽小,卒病之中,最为可畏。"

2. 种类 有干霍乱、湿霍乱等。

3. 主证 呕吐而利——"邪气与水谷之气,交乱于中。"(张令韶)

4. 辨证 与一般吐泻证比较。

【原文】 问曰:病发热头痛,身疼恶寒,吐利者,此属何病? 答曰:此名霍乱。霍乱自吐下,又利止,复更发热也。(383)

提示:霍乱兼有表证。

析义:1. 证候

{发热头痛身疼恶寒——表证
吐　利——里证} 霍乱兼有表证

2. 吐利与表证俱见，当是表里俱病。

3. 利止里和，邪复还表，则有利（吐）止复更发热也。

4. 霍乱兼表与伤寒传经不同，当须审辨。

【原文】 伤寒，其脉微涩者，本是霍乱，今是伤寒，却四五日，至阴经上，转入阴必利。本呕下利者，不可治也。欲似大便，而反失气，仍不利者，此属阳明也。便必硬，十三日愈。所以然者，经尽故也。下利后当便硬，硬则能食者愈，今反不能食，到后经中，颇能食，复过一经能食，过之一日当愈，不愈者，不属阳明也。（384）

提示：辨霍乱与伤寒的脉证异同及转归。

析义：分三段理解。

1. 辨霍乱与伤寒的脉证及预后

（1）脉证
- 伤寒其脉微涩——伤寒脉当浮紧，今见微涩，是先病霍乱，吐利之后，正虚津伤，脉搏乏力
- 今是伤寒——先病霍乱，今又感伤寒
- 转入阴必利——四五日为邪入阴经之时，邪传入阴，里虚遇邪，则必作利

（2）预后：

{本呕
下利} 先病霍乱，里气大虚，又感伤寒，再传入阴，而为吐利，是正气重虚，则“不可治也”

2. 邪不入阴而转属阳明的证候

（1）证候
- 欲似大便而反矢气——邪未入阴，胃气来复
- 大便干硬——不利而便硬，乃邪不入阴，病转阳明

（2）愈期：十三日愈——经行两周再过一日，即十三日，为经尽当愈之时

3. 辨疾病的预后和转归

（1）{下利后
当便硬} 津伤肠燥
- 能食者愈——胃气调和
- 反不能食——胃气不和。但若至十三日后，过经之日，胃气渐多，若颇能食，亦能愈也

(2) {不愈者 / 不属阳明} 如到后经中能食而不愈，此则非十三日过经便硬自愈之阳明，而定有其他原因可考

【原文】 恶寒脉微而复利，利止亡血也，四逆加人参汤主之。(385)

四逆加人参汤方

甘草二两，炙　附子一枚，生，去皮，破八片　干姜一两半　人参一两

上四味，以水三升，煮取一升二合，去滓，分温再服。

提示：阳虚脱液证治。

析义：1. 证候　霍乱无阳脱液证。

2. 机制

{恶寒脉微——无阳 / 复利利止——脱液} 阳虚液脱

3. 治法　于四逆回阳中加人参，生津益阴。

张璐：亡血本不宜用姜附以损阴，阳虚又不当用归芍以助阴，此以利后恶寒不止，阳气下脱已甚，故用四逆以复阳为急也。其所以用人参者，不特护持津液，兼阳药得之愈加得力耳。设误用阴药，必腹满不食，或重加下利呕恶，转成下脱矣。

【原文】 霍乱，头痛发热，身疼痛，热多欲饮水者，五苓散主之；寒多不用水者，理中丸主之。(386)

五苓散方(见太阳病篇)

理中丸方

人参　干姜　甘草，炙　白术各三两

上四味，捣筛，蜜和为丸，如鸡子黄许大，以沸汤数合，和一丸，研碎，温服之，日三四，夜二服。腹中未热，益至三四丸，然不及汤。汤法：以四物依两数切，用水八升，煮取三升，去滓，温服一升，日三服。若脐上筑者，肾气动也，去术，加桂四两；吐多者，去术，加生姜三两；下多者，还用术；悸者，加茯苓二两；渴欲得水者，加术，足前成四两半；腹中痛者，加人参，足前成四两半；寒者，加干姜，足前成四两半；腹满者，去术，加附子一枚。服汤后如食顷，饮热粥一升许，微自温，勿发

揭衣被。

提示:辨霍乱表里寒热不同证治。

析义:1. 五苓证——霍乱表热证

有霍乱吐利证,又有头痛发热身痛,热多欲饮水之证——表热较胜,与寒多相对而言。

2. 理中证——霍乱里寒证

吐利寒多不用水——里寒胜之证。

3. 治法

霍乱{表热证——表里双解(温化行水而兼和表)
　　　里寒证——里急治里(温中补虚而止呕利)

4. 药后服热粥{五苓散——取药力外散
　　　　　　　理中汤(丸)——取药力内温

5. 理中加减法　①脐上筑是肾气动,去术的壅滞,加桂降冲逆。②吐多除壅补的白术,加生姜止呕降逆。③下利多,还用术健脾胜湿止利。④心悸是水气凌心,加苓利水。⑤渴欲得水,是脾不散精,水饮停蓄,与津伤渴证不同,加重术培土制水,健脾运湿。⑥腹中痛,是里虚作痛,痛必喜按,故加重人参以益中气。⑦寒者,是里寒甚,加重干姜温中。⑧腹满去术加附子,腹满是脾虚寒凝,去白术壅补,加附子辛热助阳散满。

【原文】　吐利止,而身痛不休者,当消息和解其外,宜桂枝汤小和之。(387)

提示:里和表未解的证治。

析义:1. 成因　①霍乱兼表吐利止后表证仍在。②由阴转阳。

2. 机制　身痛不休——表未解。

3. 治法　吐利之后,里气大伤,虽有表证,勿用峻汗,只宜少少与桂枝汤,以和其荣卫。

【原文】　吐利汗出,发热恶寒,四肢拘急,手足厥冷者,四逆汤主之。(388)

提示:吐利汗出亡阳证治。

析义:1. 证候　霍乱吐利,阴寒阳亡,阴液又伤证。

2. 机制

吐利、汗出、发热、恶寒、手足厥冷——阴盛阳微，虚阳欲脱

四肢拘急（转筋）——阳气不得温煦，阴液不能濡养

3. 治法　重点在回阳救逆，故用四逆汤。

【原文】　既吐且利，小便复利，而大汗出，下利清谷，内寒外热，脉微欲绝者，四逆汤主之。（389）

提示：吐利后里寒外热证治。

析义：1. 证候　霍乱里寒外热，阳气外亡证。

2. 机制

吐利，小便复利——阴阳俱伤
大汗出——表阳不固
下利清谷——阴盛阳微
内寒外热——阳气外越
脉微欲绝——阳气欲竭

3. 治法　宜用大剂四逆汤回阳救逆。

【原文】　吐已下断，汗出而厥，四肢拘急不解，脉微欲绝者，通脉四逆加猪胆汤主之。（390）

通脉四逆加猪胆汤方

甘草二两，炙　干姜三两，强人可四两　附子大者一枚，生，去皮，破八片　猪胆汁半合

上四味，以水三升，煮取一升二合，去滓，内猪胆汁，分温再服，其脉即来。无猪胆，以羊胆代之。

提示：阴竭阳亡证治。

析义：1. 证候　霍乱阴竭阳亡证。

2. 机制

霍乱
- 吐已下断，四肢拘急不解——阴竭于内
- 汗出而厥，脉微欲绝——阳亡于外

3. 治法　用通脉四逆汤急救脾肾之微阳，加猪胆汁益已竭之真阴，为救阳复阴之剂。

【原文】 吐利，发汗，脉平，小烦者，以新虚不胜谷气故也。(391)

提示：病后胃虚，宜注意饮食调护。

析义：1. 证候

吐利、发汗 } 脉平——里证已止，表证已和，大邪初去，病已向愈之证

小烦(微烦)——大病新差，胃气未复，消化力弱，故纳食乃烦

2. 治法　①当注意节饮食。②适当予以助消化药。

第十一章

辨阴阳易差后劳复病脉证并治

【原文】 伤寒阴阳易之为病，其人身体重，少气，少腹里急，或引阴中拘挛，热上冲胸，头重不欲举，眼中生花，膝胫拘急者，烧裈散主之。(392)

烧裈散方

妇人中裈，近隐处，取烧作灰。

上一味，水服方寸匕，日三服，小便即利，阴头微肿，此为愈矣。妇人病取男子裈烧服。

提示：阴阳易的证治。

析义：1. 成因　易有互易变易——本病是患者伤寒将愈时，余邪未尽，复犯房事而得。

2. 机制

<table>
<tr><td>身体重少气</td><td rowspan="6">精气大虚，阴亏火炽之证</td></tr>
<tr><td>少腹里急(或引阴中拘挛)</td></tr>
<tr><td>热上冲胸</td></tr>
<tr><td>头重不欲举</td></tr>
<tr><td>眼中生花</td></tr>
<tr><td>膝胫拘急</td></tr>
</table>

3. 治法　滋阴降火，解毒导邪。然用烧裈散，事涉怪诞，不可确信。此在《伤寒论》亦属白璧之瑕。本证柯琴谓“宜六味地黄汤合生脉散合治之”，可供参考。

【原文】 大病差后，劳复者，枳实栀子豉汤主之。(393)

枳实栀子豉汤方

枳实三枚，炙　栀子十四个，擘　香豉一升，绵裹

上三味，以清浆水七升，空煮取四升，内枳实、栀子，煮取二升，下豉，更煮五六沸，去滓，温分再服，覆令微似汗。若有宿食者，内大黄如

博棊子五六枚，服之愈。

提示：差后劳复的治法。

析义：1. 劳复{病后未适当休息或起居不慎——劳复
饮食不节——食复}

2. 以方测证

{栀子豉汤——治余热不净，心烦懊憹等证
枳实，有宿食加大黄——治胸痞腹满、大便不利等证}

3. 治法　宣郁清热，和胃下气。

【原文】　伤寒差以后，更发热，小柴胡汤主之。脉浮者，以汗解之；脉沉实者，以下解之。(394)

提示：辨差后更发热的证治。

析义：1. 成因　伤寒差后，因护理不当而复感新邪；或因余邪未净，而病再复发。

2. 辨证

差后更发热{小柴胡主之和解——病在少阳
以汗解之——病在肌表
以下解之(脉沉实)——病在里实}

【原文】　大病差后，从腰以下有水气者，牡蛎泽泻散主之。(395)

牡蛎泽泻散方

牡蛎　熬　泽泻　蜀漆　暖水洗，去腥　葶苈子　熬　商陆根　熬　海藻洗去咸　栝楼根各等分

上七味，异捣，下筛为散，更于臼中治之。白饮和服方寸匕，日三服。小便利，止后服。

提示：差后腰以下有水气的治法。

析义：1. 证候　①差后有水气，多有脾虚不能运水，或肾虚有寒不能行水，一般属虚证多。②本条是实证，不是虚证，除从腰以下肿外，当有脉沉实、二便不利等实证可据。

2. 备考　钱天来：大病后，若气虚则头面皆浮，脾虚则胸腹胀满……大病之后，下焦气化失常，湿热壅滞，膀胱不通，水性下流，故但从腰以下水气壅积，膝胫足跗皆肿重也。以未犯中上二焦，中气

未虚，有余之邪，脉必沉实有力，故但用排决之法，而以牡蛎泽泻散主之。

治法：逐水清热。药用牡蛎软坚行水，泽泻渗湿利水，蜀漆祛痰逐水，葶苈子宣肺泄水，商陆、海藻专于润下行水，共使水邪从小便排出。瓜蒌根止渴生津液，为本方之反佐，使水去而津液不伤。

【原文】 大病差后，喜唾，久不了了，胸上有寒，当以丸药温之，宜理中丸。(396)

提示：大病后，虚寒喜唾的治法。

析义：1. 成因　大病差后中虚胃寒证。

2. 机制　由于中虚胃寒，中阳不运，寒饮不化，水气留中，逆于上溢，故有喜唾之证。胸上当指胃。唾当是清稀而不浓稠之液，并当有不渴、不食、舌白、小便清、脉缓弱等脉证。

3. 治法　①健运中阳暖寒。②因病已久，不宜用汤剂急温，故用丸药温化。

【原文】 伤寒解后，虚羸少气，气逆欲吐，竹叶石膏汤主之。(397)

竹叶二把　石膏一斤　半夏半斤，洗　麦门冬一升，去心　人参二两　甘草二两，炙　粳米半斤

上七味，以水一斗，煮取六升，去滓，内粳米，煮米熟，汤成去米，温服一升，日三服。

提示：伤寒解后，胃虚津伤，余热未除的证治。

析义：1. 证候　伤寒解后，胃虚津伤，余热未除证。

2. 机制

虚羸——大病损伤元气与津液
少气(气少不足以言)——气虚而津液不足
气逆欲吐——余热上扰，胃气上逆
当有心烦、口渴、脉虚数等脉证

3. 治法　益气生津，除烦清热。

【原文】 病人脉已解，而日暮微烦，以病新差，人强与谷，脾胃气尚弱，不能消谷，故令微烦，损谷则愈。(398)

提示:病愈后应注意饮食调摄。

析义:1. 成因　差后胃未复,运化力微。

2. 机制　日暮微烦——宿食不化。

3. 治法　损谷则愈:①节减其食自愈。②小下之以损宿谷。

条文索引

方剂索引

九　画

十　画

十一画

十二画

十四画